Survivalbook für den medizinischen Alltag

Dr. med. Bernard Kolster (Hrsg.)

Benjamin Saß

KVM

Der Medizinverlag

www.survivalbook.de

Die Deutsche Bibliothek – CIP-Einheitsaufnahme
Saß, Benjamin: Survivalbook für den medizinischen Alltag
Marburg: KVM – Der Medizinverlag, 2008
ISBN: 978-3-86541-235-5

Anschrift des Verfassers:
Benjamin Saß
Schulstr. 11
35390 Gießen

Anschrift des Herausgebers:
Dr. med. Bernard Kolster
KVM – Der Medizinverlag
Schubertstr. 8b
35043 Marburg

Wichtiger Hinweis:
Wie jede Wissenschaft ist die Medizin ständigen Entwicklungen unterworfen. Forschung und klinische Erfahrungen erweitern unsere Erkenntnisse, insbesondere was Behandlung und medikamentöse Therapie anbelangt. Die Autoren dieses Beitrags haben große Sorgfalt darauf verwendet, dass die therapeutischen Angaben, im Hinblick auf Indikationen, Dosierung und unerwünschte Nebenwirkungen, dem derzeitigen Wissensstand entsprechen. Für Angaben über Dosierungsanweisungen und Applikationsformen kann vom Verlag jedoch keine Gewähr übernommen werden. Jeder Benutzer ist angehalten, durch sorgfältige Prüfung der Beipackzettel der verwendeten Präparate und gegebenenfalls nach Konsultation eines Spezialisten festzustellen, ob die dort gegebene Empfehlung für Dosierung oder die Beachtung von Kontraindikationen gegenüber der Angabe in diesem Buch abweicht. Jede Dosierung oder Applikation erfolgt auf eigene Gefahr der Benutzer. Autoren und Verlag appellieren an jeden Benutzer, etwaige Ungenauigkeiten dem Verlag mitzuteilen.
Geschützte Warennamen (Warenzeichen) werden nicht besonders kenntlich gemacht. Aus dem Fehlen eines solchen Hinweises kann also nicht geschlossen werden, dass es sich um einen freien Warennamen handelt.

Homepage: www.kvm-verlag.de

Gesamtherstellung: KVM – Der Medizinverlag, Marburg
Satzherstellung: Fotosatz-Service Köhler GmbH – Reinhold Schöberl, Würzburg

ISBN 978-3-86541-235-5

www.survivalbook.de

Vorwort des Herausgebers

Inspiriert wurde dieses Projekt durch die so genannten OSCE-Module (Objective Structured Clinical Evaluation), die in der angloamerikanischen medizinischen Ausbildung fester Bestandteil sind. Dabei geht es um die Vermittlung und das Prüfen der praktischen Fähigkeiten, die für angehende Medizinerinnen und Mediziner zur Ausübung ihres Berufs Voraussetzung sind.

Da sich kein passgenaues Buch für die klinische Ausbildung und für das „Bed-side-teaching" fand, lag der Entschluss nahe, ein solches kleines Überlebenshandbuch für angehende Medizinerinnen und Mediziner zu erstellen. Umfragen unter Studentinnen und Studenten in den klinischen Semestern bestätigten eine starke Nachfrage nach einem derartigen Werk. Nach dem Motto „von Studenten für Studenten" entstand dann dieses praktische „Survivalbook". Es liefert Anleitungen zu knapp 100 verschiedenen Prozeduren, wie Blutdruckmessungen, Untersuchungen von Organsystemen, Umgang mit Patienten und vielem mehr. Diese so genannten „Skills" vermitteln praktisch einen Querschnitt durch die klinische Medizin. Allerdings setzt das „Survivalbook" voraus, dass man sich vorher schon mit den einzelnen Techniken, zumindest theoretisch, vertraut gemacht hat. Das „Survivalbook" hat nicht den Anspruch, beispielsweise ein Untersuchungsbuch zu ersetzen. Es dient im Prinzip als Gedächtnisstütze und fokussiert die praktische Umsetzung. Entsprechend umfangreich und detailliert sind dann auch die entsprechenden Handlungsanleitungen.

Alle einzelnen Skills wurden von approbierten Ärzten supervisiert, denen an dieser Stelle entsprechender Dank ausgesprochen sei. Ebenfalls sei den beiden Endtesterinnen gedankt: Nina Mücke und Vera Menkel. Sie unterstützten den Autor, ihren Kommilitonen, mit vielen praktischen Hinweisen, kritischen Anmerkungen, Kommentaren und Korrekturen.

Das eingangs erwähnte Motto „von Studenten für Studenten" ist wortwörtlich gemeint. Nur mit dem entsprechenden Input kann dieses Survivalbook weiter und immer stärker auf die Bedürfnisse von angehenden Medizinerinnen und Medizinern angepasst werden. Was in der Internetsprache „Web 2.0" bedeutet, möchte ich hier mit „Book 2.0" umschreiben. Natürlich ist dies kein lupenreines „Book 2.0", da die Inhalte ja schon vorliegen. Aber ab der nächsten Auflage soll sich dann der Input von Medizinstudentinnen und Medizinstudenten in diesem Werk niederschlagen. Aus diesem Grund haben wir eine spezielle Webseite eingerichtet. Wie könnte sie anders heißen als

www.survivalbook.de

Marburg, Januar 2008

Dr. med. Bernard Kolster

Vorwort des Autors

Was schreibt man nur in ein Vorwort? Am besten wohl, wie dieses Projekt entstanden ist… Um wirklich zum Anfang zu kommen, muss ich die Zeit um etwa ein halbes Jahr zurückdrehen und an einen Küchentisch zurückkehren. Ich saß beim Essen, als ich die Anzeige des KVM-Verlags entdeckte. Gesucht wurden studentische Mitarbeiter für verschiedenste Aufgaben. Da ich selbst zu den Medizinstudenten gehöre, die einen sehr hohen Bedarf an Fachliteratur haben (ja, in dem Buchhandel meines Vertrauens begrüßt man mich mittlerweile mit Namen…), dachte ich mir, es könnte sehr interessant sein, mal die andere, nicht die Bücher konsumierende, sondern die produzierende Seite kennenzulernen. Ich bewarb mich.
Danach ging alles sehr, sehr schnell. Eine kleine Probearbeit und dann kam auch schon das Vorstellungsgespräch, in dem mir mehrere geplante Projekte vorgestellt wurden. Mein Interesse fiel dabei vor allem auf ein bestimmtes: die Konzeption einer Umfrage, ob ein Buch, wie das hier vorliegende, auf Interesse stoßen könnte. Das Ergebnis dieser Umfrage war ein klares „Ja". Da ich mir selbst ein solches Buch schon vor Jahren gewünscht hätte, war ich von der Idee natürlich begeistert.
Der Ermutigung und vor allem auch der tatkräftigen Unterstützung durch den Verlag, insbesondere durch Herrn Dr. Kolster, ist es zu verdanken, dass ich mich dann tatsächlich an die Erstellung des Buchs wagte. Dabei schwebte mir ein kleines, handliches Buch im Kitteltaschenformat vor, das man bequem zu den verschiedensten Kursen, Praktika und Famulaturen mitnehmen kann, um direkt vor Ort Hinweise zu den benötigten Arbeitstechniken nachschlagen zu können. Ferner sollten Tipps und Tricks für das Verhalten gegenüber Patienten in verschiedenen Situationen des Klinikalltags und Grundfertigkeiten enthalten sein, die man als Student lernen bzw. beherrschen sollte, sowie speziellere Untersuchungstechniken und Fertigkeiten der einzelnen Fachrichtungen. Das Buch sollte eine Unterstützung beim „Bed-side-teaching" werden und damit eine Brücke schlagen, zwischen dem in der Uni vermittelten theoretischen Wissen und den, meiner Meinung nach, leider oftmals nur unsystematisch bis unzureichend vermittelten praktischen Fähigkeiten, die in der Klinik benötigt werden. Also kurz gesagt: ein Alleskönner! Ein Buch, das einem hilft, im Klinikalltag zurechtzukommen – ein „Survivalbook" eben.
Das Survivalbook (während der Entstehung auch liebevoll „S-Book" genannt) enthält nun also die wichtigsten Untersuchungstechniken und Fertigkeiten. Logisch ist, dass es sich nicht mit einem Lehrbuch im „klassischen" Sinne vergleichen lässt, das man von vorn nach hinten durchliest. Vielmehr enthält es „Skills" aus einer Vielzahl an Lehrbüchern, die man sicherlich nicht alle mit sich auf Station herumschleppen kann. (Und ganz ehrlich, im Rahmen dieses Projekts habe ich festgestellt: Man kann sie auch nicht alle zu Hause bunkern. Das stellt an Schreibtisch, Regale und irgendwann auch den Fußboden eines Studentenzimmers, eine schier unlösbare Aufgabe!) Das Buch wurde konzipiert als Hilfe für alle klinischen Abschnitte des Studiums, die Famulaturen und das PJ. Zwischendurch gab es natürlich immer wieder Diskussionen um die Auswahl der Skills und die Umsetzung derselben. Diese zahlreichen Gesprächsbeiträge von Kommilitoninnen und Kommilitonen flossen dann auch in die Auswahl und die Aufbereitung ein. Am Ende ist dann etwas herausgekommen, von dem ich persönlich sagen kann, dass ich es für die Ausbildung brauche!

www.survivalbook.de

An dieser Stelle möchte ich mich auch bei den vielen Ärztinnen und Ärzten bedanken, die gute Impulse gegeben und die einzelnen Kapitel gelesen und überarbeitet haben. Allen Kommilitoninnen und Kommilitonen danke ich für die konstruktiven und kritischen Anmerkungen. Ganz besonders möchte ich hier Nina Mücke und Vera Menkel erwähnen, die mich bis zur „Ziellinie" begleitet haben. Besonderer Dank gebührt natürlich außerdem dem KVM-Verlag, insbesondere Herrn Dr. Kolster und Frau Benz, die mir immer mit Rat und Tat zur Seite standen und, trotz so vieler Fragen, nie die Geduld mit mir verloren haben.

Gießen, Januar 2008

Benjamin Saß

Ansprache
In diesem Buch stehen Verständnis und Lesbarkeit im Vordergrund. Daher wurde fast durchweg die männliche Ansprache (der Patient, der Arzt) verwendet, um Formulierungen wie PatientInnen/ÄrztInnen zu vermeiden. Selbstverständlich sprechen wir beide Geschlechter gleichermaßen an.

Danksagung an Kollegen für die Durchsicht, Ergänzungen und Verbesserungsvorschläge

Joscha Bauer
Berufsgenossenschaftliche Unfallklinik
Frankfurt am Main
Friedberger Landstraße 430
60389 Frankfurt am Main

Dr. med. Markus Eidenmüller
Liebigstr. 21
35037 Marburg

Ulrich Klaus Fetzner
Rhön-Saale Klinik gGmbH
Bad Neustadt a. d. Saale
Klinik für Allgemein-, Viszeral- und Thoraxchirurgie
Goethestraße 9
97616 Bad Neustadt

Dr. med. Margareta Frank
Biegenstr. 3
35037 Marburg

Dr. med. Silke Herdrich
Berufsgenossenschaftliche Unfallklinik
Frankfurt am Main
Friedberger Landstraße 430
60389 Frankfurt am Main

Dr. med. Nikola Jeck
Universitätsklinikum Gießen
und Marburg GmbH
Klinik für Kinder- und Jugendmedizin
Baldingerstraße
35033 Marburg

Dr. med. Clemens Kill
Universitätsklinikum Gießen
und Marburg GmbH
Klinik für Anästhesie und Intensivtherapie
Baldingerstraße
35033 Marburg

Dr. med. Irene Portig
Universitätsklinikum Gießen
und Marburg GmbH, Standort Marburg
Klinik für Innere Medizin,
Schwerpunkt Kardiologie
Baldingerstraße
35033 Marburg

Dr. med. Elke Schinzler
Isar-Amper-Kliniken
Klinikum München Ost
Ambulanz Nord
Vockestr. 72
85540 Haar

PD Dr. med. Carola Seifart
Universitätsklinikum Gießen
und Marburg GmbH, Standort Marburg
Klinik für Innere Medizin,
Schwerpunkt Pneumologie,
Baldingerstraße
35033 Marburg

Prof. Dr. med. Karin Stiasny-Kolster
Universitätsklinikum Gießen und Marburg
Neurologische Klinik und Poliklinik
Rudolf-Bultmann-Str. 8
35039 Marburg

Dr. med. Jens Burghard Sturm
Liebigstr. 21
35037 Marburg

Dr. med. Friederike-Christine Vogeler
Klinik für Gynäkologie und Geburtshilfe
Hanse-Klinikum Stralsund GmbH
Große Parower Straße 47–53
18410 Stralsund

Aufruf zur Mitarbeit

Dies ist die erste Auflage des „Survivalbooks". Es richtet sich klar an Famulanten, PJler und alle, die im Studium mit Patienten in Berührung kommen – also alle Medizinstudenten. Irgendwann muss jede und jeder ran! Was machen, wenn es heißt: „Nimm' mal schnell Blut bei Frau Maier ab!", oder: „Schreibst du mal kurz ein EKG bei Herrn Franz?" Es gibt unzählige kleine Handlungen, die man als angehender Mediziner können muss, die aber in den Lehrbüchern stiefmütterlich behandelt werden. Klar, das soll alles in der Ausbildung vermittelt werden. Das Schlagwort hierfür lautet „Erwerb klinischer Kompetenz". Man bekommt die meisten Dinge auch mindestens einmal gezeigt. Aber wie heißt es so schön: „Einmal gesehen und schon wieder vergessen." Das soll aber nicht mehr vorkommen mit dem Survivalbook. Schnell und unauffällig nachschlagen und dann glänzen. Zum Beispiel in der Röntgenbesprechung: „Was können Sie zum Rundschatten sagen?" Kein Problem – mit dem Survivalbook. Vieles steht drin, aber Vieles steht auch nicht drin. Dass alles drin steht, war auch nicht das Ziel. Das Ziel war es, das RICHTIGE für die zukünftige Arbeit am Patienten darzustellen. An einigen Universitäten gibt es bereits so genannte OSCE-Kurse und Prüfungen. OSCE bedeutet „Objective Structured Clinical Evaluation". Dabei handelt es sich um eine relativ neue Prüfungsform. Hierbei werden dann die praktischen Fähigkeiten, die Kompetenz des angehenden Mediziners und (ganz wichtig) der adäquate Umgang mit Patienten überprüft. Neben der „Survivalkomponente" bietet das „Survivalbook" für das tadellose Bestehen dieser Prüfungen die richtigen Informationen.

Was wir uns für die nächsten Auflagen wünschen: viele konstruktive Rückmeldungen, z. B. Vorschläge für fehlende Skills oder Hinweise, wenn etwas nicht genau genug oder unklar erläutert wurde bzw. absolut unnötig war. Wir freuen uns auch sehr über Hinweise und Ergänzungen zu den Differenzialdiagnosen in Tabellenform am Ende eines jeden Untersuchungs- bzw. Anamnesekapitels. Jeder ist eingeladen mitzumachen. Jeder Kommilitone, dessen Beitrag in der Neuauflage veröffentlicht wird, wird auch namentlich als Mitarbeiter im Innentitel erwähnt und bekommt natürlich ein kostenloses Freiexemplar jeder neuen Auflage.

Ferner gibt es eine kleine Webseite zu diesem Buch:

www.survivalbook.de

Hier haben wir ein Forum eingerichtet. Zu jedem Hauptkapitel des Survivalbooks gibt es ein Unterforum. Schreibt und diskutiert hier eure Vorschläge. Finden an euren Unis OSCE-Prüfungen statt? Wenn ja, berichtet hier über eure Erfahrungen.

Für die einzelnen Unterforen suchen wir auch Betreuer. Meldet euch!

Was wir noch für die nächsten Auflagen geplant haben: Eine DVD-ROM mit Fotos und Filmen zu den einzelnen Untersuchungsprozeduren. Am besten Step-by-Step-Serien oder Befunde oder... Also: Handys nicht vergessen und Aufnahmen machen! Bitte nicht vergessen: Die Patienten vorher um Erlaubnis fragen!

Fotos, Beiträge und alles, was euch bewegt, könnt ihr im Forum hochladen. Gemeinsam entscheiden wir dann, was in die nächsten Auflagen kommt.

Anregungen, Vorschläge und Beiträge sendet ihr an: info@survivalbook.de

www.survivalbook.de

Inhaltsverzeichnis

Wichtige Rufnummern

	Tel.-Nummer	Funk
Stroke-Unit		
Stationen		
•		
•		
•		
•		
•		
•		
•		
•		
Ärzte		
•		
•		
•		
•		
•		
•		
•		
•		
•		
Diensthabender Arzt (Fachbereich)		
•		
•		
•		
•		
•		
•		
•		
•		

	Tel.-Nummer	Funk
Funktionsbereiche		
• Ambulanz		
• Ambulanz		
• Blutbank		
• CT		
• CT		
• EKG		
• Endoskopie		
• Herzkatheter		
• Kreißsaal		
• Labor		
• Labor		
• Lungenfunktion		
• Mikrobiologie		
• Notaufnahme		
• OP		
• OP		
• OP		
• Pathologie		
• Röntgen		
• Röntgen		
• UKG		
• Ultraschall		
•		
•		
•		
•		
•		
•		
•		
•		

	Tel.-Nummer	E-Mail
Sonstiges		
• Sekretariat		
• Sekretariat (Fax)		
• Telefonzentrale		
• Patientenaufnahme		
• Verwaltung		
• Personalabteilung		
• Hol-/Bring-Dienst		
• Cafeteria		
• Hausmeister		
•		
•		
•		
•		
•		
•		
•		
•		
•		
Externe Tel.-Nummern		
• Polizei		
• Taxi		
•		
•		
•		
•		
•		
•		
•		
•		
•		

1 Kommunikative Fähigkeiten

1. Dem Patienten etwas erklären

Richtlinien für die Gesprächsführung

Tipp: Zu Beginn eines Gesprächs ist es wichtig, sich dem Patienten persönlich vorzustellen.

- Für eine angemessene Gesprächssituation sorgen (z. B. separaten Raum nutzen, sich nicht durch Pieper oder Telefon stören lassen).
- Hektische Gespräche vermeiden, sich Zeit lassen.
- Den Patienten ansehen und ihm zuhören.
- Dem Patienten mitteilen, wozu die folgende Erklärung dient, und ermitteln, wie viel der Patient bereits weiß.
- Versuchen zu klären, wie genau der Patient aufgeklärt werden möchte, und ihm alle erwünschten Informationen vermitteln.
- Dem Patienten mit Empathie gegenübertreten und versuchen, etwas über die Gefühle, Sorgen und Ängste des Patienten zu erfahren.
- Das eigene Sprachniveau an das des Patienten anpassen und Fachbegriffe umschreiben.
- Während des Gesprächs die wichtigsten Informationen zuerst vermitteln, dann spezifischer werden, also vom Allgemeinen zum Speziellen vorarbeiten.
- Sich immer wieder vergewissern, dass der Patient die angebotene Information auch verstanden hat.

Tipp: Zum besseren Verständnis auch Diagramme und Grafiken benutzen, falls dies sinnvoll erscheint.

Tipp: Falls vorhanden, ein Merkheftchen mitgeben.

- Wichtige Fakten zusammenfassen und prüfen, ob der Patient sie verstanden hat.
- Den Patienten ermuntern, Fragen zu stellen, und diese eingehend beantworten.
- Dem Patienten gegenüber ehrlich sein. Können Fragen nicht beantwortet werden, dies zugeben und dem Patienten zusichern, fehlende Informationen einzuholen und sie ihm schnellstmöglich mitzuteilen. Auf keinen Fall Antworten erfinden!
- Den Patienten nicht vorschnell beruhigen und Gefahren nicht herunterspielen.
- Den Patienten nicht bevormunden.

2. Das Einverständnis des Patienten gewinnen

Allgemeines

> **!** Vorsicht: Für nicht einwilligungsfähige Patienten und Notfälle gelten gesonderte Regeln!

- Vor jedem medizinischen Eingriff und vor jeder Untersuchung ist das Einverständnis des Patienten einzuholen:
  - Bei einfachen medizinischen Maßnahmen (z. B. Blutabnahme, Blutdruckmessung, EKG-Ableitung) ohne gravierende Risiken und Nebenwirkungen genügt eine stillschweigende Einwilligung.
  - Bei größeren medizinischen Maßnahmen (z. B. Darmspiegelung, Magenspiegelung) muss der Patient ausdrücklich zustimmen.
- Der Patient sollte vor größeren diagnostischen oder therapeutischen Eingriffen mindestens 24 h Zeit zum Überlegen haben.
- Eine Einwilligung gilt nur bei ausreichender Aufklärung als wirksam. Verzichtet der Patient auf eine Aufklärung, sollte auch dies schriftlich dokumentiert werden.
- Die Aufklärung muss von einem fachkundigen Arzt durchgeführt werden und darf nicht an das nicht-ärztliche Personal delegiert werden.
- Datum und Inhalt der Aufklärung sollten dokumentiert werden, eine Unterschrift des Patienten ist nicht erforderlich. Die in Kliniken verwendeten standardisierten, vom Patienten gegenzuzeichnenden Formulare sind bei der Dokumentation hilfreich.
- Patienten haben das Recht, eine Behandlung abzulehnen, auch wenn dies aus ärztlicher Sicht als unvernünftig anzusehen ist.
- Der Patient kann jederzeit seine Einwilligung zurückziehen.
- Sollte die Einverständniserklärung länger zurückliegen, sollte diese vor einem Eingriff unbedingt wiederholt werden.

> **!** Vorsicht: Wird ein Eingriff am Patienten ohne Einwilligung kunstgerecht und erfolgreich durchgeführt, kann dieser dennoch Strafanzeige stellen.

Richtlinien für die Gesprächsführung

> Tipp: Das Gespräch nicht mit zu vielen Details überfrachten, sondern auf das Informationsbedürfnis des Patienten eingehen.

- Dem Patienten erklären, wozu der Eingriff dient, wie er abläuft und was für einen Nutzen er davon hat.
- Dem Patienten die Alternativen zum Eingriff erläutern, dabei auch die Möglichkeit erwähnen, die Untersuchung oder den Eingriff nicht durchzuführen. Möglichen Nutzen und Risiken der Alternativen erklären.
- Dem Patienten den Namen des verantwortlichen Arztes mitteilen.

- Erklären, dass der Patient jederzeit seine Meinung ändern kann.
- Den Patienten auffordern, Fragen zu stellen, und diese gewissenhaft und ehrlich beantworten.
- Auf Sorgen und Ängste des Patienten eingehen.
- Sich vergewissern, dass der Patient den wahrscheinlichen Nutzen und die Risiken des Eingriffs und der Alternativen verstanden hat und in der Lage ist, eine Entscheidung zu fällen.

3. Schlechte Nachrichten überbringen

Richtlinien für die Gesprächsführung

> Tipp: Zu Beginn eines Gesprächs ist es wichtig, falls nicht schon geschehen, sich dem Patienten persönlich vorzustellen.

- Eine möglichst angenehme Umgebung wählen und sicherstellen, dass die Privatsphäre des Patienten gewährleistet ist.
- Genug Zeit für das Gespräch mit dem Patienten einplanen, auf keinen Fall während des Gesprächs Hektik aufkommen lassen.
- Den Patienten fragen, was ihm schon mitgeteilt wurde. Versuchen einzuschätzen, was der Patient schon weiß und wie weit sein Informationsbedürfnis geht.
- Den Patienten vorwarnen und dann die schlechten Nachrichten überbringen, dabei sensibel und mit viel Empathie vorgehen.
- Augenkontakt zum Patienten halten.
- Die zu vermittelnden Informationen nicht auf einmal, sondern schrittweise erklären. Den Patienten keinesfalls mit Informationen überschwemmen.
- Die Diagnose mehrfach ansprechen und sich mehrfach vergewissern, dass der Patient die angebotenen Informationen auch verstanden hat.
- Versuchen, das emotionale Befinden des Patienten richtig einzuschätzen und adäquat zu reagieren. Verständnis zeigen, dem weinenden Patienten Taschentücher anbieten oder den traurigen Patienten, wenn angemessen, leicht berühren.
- Fragen des Patienten wahrheitsgemäß beantworten.
- Dem Patienten gegenüber ehrlich sein. Können Fragen nicht beantwortet werden, dies zugeben und dem Patienten zusichern, fehlende Informationen einzuholen und sie ihm schnellstmöglich mitzuteilen. Auf keinen Fall Antworten erfinden!
- Dem Patienten Mut und Hoffnung zusprechen, dabei aber auf keinen Fall falsche Hoffnungen machen.
- Sich nicht zu einer Prognose hinsichtlich „der noch verbleibenden Zeit" hinreißen lassen.
- Dem Patienten auch anderweitig Hilfe vermitteln, z. B. durch das Pflegepersonal, Pfarrer etc.
- Sich vergewissern, dass der Patient Unterstützung durch eine nahestehende Person bekommt.
- Eine Fortsetzung des Gesprächs mit dem Patienten vereinbaren.

1

4. Der wütende Patient

Richtlinien für die Gesprächsführung

> Tipp: Zu Beginn eines Gesprächs ist es wichtig, falls nicht schon geschehen, sich dem Patienten persönlich vorzustellen.

- Dem Patienten auf gleicher Höhe gegenübersitzen, nicht zu nahe, aber auch nicht zu weit auseinander.
- Dem Patienten durch die räumliche Anordnung der Sitzgelegenheiten nicht den Fluchtweg abschneiden.
- Augenkontakt herstellen, aber den Patienten nicht anstarren.
- Den Patienten nicht anfassen.
- Auf die eigene Gestik und Mimik achten. Abwertende oder gar drohende Gebärden vermeiden.
- Den Patienten ermutigen, seine Wut zu artikulieren und dabei offene Fragen stellen.
- Ruhig mit dem Patienten sprechen, die Stimme nicht anheben.
- Auf die Wut des Patienten eingehen und versuchen herauszufinden, warum der Patient wütend ist:
  - Angst
  - Frustration
  - Verlust und Trauer
  - Schuldgefühle
- Dem Patienten das Gefühl vermitteln, dass ihm zugehört wird und er ernst genommen wird, ihn auf keinen Fall bevormunden.
- Dem Patienten genügend Zeit geben, seine Wut abzulassen.
- Den Patienten nicht unnötig unterbrechen.
- Die Wut akzeptieren ohne selbst wütend zu werden.
- Ehrlich mit dem Patienten sein, die Schuld nicht auf andere schieben, sondern eigene Fehler eingestehen und versuchen, sie wieder gutzumachen.
- Dem Patienten Hilfe anbieten, aber keine falschen Versprechungen machen.

5. Das Entlassungsgespräch

Vorbereitung

- Sich dem Patienten vorstellen.
- Kurz die Situation bzw. den Zustand des Patienten zusammenfassen und den Patienten fragen, wie er sich fühlt.
- Die aktuelle Stimmung des Patienten erfassen.

Ablauf

- Dem Patienten erklären, dass er bald nach Hause gehen kann.
- Den Patienten fragen, ob es etwas gibt, das ihm Sorgen bezüglich der Entlassung bereitet.
- Den Patienten bitten zu beschreiben, wie er zu Hause versorgt wird bzw. was für eine Unterstützung er zu Hause erfährt.
- Abklären, ob der Patient zu Hause noch weitere Unterstützung benötigt, wie Pflege, Haushaltshilfe, Physiotherapie, Selbsthilfegruppen.
- Dem Patienten ggf. Hilfe vermitteln.
- Die Medikation mit dem Patienten durchsprechen und alle offenen Fragen klären.
- Mit dem Patienten eventuell sinnvolle Veränderungen der Lebensgewohnheiten besprechen (Raucherentwöhnung, Diät etc.).
- Dem Patienten eine Nachsorgeuntersuchung beim Hausarzt oder in der Ambulanz vermitteln.
- Falls nötig, den Transport des Patienten organisieren.

Nachbereitung

- Die wichtigsten Punkte des Gesprächs wiederholen.
- Sich vergewissern, dass der Patient alles verstanden hat.
- Auf offen gebliebene Fragen und Sorgen des Patienten eingehen.
- Dem Patienten alles Gute wünschen und sich verabschieden.

6. Interkulturelle Gesprächsführung

Vorbereitung

- Sich dem Patienten vorstellen.
- Sich vergewissern, dass sich der Patient wohl fühlt.
- Bei Patienten, die kein Deutsch verstehen einen Dolmetscher hinzuziehen oder einen Deutsch sprechenden Angehörigen des Patienten bitten zu übersetzen.

> **! Vorsicht: Dolmetschende Angehörige neigen eher zur eigenen Interpretation der Klagen des Patienten. Bei unbekannten Dolmetschern ist dieser Störfaktor der Kommunikation weniger stark ausgeprägt!**

Ausrüstung

- ggf. Wörterbuch/Übersetzungshilfe

Ablauf

- Erfragen, was der Grund für den Besuch des Patienten ist.
- Herausfinden, was sich der Patient von dem Besuch verspricht.
- Feststellen, welcher Glaubensgemeinschaft der Patient angehört bzw. woran der Patient glaubt.
- Abschätzen, inwieweit der Glaube und die persönlichen Vorstellungen Einfluss auf den Besuch des Patienten sowie die Diagnose- und Therapiemöglichkeiten haben.
- Ggf. mystische Krankheitsvorstellungen erfassen.
- Medizinische Sicht und Behandlungsmöglichkeiten verständlich erklären.
- Versuchen, eine für beide Seiten annehmbare Lösung des medizinischen Problems anzubieten.

Nachbereitung

- Die wichtigsten Fakten zusammenfassen.
- Prüfen, ob der Patient alles verstanden hat.
- Dem Patienten danken und sich verabschieden.

2 Grundfertigkeiten

1. Auf der Station: die hygienische Händedesinfektion

Vorbereitung

Tipp: Händehygiene beginnt bereits zu Hause!

- Verschmutzte Hände und Fingernägel bereits zu Hause säubern.
- Sollten die Hände dennoch verschmutzt sein, empfiehlt sich eine Reinigung der Hände mittels Flüssigseife aus Seifenspendern vor Dienstbeginn.
- Die Fingernägel sollten kurz und rund geschnitten sein.
- Die Hände sollten frei von entzündlichen Prozessen sein.
- Ringe und Uhren entfernen!

Ablauf

- Den Spender mit Desinfektionsmittel grundsätzlich mit dem Ellenbogen bedienen.
- Das Desinfektionsmittel so auf den Händen verteilen, dass sie während der gesamten Einwirkzeit von 30–60 s vollständig benetzt sind.
- Jede der folgenden Bewegungen fünfmal wiederholen:
  - Zunächst die Flüssigkeit auf den Handflächen verteilen.
  - Die Handrücken sorgfältig benetzen, dazu die Handfläche und die Innenseite der Finger einer Hand auf Handrücken und Fingerrückseite der anderen Hand reiben. Gespreizte Finger verschränken.
  - Das Desinfektionsmittel erneut zwischen den Handflächen verteilen und durch Verschränkung der gespreizten Finger untereinander auch die Fingerzwischenräume erfassen.
  - Die Finger beider Hände einhaken und auf der gegenüberliegenden Handfläche reiben, um auch die Fingerrückseiten zu benetzen.
  - Darauf achten, dass auch der Daumen mit genügend Desinfektionsmittel versorgt ist. Dazu den Daumen einer Hand mit der Handfläche der anderen geschlossenen Hand umfahren.
  - Fingerkuppen einer Hand zusammenführen und in der Handfläche der anderen Hand im Kreis bewegen, um Fingerkuppen und Nagelfalze zu desinfizieren.
- Den Zyklus von vorn beginnen, bis die Einwirkzeit verstrichen ist.

Nachbereitung

- Vor dem Durchführen weiterer Maßnahmen die Hände trocknen lassen!

2. Bevor es in den OP geht: die chirurgische Händedesinfektion

Allgemeines vorweg:

- Ziel der chirurgischen Händedesinfektion ist es, postoperative Infektionen zu vermeiden.
- Der Nutzen einer Waschphase vor der chirurgischen Händedesinfektion konnte nicht belegt werden, im Gegenteil kann mit einer Waschung vor der Desinfektion die Wirksamkeit der alkoholischen Desinfektion herabgesetzt werden.
- Eine Waschung der Hände sollte dennoch bei optisch sichtbarer Verschmutzung und generell zu Dienstbeginn durchgeführt werden, da einer eventuellen Kontamination mit Bakteriensporen nur so entgegengewirkt werden kann.
- Die Fingernägel sollten kurz und rund geschnitten sein.
- Die Hände sollten frei von entzündlichen Prozessen sein.

Vor der chirurgischen Händedesinfektion:

- In der Schleuse OP-Bereichskleidung anziehen.
- OP-Schuhe oder Überschuhe aus Plastik anziehen.
- Eine OP-Haube so aufsetzen, dass keine Haare mehr heraushängen.
- Die Gesichtsmaske so aufsetzen, dass Nase und Mund bedeckt sind.

Ablauf

Vorgehen beim präoperativen Händewaschen:

> Tipp: Diesen Schritt nur bei sichtbaren Verunreinigungen der Hände oder zu Dienstbeginn durchführen. Die Hände sollten spätestens in der Schleuse vor Anlegen der Bereichskleidung einmal gewaschen worden sein!

- Ggf. ein Päckchen mit einer Bürste öffnen und den Wasserhahn anstellen.

> ! Vorsicht: Von jetzt an die Hände oberhalb der Ellenbogen halten!

- Die Hände 1 min lang mit hautfreundlicher Seife bis kurz oberhalb des Ellenbogens waschen.
- Die Nagelbürste wird bei Bedarf ausschließlich zur Reinigung der Fingernägel und Nagelfalze benutzt, da sie Hautirritationen hervorrufen kann.
- Beim Abspülen darauf achten, dass das Wasser von den Fingerspitzen in Richtung Ellenbogen läuft, nicht umgekehrt!
- Die Hände mit einem Einmaltuch trocknen.

Vorgehen bei der präoperativen Händedesinfektion:

- Dieser Schritt findet im Waschraum direkt vor dem OP statt.
- Darauf achten, dass die Hände vollkommen trocken sind, da die Desinfektionsmittel sonst nicht richtig wirken können!
- Die Haut wird insgesamt 3 min desinfiziert:
  - 1. Minute: die gesamte Haut von den Fingerspitzen bis zum Ellenbogen
  - 2. Minute: die Haut in Handschuhlänge
  - 3. Minute: ausschließlich die Hand
- Während der gesamten Einwirkzeit die Haut ausreichend mit Desinfektionsmittel benetzen.
- Die Hände an der Luft trocknen lassen.

Nachbereitung

- Von einem Assistenten eine Verpackung mit einem OP-Kittel und eine Packung mit sterilen Handschuhen öffnen lassen, ohne dass Kittel oder Handschuhe kontaminiert werden.
- Beim Anziehen des Kittels sollte man sich helfen lassen, dabei darauf achten, dass der Kittel nicht von außen berührt wird und er mit nichts Unsterilem in Kontakt kommt.
- Nach Möglichkeit auch beim Anziehen der sterilen Handschuhe helfen lassen!
- Keine unsterilen Gegenstände berühren!

3. Die Blutdruckmessung

Vorbereitung

- Sich dem Patienten vorstellen.
- Dem Patienten erklären, welche Untersuchung ansteht und um sein Einverständnis bitten.
- Den Patienten darauf aufmerksam machen, dass das Aufblasen der Manschette unangenehm sein kann und dass die Messung ggf. wiederholt werden muss.

Ausrüstung

- Blutdruckmanschette
- Stethoskop

Ablauf

- Den Arm des Patienten etwa auf Höhe des Sternums positionieren.
- Die A. brachialis etwa 2 cm oberhalb der Ellenbogengrube suchen.
- Eine passende Manschette wählen und diese am Oberarm des Patienten so anbringen, dass sie sicher sitzt.
- Den Radialispuls des Patienten beim Aufblasen tasten und so den systolischen Blutdruck schätzen.
- Die Manschette auf etwa 30 mmHg über den grob geschätzten systolischen Blutdruck aufpumpen.
- Das Stethoskop in der Ellenbeuge über dem Brachialispuls so aufsetzen, dass es die Manschette nicht berührt.

- Jetzt den Manschettendruck langsam ablassen (3–5 mmHg pro Sekunde):
  - Das erste deutliche Korotkoff-Geräusch zeigt den **systolischen Blutdruck** an.
  - Der **diastolische Blutdruck** ist erkennbar am Verschwinden des Korotkoff-Geräusches.
- Die gemessenen Werte notieren, hierbei steht der systolische Wert von dem diastolischen durch einen Bruchstrich getrennt.
- Die Werte nicht runden!

> **!** Vorsicht: Wegen eventueller Gefäßanomalien sollte die erste Messung immer an beiden Armen durchgeführt werden.

- Liegt der Blutdruck des Patienten über 140/90 mmHg, dem Patienten verständlich machen, dass eine zweite Messung nach einer etwa einminütigen Pause nötig ist.

> **!** Vorsicht: Ist beim Patienten eine haltungsabhängige Hypotonie bekannt, muss der Blutdruck auch im Stehen gemessen werden!

Nachbereitung

- Sich vergewissern, dass es dem Patienten gut geht, ihn über seine Werte informieren und deren Bedeutung erklären.
- Dem Patienten Gelegenheit geben, Fragen zu stellen.
- Dem Patienten für die Mitarbeit danken.

4. Die Venenpunktion

Vorbereitung

- Sich dem Patienten vorstellen.
- Dem Patienten erklären, dass ihm Blut entnommen werden soll.
- Um das Einverständnis des Patienten bitten.

Ausrüstung

- unsterile Handschuhe
- ein Venenstauer
- Desinfektionsmittel und Tupfer
- Kanüle mit Adapter für die Blutröhrchen
- die erforderlichen, für diesen Patienten beschrifteten Blutröhrchen (z. B. EDTA, Serum, Gerinnung)
- Abwurfbehälter für die Kanüle
- Pflaster

Ablauf

- Die Handschuhe anziehen.
- Den Arm des Patienten bequem in gestreckter Position lagern und eine geeignete Vene suchen.
- Die Kanüle, den Adapter und die erste Blutröhrchen zusammenstecken.
- Den Venenstauer oberhalb der Punktionsstelle anlegen und sich nochmals vergewissern, dass die Vene geeignet ist.
- Die Punktionsstelle desinfizieren und mindestens 30 s einwirken lassen.
- Nach Verstreichen der Einwirkzeit mit einem (sterilen) Tupfer das Desinfektionsmittel abwischen.
- Die Kanüle in der dominanten Hand halten (Spitze nach unten) und die Haut über der Punktionsstelle mit der freien Hand spannen.
- Den Patienten vorwarnen, z. B.: „Jetzt tut es einmal kurz weh".
- Die Vene in einem Winkel von etwa 30–40 Grad punktieren.
- Die freie Hand fixiert die Kanüle.
- Bei erfolgreicher Punktion beginnt das Blut ins Blutröhrchen zu fließen. Dazu wird mit dem Stempel am Blutröhrchen ein leichter Unterdruck erzeugt.
- Bei Benutzung eines Butterflys ist schon am Blut im Schlauch eine erfolgreiche Punktion zu erkennen.
- Den Stempel vorsichtig bis zum Einrasten nach hinten ziehen, das erste Blutröhrchen volllaufen lassen und es dann vom Adapter ziehen.
- Blutröhrchen mit Zusätzen mehrmals schwenken und das nächste anstecken.

> Tipp: Läuft das Blut nur sehr langsam, den Patienten bitten, mehrfach eine Faust zu ballen und wieder zu öffnen!

- Wenn alle gewünschten Blutröhrchen gefüllt sind, den Venenstauer lösen.
- Einen Tupfer in die nicht-dominante Hand nehmen und diesen ohne Druck auf die Punktionsstelle legen.
- Die Kanüle ziehen und mit dem Tupfer für einige Minuten Druck auf die Punktionsstelle ausüben. Auch der Patient kann gebeten werden, selbst die Punktionsstelle zu komprimieren.
- Die gebrauchte Kanüle sofort in den dafür vorgesehen Behälter werfen.

> **!** Vorsicht: Niemals versuchen, die Kanüle wieder in ihre Schutzhülle einzuführen! Zum Vorgehen bei Nadelstichverletzungen vgl. Tab. 2.4.1.

- Den Patienten mit einem Pflaster versorgen, ihn eventuell bitten, noch etwas länger auf die Punktionsstelle zu drücken.

Nachbereitung

- Sich vergewissern, dass es dem Patienten gut geht und ihm Gelegenheit geben, Fragen zu stellen.
- Dem Patienten für die Mitarbeit danken.
- Nochmals prüfen, ob die Blutröhrchen richtig beschriftet sind und der Anforderungsbogen ausgefüllt ist.

Nadelstichverletzungen
• Die Blutung durch Druck auf die Wunde fördern. • Die Hände gründlich mit Wasser und Seife waschen. • Die Wunde desinfizieren. • Unfall dem Durchgangsarzt melden. • Hepatitis- und HIV-Serologie abnehmen lassen, mit dem Durchgangsarzt eine Postexpositionsprophylaxe erörtern.

Tab. 2.4.1 Vorgehen bei Nadelstichverletzungen

5. Arterielle Blutentnahme

Vorbereitung

- Sich dem Patienten vorstellen.
- Die anstehende arterielle Punktion erklären.
- Um das Einverständnis des Patienten bitten.
- Den Gerinnungsstatus des Patienten überprüfen.
- Alle nötigen abteilungsinternen Formalien zur Durchführung einer Blutgasanalyse vorher erledigen.

! Vorsicht: Sollte im Bereich der angestrebten Punktionsstelle eine Infektion vorliegen, hier nicht punktieren! Alternative suchen!

Ausrüstung

- sterile Handschuhe
- Desinfektionsmittel, Tupfer und Mullbinde
- spezielle BGA-Spritze oder heparinisierte 2–5 ml-Spritze
- geeignete Kanüle
- Abwurfbehälter für die Kanüle
- Pflaster
- evtl. Rasierer

Ablauf

> Tipp: Soll eine Blutgasanalyse (BGA) durchgeführt werden, empfiehlt es sich, einen Helfer mit ins Zimmer zu nehmen. Dieser kann das Blut dann sofort ins Labor bringen, während die Einstichstelle noch komprimiert wird.

Punktion der A. radialis

- Die Ulnaris-Radialis-Anastomose prüfen:
  - Die Hand des Patienten anheben und sowohl A. radialis als auch A. ulnaris komprimieren.
  - Den Patienten bitten, mehrfach eine Faust zu ballen, um ein Abblassen der Hand zu erreichen.
  - Die Kompression der A. ulnaris aufheben.
  - Füllt sich die Hand trotz weiterer Kompression der A. radialis mit Blut, liegt ein Normalbefund vor.

> ! Vorsicht: Bei pathologischem Testergebnis darf nicht punktiert werden!

- Das Handgelenk des Patienten in Außenrotationsstellung überstrecken.
- Die eigenen Hände desinfizieren.
- Die Haut des Patienten desinfizieren.
- Nach Verstreichen der Einwirkzeit mit einem (sterilen) Tupfer das Desinfektionsmittel abwischen.
- Handschuhe anziehen.
- Die A. radialis mit gespreiztem Zeige- und Mittelfinger palpieren.
- Den Patienten vorwarnen.
- Zwischen den Fingern, von distal nach proximal im Winkel von 30 Grad einstechen.
- Aspirieren. Beim erfolgreichen Punktieren der Arterie pulsiert Blut in der Spritze.
- Kanüle schnell herausziehen und in den Abwurf entsorgen.
- Einstichstelle sofort für mindestens 5 min komprimieren.
- Luft aus der Spritze lassen, um eine weitere Oxygenierung und damit eine Verfälschung der Ergebnisse zu vermeiden.
- Mit Hilfe der Mullbinde einen Druckverband anlegen.

Punktion der A. femoralis

- Den Patienten bitten, Hose und Unterhose auszuziehen, sich hinzulegen und die Hüfte strecken (Kissen oder Sandsack unter die Hüfte legen).
- Falls nötig, Punktionsstelle rasieren.
- Hände desinfizieren.
- Die Haut des Patienten desinfizieren.
- Nach Verstreichen der Einwirkzeit mit einem (sterilen) Tupfer das Desinfektionsmittel abwischen.

- Handschuhe anziehen.
- Gefäß mit gespreiztem Zeige- und Mittelfinger unterhalb des Leistenbandes palpieren.
- Die Spritze wie einen Stift halten.
- Den Patienten vorwarnen.
- Zwischen den Fingern unter Aspiration senkrecht einstechen.
- Beim Kanülieren der Arterie pulsiert hellrotes Blut pulssynchron in der Spritze.
- Kanüle schnell herausziehen und in den Abwurf entsorgen.
- Einstichstelle sofort für mindestens 5 min komprimieren.
- Luft aus der Spritze lassen, um eine weitere Oxygenierung und damit eine Verfälschung der Ergebnisse zu vermeiden.
- Nach Möglichkeit die Einstichstelle noch etwa 30 min durch einen Sandsack komprimieren.

Nachbereitung

- Sich vergewissern, dass es dem Patienten gut geht und ihm Gelegenheit geben, Fragen zu stellen.
- Dem Patienten für die Mitarbeit danken.

6. Das Legen eines venösen Zugangs

Vorbereitung

- Sich dem Patienten vorstellen.
- Dem Patienten erklären, dass ihm ein venöser Zugang gelegt werden soll und das Procedere erklären.
- Um das Einverständnis des Patienten bitten.

Ausrüstung

- unsterile Handschuhe
- ein Venenstauer
- Desinfektionsmittel und Tupfer
- mehrere Venenverweilkanülen und Mandrin oder Infusion
- Abwurfbehälter
- Braunülenpflaster und Mullbinde
- Spritze mit 10 ml isotoner Kochsalzlösung (NaCl 0,9 %)
- ggf. Infusionsset und Infusion

Ablauf

Legen eines Zugangs ohne Infusion:

- Eine passende Vene an Ellenbeuge, Unterarm oder Handrücken suchen.

> Tipp: Nach Möglichkeit den Zugang nicht über einem Gelenk legen, da dies für den Patienten eine unangenehme und eventuell schmerzhafte Bewegungseinschränkung bedeutet!

- Den Venenstauer anlegen und die Vene nochmals prüfen.
- Handschuhe anziehen, die Punktionsstelle für mindestens 30 s desinfizieren.
- Währenddessen die Venenverweilkanüle auspacken.
- Die Haut über der Punktionsstelle spannen, den Patienten vorwarnen und die Kanüle mit der dominanten Hand legen:
  - Die Kanüle in einem Winkel von 30–40 Grad nach proximal in die Vene einführen.
  - Die erfolgreiche Punktion ist daran zu erkennen, dass Blut am durchsichtigen Kanülenansatz erscheint.
  - Die Kanüle nun noch etwa 0,5 cm vorschieben.
  - Die Kanüle nun in dieser Position halten und den Verweilkatheter im Gefäß vorschieben.
- Den Venenstauer lösen.
- Im Bereich der Spitze des Venenverweilkatheters die Vene abdrücken und die Kanüle in den Abwurf entfernen.
- Nach Überprüfung der korrekten, intravasalen Lage durch Spülung des Venenverweilkatheters mit isotoner Kochsalzlösung, den Mandrin einführen.
- Den Venenverweilkatheter mit dem Braunülenpflaster fixieren und die Mullbinde anbringen, damit der Patient sich den Zugang nicht versehentlich ziehen kann.

Legen eines Zugangs mit Infusion:

- Infusion und ggf. Verordnung kontrollieren.
- Infusionssystem mit der Infusion verbinden und sicherstellen, dass der Infusionsschlauch mit Infusionsflüssigkeit gefüllt ist.
- Eine passende Vene an Ellenbeuge, Unterarm oder Handrücken finden.

> Tipp: Nach Möglichkeit den Zugang nicht über einem Gelenk legen, da dies für den Patienten eine unangenehme und eventuell schmerzhafte Bewegungseinschränkung bedeutet!

- Den Venenstauer anlegen und die Vene nochmals prüfen.
- Handschuhe anziehen, die Punktionsstelle für mindestens 30 s desinfizieren.
- Währenddessen die Venenverweilkanüle auspacken.
- Die Haut über der Punktionsstelle spannen, den Patienten vorwarnen und die Kanüle mit der dominanten Hand legen:
  - Die Kanüle in einem Winkel von 30–40 Grad nach proximal in die Vene einführen.
  - Die erfolgreiche Punktion ist daran zu erkennen, dass Blut am durchsichtigen Kanülenansatz erscheint.
  - Die Kanüle nun noch etwa 0,5 cm vorschieben.
  - Die Kanüle nun in dieser Position halten und den Verweilkatheter im Gefäß vorschieben.
- Den Venenstauer lösen.
- Im Bereich der Spitze des Venenverweilkatheters die Vene abdrücken, die Kanüle entfernen (in den Abwurf) und die Infusion anschließen.
- Den Venenverweilkatheter mit dem Braunülenpflaster fixieren und die Mullbinde anbringen, damit der Patient sich den Zugang nicht versehentlich ziehen kann.
- Die Tropfgeschwindigkeit einstellen.

Nachbereitung

- Sich vergewissern, dass es dem Patienten gut geht und ihm Gelegenheit geben, Fragen zu stellen.
- Dem Patienten für die Mitarbeit danken.

7. Intravenöse Medikamentenverabreichung

Vorbereitung

- Sich dem Patienten vorstellen.
- Den Patienten nach Name und Geburtstag fragen, um Verwechslungen auszuschließen.
- Sich vergewissern, dass das Medikament der Verordnung entspricht.
- Auf das Verfallsdatum achten.
- Applikationsform, evtl. nötige Verdünnung, empfohlene Injektionsgeschwindigkeit etc. prüfen.

Ausrüstung

- unsterile Handschuhe
- ein Venenstauer
- Desinfektionsmittel und Tupfer
- Spritze und zwei Kanülen
- das zu verabreichende Medikament
- ggf. Aqua dest. oder isotone Kochsalzlösung zur Verdünnung
- Abwurfbehälter für die Kanülen
- Pflaster

Ablauf

- Die Hände desinfizieren.
- Ampulle aufbrechen und das Medikament (und ggf. Verdünnung) aufziehen.
- Spritze entlüften.
- Die benutzte Kanüle in den Abwurf verwerfen und eine neue aufsetzen.
- Die Handschuhe anziehen.
- Eine geeignete Vene am Arm des Patienten suchen und oberhalb der Injektionsstelle den Venenstauer anlegen.
- Die Injektionsstelle mit Desinfektionsmittel einsprühen.
- Dem Desinfektionsmittel Zeit zum Wirken geben und es dann mit einem (sterilen) Tupfer abwischen.
- Die Haut spannen, den Patienten vorwarnen und die Kanüle (Spitze nach unten) einführen.
- Um die korrekte, intravasale Lage der Kanüle zu prüfen, Blut aspirieren.
- Liegt die Kanüle richtig, den Venenstauer lösen.
- Das Medikament injizieren, dabei auf die empfohlene Injektionsgeschwindigkeit achten.
- Einen Tupfer in die nicht-dominante Hand nehmen und diesen ohne Druck auf die Punktionsstelle legen.

- Die Kanüle ziehen, sie in den Abwurf entsorgen und sofort mit dem Tupfer für einige Minuten Druck auf die Punktionsstelle ausüben. Auch der Patient kann gebeten werden, selbst die Punktionsstelle zu komprimieren.
- Dem Patienten ein Pflaster anbieten.

Nachbereitung

- Sich vergewissern, dass es dem Patienten gut geht und ihm Gelegenheit geben, Fragen zu stellen.
- Dem Patienten für die Mitarbeit danken.

8. Transfusion von Erythrozytenpräparaten

Vorbereitung

- Sich dem Patienten vorstellen.
- Dem Patienten erklären, dass er eine Bluttransfusion braucht bzw. im Verlauf einer Operation brauchen könnte und warum.
- Den Patienten über Risiken und Nebenwirkungen aufklären und dies dokumentieren.
- Um das Einverständnis und ggf. eine Unterschrift unter die Einwilligungserklärung bitten.

Ausrüstung

- Besteck für die Blutabnahme
- Testkarten für den Bedside-Test
- Transfusionsset

Ablauf

Voruntersuchungen

- Der anfordernde Arzt muss das Blut für die Blutgruppenbestimmung selbst entnehmen und dies auf dem Anforderungsbogen für das Labor durch Unterschrift dokumentieren.

! Vorsicht: Um schwere Transfusionszwischenfälle zu vermeiden, unbedingt immer die Identität des Patienten, der Blutproben und Blutprodukte sicherstellen!

- Die Blutgruppenserologie veranlassen (vgl. Tab. 2.8.1):
  - Bestimmung der Blutgruppe (AB0 und Rh-Faktor)
  - Antikörpersuchtest
  - Kreuzprobe
- Zur blutgruppenserologischen Untersuchung dem Patienten 10 ml Blut aus einer peripheren Vene entnehmen, vgl. Kapitel „Die Venenpunktion", dabei auf Folgendes achten:
  - Welches Blutröhrchen benötigt wird, ist von der Untersuchungstechnik abhängig, meist EDTA- oder Zitratblut für die Blutgruppenbestimmung.
  - Unbedingt darauf achten, dass die Blutröhrchen beschriftet sind.
  - Durch den Zugang sollten vorher keine Medikamente bzw. Infusionen gelaufen sein.

- Falls nur ein benutzter Zugang verfügbar ist, sollte dieser vor der Blutentnahme mit isotoner Kochsalzlösung (NaCl 0,9 %) gespült werden und die ersten 10 ml nach der Abnahme verworfen werden.

2

! Vorsicht: Eine Kreuzprobe ist nur 72 h gültig. Ist in diesem Zeitraum keine Transfusion erfolgt, muss sie wiederholt werden!

Test	Verfahren
Blutgruppenbestimmung	• Die Blutgruppe wird mit Hilfe von Testseren und Testerythrozyten bestimmt.
Kreuzprobe	• Die Kreuzprobe dient zum einen der Aufdeckung von AB0-Unverträglichkeiten, zum anderen können auch seltene Antikörper nachgewiesen werden, die der Antikörpersuchtest nicht ermittelt hat. • Für die Probe werden Spendererythrozyten und Empfängerserum zusammengebracht (Majortest).
Antikörpersuchtest	• Der Antikörpersuchtest weist Antikörper gegen seltene Antigene nach.

Tab. 2.8.1 Blutgruppenserologie

Transfusion

- Blutkomponenten und Plasma sind verschreibungspflichtig!
- Zur Anforderung von Blutkomponenten oder Plasmaderivaten müssen angeben werden:
  - Name, Vorname und Geburtstag des Patienten
  - Diagnose
  - Transfusionsanamnese
  - Blutgruppenserologie
  - Dringlichkeit und Zeitpunkt der Transfusion
  - Menge
- Prüfen, ob Patient und angegebener Empfänger der Blutprobe übereinstimmen.
- Sich vergewissern, dass die auf dem Etikett der Konserve angegebene Blutgruppe mit der Blutgruppe des Patienten übereinstimmt.
- Blutgruppe und Konservennummer auf Begleitpapier und Präparat vergleichen.
- Verfallsdatum prüfen und Unversehrtheit der Konserve sicherstellen.
- Dem Patienten frisches Blut entnehmen und den Bedside-Test (AB0-Identitätstest) durchführen:
  - Geeignete Testkarten benutzten, dabei unbedingt die Herstellerangaben beachten!
  - Das Patientenblut (unter Berücksichtigung der Herstellerempfehlungen) auf die Testkarten geben.
  - Ebenfalls Blutgruppe des Erythrozytenpräparats ermitteln.

! Vorsicht: Fremdblutspenden müssen nicht geprüft werden, Eigenblutspenden dagegen schon.

- Ergebnis des Bedside-Tests dokumentieren.
- Bei Unstimmigkeiten wird die Transfusion nicht durchgeführt!

- Dem Patienten über einen großlumigen Zugang das Präparat transfundieren:
  - Hände desinfizieren.
  - Die Blutkonserve zum Durchmischen mehrfach vorsichtig umschwenken.
  - Das Transfusionsbesteck mit Filter anschließen, die Tropfkammer sollte halb gefüllt sein.
  - Transfusionbesteck vor dem Anschließen entlüften.
  - Die ersten 50 ml zügig infundieren und die Reaktionen des Patienten beobachten.
  - Den Patienten mindestens 1 h regelmäßig überwachen.
  - Transfusion über 1–2 h laufen lassen, bei Gefahr einer Volumenüberbelastung Transfusionszeit auf 3–4 h erhöhen. Bei der Notfalltransfusion aufgrund akuter Blutverluste kann die Transfusion auch innerhalb weniger Minuten als Druckinfusion erfolgen.
- Die gebrauchten, leeren Konserven für mindestens 24 h im Kühlschrank aufbewahren.
- Präparate nur bei spezieller Indikation mit dafür vorgesehenen (zertifizierten) Geräten anwärmen, nicht im Wasserbad!

Nachbereitung

- Sich vergewissern, dass es dem Patienten gut geht und ihm Gelegenheit geben, Fragen zu stellen.
- Für eine angemessene Überwachung des Patienten sorgen.
- Auf mögliche Zeichen einer Transfusionsreaktion, wie Temperaturanstieg, Kopfschmerzen, Urtikaria, Purpura, Atemnot, Tachykardie, Blutdruckabfall etc., achten.
- Zu möglichen Komplikationen vgl. Tab. 2.8.2.

Komplikationen
• Hämolytische Reaktionen
• Nicht-hämolytische Reaktionen (Fieber, Schüttelfrost, Übelkeit etc.)
• Infektionen (z. B. Hepatitis, HIV)
• Volumenüberbelastung bei Herz- und Niereninsuffizienten
• Komplikationen im Rahmen einer Massivtransfusion (Hypothermie, Gerinnungsstörungen, Hypokalzämie, Hyperkaliämie, Störungen des Säure-Basen-Haushalts)

Tab. 2.8.2 Mögliche Komplikationen der Transfusion

9. Intrakutane, subkutane und intramuskuläre Injektionen

Vorbereitung

- Sich dem Patienten vorstellen.
- Den Patienten nach Namen und Geburtstag fragen, um Verwechslungen auszuschließen.
- Dem Patienten die anstehende Prozedur erklären und ihn um sein Einverständnis bitten, diese durchführen zu dürfen.
- Sich vergewissern, dass das Medikament der Verordnung entspricht.

- Auf das Verfallsdatum achten.
- Applikationsform, evtl. nötige Verdünnung, empfohlene Injektionsgeschwindigkeit etc. prüfen.

2

Ausrüstung

- unsterile Handschuhe
- Desinfektionsmittel und Tupfer
- Spritze und zwei Kanülen
- das zu verabreichende Medikament
- ggf. Aqua dest. oder isotone Kochsalzlösung zur Verdünnung
- Abwurfbehälter für die Kanülen
- Pflaster

Ablauf

- Die Spritze vorbereiten.
- Hände desinfizieren.
- Ampulle aufbrechen und das Medikament (und ggf. Verdünnung) aufziehen.
- Spritze entlüften.
- Die benutzte Kanüle in den Abwurf verwerfen und eine neue aufsetzen.

Intrakutane Injektion

- Handschuhe anziehen.
- Die Haut des Patienten an der angestrebten Einstichstelle desinfizieren.
- Desinfektionsmittel einwirken lassen und dann mit einem (sterilen) Tupfer abwischen.
- Die Haut spannen, den Patienten vorwarnen und flach in einem Winkel von etwa 15 Grad einstechen, mit der Kanüle nicht in das subkutane Fettgewebe vordringen.
- Aspirieren, um eine intravasale Lage auszuschließen.
- Langsam das Medikament injizieren und darauf achten, dass sich eine Quaddel bildet.
- Die Kanüle herausziehen und in den Abwurf entsorgen.
- Dem Patienten ein Pflaster anbieten.

Subkutane Injektion

- Die Haut des Patienten an der angestrebten Einstichstelle (meist subkutanes Fettgewebe der Bauchdecke oder des seitlichen Oberschenkels) desinfizieren.
- Desinfektionsmittel einwirken lassen und dann mit einem (sterilen) Tupfer abwischen.
- Handschuhe anziehen.
- Mit Daumen und Zeigefinger der nicht-dominanten Hand eine Hautfalte inklusive subkutanem Fettgewebe greifen.
- Den Patienten vorwarnen.
- Die Kanüle rasch in einem Winkel von etwa 45 Grad ungefähr 2 cm tief einführen.
- Aspirieren, um eine intravasale Lage auszuschließen.
- Das Medikament langsam injizieren.
- Die Kanüle herausziehen und in den Abwurf entsorgen.
- Mit einem Tupfer auf die Punktionsstelle drücken.
- Dem Patienten ein Pflaster anbieten.

Intramuskuläre Injektion

> **i** Info: Die intramuskuläre Injektion kann am M. gluteus medius und minimus (nach Hochstetter), aber auch am M. vastus lateralis oder M. deltoideus durchgeführt werden. Wegen des erhöhten Risikos einer Verletzung des Ischiasnervs im Rahmen der intraglutealen Injektion und der einfachen Zugänglichkeit des M. deltoideus, hat sich diese Injektionsstelle etabliert. Im Folgenden werden alle drei Applikationsorte angesprochen.

- Den Patienten, je nach bevorzugtem Injektionsort, passend lagern:
  - Injektion am **M. gluteus medius und minimus**: Den Patienten bitten, sich flach auf die linke Seite zu legen und das obere Bein leicht zu beugen.
  - Injektion am **M. vastus lateralis**: Den Patienten bitten, sich entspannt auf den Rücken zu legen.
  - Injektion am **M. deltoideus**: Den Patienten bitten, sich hinzusetzen.
- Die Haut des Patienten an der angestrebten Einstichstelle desinfizieren
- Desinfektionsmittel einwirken lassen und dann mit einem (sterilen) Tupfer abwischen.
- Handschuhe anziehen.
- **Injektion in den M. gluteus medius und minimus (nach Hochstetter)**:
  - Um die genaue Einstichstelle zu ermitteln, mit dem linken Zeigefinger die Spina iliaca anterior superior, mit dem abgespreizten linken Mittelfinger die Crista iliaca tasten.
  - Die Punktionsstelle liegt zwischen den beiden Fingern, in der unteren Hälfte.
  - Die Spritze mit der rechten Hand wie einen Stift halten, den Patienten vorwarnen und im 90 Grad-Winkel die Kanüle zügig 5–7 cm einführen.
  - Aspirieren, um eine intravasale Lage auszuschließen.
  - Das Medikament langsam injizieren.
- **Injektion in den M. vastus lateralis**:
  - Das Bein leicht innenrotieren.
  - Um die genau Einstichstelle zu ermitteln, auf einer gedachten Linie zwischen Trochanter major und Patella das mittlere Drittel ausmachen.
  - Die Spritze mit der rechten Hand wie einen Stift halten, den Patienten vorwarnen und die Kanüle im 90 Grad-Winkel einführen.
  - Aspirieren, um eine intravasale Lage auszuschließen.
  - Das Medikament langsam injizieren.
- **Injektion in den M. deltoideus**:
  - Den Arm nicht rotieren, da sonst bei der Injektion Gefäße oder Nerven verletzt werden können.
  - Den kräftigsten Teil des Muskels, etwa 5 cm unterhalb des Akromions aufsuchen.
  - Die Spritze mit der rechten Hand wie einen Stift halten, den Patienten vorwarnen und die Kanüle im 90 Grad-Winkel einführen.
  - Aspirieren, um eine intravasale Lage auszuschließen.
  - Das Medikament langsam injizieren.

> **!** Vorsicht: Ein Kontakt der Kanüle mit dem Periost macht sich beim Patienten durch starke Schmerzen bemerkbar. In diesem Fall die Kanüle vor der Injektion etwa 1 cm zurückziehen!

- Die Kanüle herausziehen und in den Abwurf entsorgen.
- Mit einem Tupfer auf die Punktionsstelle drücken.
- Dem Patienten ein Pflaster anbieten.

Nachbereitung
- Sich vergewissern, dass es dem Patienten gut geht und ihm Gelegenheit geben, Fragen zu stellen.
- Die Medikamentenapplikation dokumentieren!
- Dem Patienten für die Mitarbeit danken.

10. Die Blutzuckermessung

Vorbereitung
- Sich dem Patienten vorstellen und erklären, was für eine Untersuchung geplant ist, und ihn um sein Einverständnis bitten.
- Den Zeitpunkt der letzten Nahrungsaufnahme erfragen.

Ausrüstung
- unsterile Handschuhe
- Desinfektionsmittel und Tupfer
- Blutzuckermessgerät und dazugehörige Teststreifen
- Stechhilfe mit Lanzette

Ablauf
- Den Patienten bitten, sich die Hände zu waschen und zu trocknen oder alternativ ein Desinfektionsmittel und Tupfer benutzen, um den Finger, an dem die Messung durchgeführt werden soll, zu säubern.
- Die Durchblutung des Fingers kann erhöht werden, indem der Finger von der Basis zur Spitze hin massiert wird.
- Die Teststreifen auf deren Verfallsdatum prüfen und einen Streifen in das angeschaltete Gerät einlegen.
- Die Stechhilfe laden und den Patienten dann seitlich an der Fingerspitze stechen, da hier weniger Nervenfasern verlaufen.
- Die Fingerspitze ein wenig drücken oder massieren, um einen Bluttropfen zu erhalten.
- Den Tropfen nun so auf den Teststreifen aufbringen, dass der Sensor komplett bedeckt wird.
- Dem Patienten einen Tupfer geben, um eventuelles Nachbluten zu stoppen.
- Die Ergebnisse aufschreiben!

Nachbereitung
- Sich vergewissern, dass es dem Patienten gut geht, ihn über seine Werte informieren und deren Bedeutung erklären (vgl. Tab. 2.10.1).

- Dem Patienten Gelegenheit geben, Fragen zu stellen.
- Dem Patienten für die Mitarbeit danken.

Kapilläres Vollblut	mg/dl	mmol/l
Normal nüchtern	<100	<5,6
Abnormale Nüchternglukose nüchtern	≥100 und <110	≥5,6 und <6,1
Diabetes mellitus nüchtern nicht-nüchtern	≥110 ≥200 (wiederholt)	≥6,1 ≥11,1 (wiederholt)

Tab. 2.10.1 Interpretation nach den Leitlinien der AWMF

! Vorsicht: Alle erhöhten Werte müssen durch eine Laboruntersuchung verifiziert werden!

11. Der Urintest

Vorbereitung

- Sich dem Patienten vorstellen.
- Dem Patienten erklären, dass ein Urintest durchgeführt werden soll, und den Grund für dieses Vorhaben erläutern.
- Sicherstellen, dass die Urinprobe nicht älter als 4 h ist und richtig gewonnen wurde.

i Info: Zur Untersuchung nach Möglichkeit den zweiten Morgenurin verwenden. Dieser sollte als Mittelstrahlurin gewonnen werden: Der Patient entlässt dazu den ersten Teil des Urins in die Toilette, dann 20–40 ml in ein sauberes Gefäß. Der letzte Teil wird wieder in die Toilette entleert.

Ausrüstung

- Urinstick und das dazugehörige Behältnis
- unsterile Handschuhe

Ablauf

- Die Handschuhe anziehen.
- Den Urin zunächst makroskopisch nach Farbe, Aussehen und Geruch beurteilen.
- Die Urinprobe vorsichtig schütteln, damit der Urin gut durchmischt ist.
- Das Ablaufdatum der Sticks kontrollieren.
- Einen Stick kurz (maximal 1 s) in die Probe halten, so dass alle Testfelder benetzt sind.
- Den überschüssigen Urin abstreifen.

2

- Den Stick horizontal halten und die einzelnen Werte zu den angegebenen Zeiten ablesen (diese Werte stehen auf dem Behältnis).
- Die Ergebnisse aufschreiben.
- Urinstick und Handschuhe entsorgen.
- Hände desinfizieren.

Nachbereitung

- Den Patienten über seine Werte informieren und deren Bedeutung erklären.
- Dem Patienten Gelegenheit geben, Fragen zu stellen.
- Dem Patienten für die Mitarbeit danken.

12. Das Legen eines Blasenkatheters beim Mann

Vorbereitung

- Sich dem Patienten vorstellen.
- Das Vorhaben erklären und um das Einverständnis des Patienten bitten.
- Den Patienten richtig positionieren, indem er flach auf dem Rücken liegt und die Beine etwas gespreizt hält.

Tipp: Falls möglich, eine Assistenz hinzuziehen!

Ausrüstung

- einen sterilen Katheter (Durchmesser: 14–18 Charrière)
- ein Katheterset mit
  - Urinbeutel
  - Tupfer
  - einem Schleimhaut-geeigneten Desinfektionsmittel
  - sterilen Handschuhen
  - Spritze mit anästhesierendem Gleitgel
  - Unterlegetuch und sterilem Lochtuch
  - Auffangschale
  - 10 ml Aqua dest.
  - steriler Pinzette

! Vorsicht: Die Inhalte der Kathetersets verschiedener Hersteller variieren. In jedem Fall sollten alle oben genannten Hilfsmittel zur Verfügung stehen.

Ablauf

- Hände desinfizieren.
- Das Katheterset aseptisch öffnen und dabei eine sterile Arbeitsfläche schaffen, indem die Verpackung vorsichtig ausgebreitet wird.

- Ohne die anderen Materialien zu berühren, das Unterlegetuch aus dem Set nehmen und unter dem Gesäß und den Beinen des Patienten ausbreiten.
- Die Verpackungen der sterilen Materialien öffnen, ohne diese zu kontaminieren, und sie auf die geschaffene Arbeitsfläche fallen lassen.
- Sterile Handschuhe anziehen.
- Das Lochtuch so auflegen, dass die Harnröhrenöffnung des Patienten sichtbar bleibt, dabei den Patienten nicht berühren.
- Die Auffangschale zwischen die Beine des Patienten legen.
- Die Spritze mit dem anästhesierenden Gleitgel öffnen.
- Mit einer Hand den Penis des Patienten fassen und die Vorhaut zurückziehen.

! Vorsicht: Diese Hand ist jetzt unsteril und verbleibt am Penis des Patienten.

- Tupfer mit Desinfektionsmittel tränken.
- Mit der freien Hand die Pinzette nehmen und den Bereich um den Harnröhreneingang mit Tupfern desinfizieren.
- Das Desinfektionsmittel die empfohlene Zeit einwirken lassen.
- Das anästhesierende Gleitgel auf die Harnröhrenöffnung und in die Harnröhre geben.
- Den Katheter mit dem Ablaufsystem verbinden:
  - Das Verbinden des Katheters sollte idealerweise zu zweit geschehen: Während die freie, sterile Hand den Katheter hält, konnektiert eine Hilfsperson diesen mit dem Auffangsystem (ohne den Katheter zu berühren!).
  - Ist keine Hilfsperson vorhanden, muss das Kathetersytem dennoch unter Wahrung der Sterilität konnektiert werden (ggf. ein zweites Paar sterile Handschuhe nutzen).
- Den Penis vertikal halten und den Katheter etwa 5 cm von der Spitze entfernt halten. Kleiner Finger und Ringfinger dienen als Führung für das Ende des Katheters.
- Den Katheter vorsichtig einführen, mehrfach nachfassen und den Katheter weiterschieben.

! Vorsicht: Bei Schmerzen oder einem starkem Widerstand die Katheterisierung abbrechen!

- Bei einem leichten Widerstand (durch den Sphinkter externus) nach etwa 10 cm den Penis senken und den Katheter weiter einführen, bis Urin fließt.
- Den Katheter noch etwas weiter schieben, damit die folgende Blockung mit 5–8 ml Aqua dest. nicht in der Harnröhre erfolgt. Das exakte Blockvolumen steht i. d. R. auf dem Katheter.

! Vorsicht: Nicht mehr als 1 l Urin auf einmal aus der Blase entleeren, da diese darauf mit Schleimhautblutungen reagieren kann!

Nachbereitung

- Sich vergewissern, dass es dem Patienten gut geht, und ihm Gelegenheit geben, Fragen zu stellen.

- Das Urinvolumen im Katheterbeutel notieren und den Abfall entfernen.
- Dem Patienten für die Mitarbeit danken.

13. Das Legen eines Blasenkatheters bei der Frau

Vorbereitung

- Sich der Patientin vorstellen.
- Der Patientin die folgende Prozedur erklären und um ihr Einverständnis bitten.
- Die Patientin so positionieren, dass Sie flach auf dem Rücken liegt und die Beine etwas gespreizt hält.

Tipp: Falls möglich, eine Assistenz hinzuziehen!

Ausrüstung

- einen sterilen Katheter (Durchmesser: 12–14 Charrière)
- ein Katheterset mit
  - Urinbeutel
  - Tupfer
  - einem Schleimhaut-geeigneten Desinfektionsmittel
  - sterilen Handschuhen
  - Spritze mit anästhesierendem Gleitgel
  - Unterlegetuch und sterilem Lochtuch
  - Auffangschale
  - 10 ml Aqua dest.
  - steriler Pinzette

Vorsicht: Die Inhalte der Kathetersets verschiedener Hersteller variieren. In jedem Fall sollten alle oben genannten Hilfsmittel zur Verfügung stehen.

Ablauf

- Hände desinfizieren.
- Das Katheterset aseptisch öffnen und dabei eine sterile Arbeitsfläche schaffen, indem die Verpackung vorsichtig ausgebreitet wird.
- Ohne die anderen Materialien zu berühren, das Unterlegetuch aus dem Set nehmen und unter dem Gesäß und den Beinen der Patientin ausbreiten.
- Die Verpackungen der sterilen Materialien öffnen und diese auf die Arbeitsfläche fallen lassen, ohne dabei die Materialien zu berühren.
- Sterile Handschuhe anziehen.
- Das Lochtuch so legen, dass die Vulva der Patientin gut sichtbar ist.
- Das Auffanggefäß zwischen die Beine der Patientin legen.
- Mit der Pinzette einen in Desinfektionsmittel getränkten Tupfer nehmen.

- Nun die großen Schamlippen mit je einem Tupfer desinfizieren, wobei immer von der Symphyse in Richtung Anus gestrichen wird.
- Mit jedem Tupfer nur einmal wischen!
- Die Schamlippen spreizen und auch die kleinen Schamlippen mit je einem Tupfer desinfizieren.

> **!** Vorsicht: Diese Hand verbleibt an den Schamlippen, bis der Katheter gelegt ist!

- Mit einem Tupfer den Harnröhreneingang desinfizieren.
- Einen weiteren Tupfer vor die Öffnung der Vagina legen.
- Das Desinfektionsmittel die empfohlene Zeit einwirken lassen.
- Das anästhesierende Gleitgel auf die Katheterspitze geben.
- Den Katheter mit dem Ablaufsystem verbinden:
  - Das Verbinden des Katheters sollte idealerweise zu zweit geschehen: Während die freie, sterile Hand den Katheter hält, konnektiert eine Hilfsperson diesen mit dem Auffangsystem (ohne den Katheter zu berühren!).
  - Ist keine Hilfsperson vorhanden, muss das Katheterssytem dennoch unter Wahrung der Sterilität konnektiert werden (ggf. ein zweites Paar sterile Handschuhe nutzen).
- Den Katheter etwa 5 cm von der Spitze entfernt halten. Kleiner Finger und Ringfinger dienen als Führung für das Ende des Katheters.
- Den Katheter vorsichtig etwa 5 cm einführen, bis Urin fließt.
- Vor der Blockung mit 5–8 ml Aqua dest. noch etwas weiterschieben, damit die Blockung nicht in der Harnröhre erfolgt. Das exakte Blockvolumen steht i. d. R. auf dem Katheter.

> **!** Vorsicht: Bei Schmerzen oder einem starkem Widerstand die Katheterisierung abbrechen!

> **!** Vorsicht: Nicht mehr als 1 l Urin auf einmal aus der Blase entleeren, da diese darauf mit Schleimhautblutungen reagieren kann!

Nachbereitung

- Sich vergewissern, dass es der Patientin gut geht, und ihr Gelegenheit geben, Fragen zu stellen.
- Das Urinvolumen im Katheterbeutel notieren und den Abfall entfernen.
- Der Patientin für die Mitarbeit danken.

14. Das Legen einer Magensonde

2

Vorbereitung

- Sich dem Patienten vorstellen.
- Den anstehenden Eingriff erklären und den Patienten bitten, sein Einverständnis zu geben.
- Den Patienten fragen, ob ihm der Zugang durch ein bestimmtes Nasenloch lieber ist, als durch das andere.

Ausrüstung

- Magensonde mit Führungsdraht
- Sekretbeutel
- anästhesierendes Gleitgel
- ein Glas Wasser
- Handschuhe
- 50 ml-Spritze
- Tupfer
- Einmaltücher
- Stethoskop
- Tape

Ablauf

- Den Patienten bitten, sich aufrecht hinzusetzen und den Kopf leicht vorzubeugen.
- Die Strecke bis zum Magen abschätzen:
  - Vom Naseneingang bis zum Ohr und weiter bis etwa 2 cm oberhalb des Bauchnabels messen.
- Handschuhe anziehen.
- Prüfen, ob der Patient Zahnprothesen oder lockere Zahnteile trägt, diese ggf. entfernen.
- Anästhesierendes Gleitgel in den Naseneingang einbringen und auf die Magensonde geben.
- Falls der Patient einen starken Würgereflex hat, lohnt es sich, die Rachenhinterwand mit einem anästhesierenden Spray vorzubehandeln.
- Die Nasensonde horizontal in das Nasenloch einführen und am Nasenboden entlang bis in den Nasopharynx schieben.
- Den Patienten bitten, einen Schluck Wasser zu trinken. Währenddessen die Magensonde weiter bis in den Magen einführen.

> Tipp: Ein Vorbeugen des Kopfes kann helfen, ein irrtümliches Vorschieben der Sonde in die Trachea zu vermeiden.

- Die Magensonde bis zu der ermittelten Länge vorschieben und den Führungsdraht ziehen.
- Die korrekte Lage kann durch folgenden Maßnahmen geprüft werden:
  - Mit der 50 ml-Spritze Luft in den Magen einbringen und gleichzeitig mit dem Stethoskop über dem Epigastrium auf ein blubberndes Geräusch hören.

- Magensaft aspirieren.
- Bei dünnen Ernährungssonden eventuell Röntgenkontrolle anordnen.
- Die Sonde mit dem Tape befestigen.
- Den Sekretbeutel anschließen.

Nachbereitung

- Sich vergewissern, dass es dem Patienten gut geht und ihm Gelegenheit geben, Fragen zu stellen.
- Dem Patienten für die Mitarbeit danken.

15. Nähen einer Wunde

Vorbereitung

- Sich dem Patienten vorstellen.
- Dem Patienten erklären, warum eine Wundnaht nötig ist und wie vorgegangen wird.
- Um das Einverständnis des Patienten bitten.
- Die Wunde inspizieren. Verschmutzungen beseitigen und die Wunde säubern.
- Abgestorbenes Gewebe entfernen.
- Falls angemessen, Röntgenbilder anfordern, um Fremdkörper auszuschließen.
- Motorische und sensorischen Funktion distal der Wunde überprüfen.
- Den Patienten für den Eingriff optimal lagern.

Ausrüstung

- sterile Handschuhe
- steriles Nahtset (nötigenfalls ergänzen)
  - ein steriles Auffangbehältnis bzw. Nierenschale
  - Mulltupfer und Kompressen
  - Pinzette
  - Nadelhalter
  - Schere
  - Lochtuch
- Nadel und Faden bzw. Nadel-Faden-Kombination
- Desinfektionsmittel
- Spritze mit Kanülen und Lokalanästhetikum
- Abwurfbehälter für die Kanülen

Ablauf

- Die Hände desinfizieren.
- Das sterile Nahtset so öffnen, dass eine sterile Ablage entsteht und der gesamte Inhalt steril bleibt.
- Das Desinfektionsmittel in das Auffangbehältnis schütten.
- Die sterilen Handschuhe, die Spritze und Kanülen (ohne sie zu berühren) aus den jeweiligen Packungen entfernen und mit auf die sterile Ablage platzieren.

2

- Die Hände chirurgisch desinfizieren und die sterilen Handschuhe anziehen.
- Einen Assistenten bitten, die Ampulle mit dem Lokalanästhetikum zu öffnen.
- Die Kanüle auf die Spritze setzen und das Lokalanästhetikum aufziehen.
- Erste Kanüle verwerfen, eine andere aufsetzen.
- Die Pinzette benutzen, um die Tupfer in Desinfektionsmittel zu tränken und die Wunde anschließen zu desinfizieren.
- Das Lochtuch anlegen.
- Vor der intrakutanen Injektion des Lokalanästhetikums aspirieren, um eine intravasale Lage auszuschließen. Wundränder umspritzen.
- Kanüle in den Abwurf werfen.
- Das Lokalanästhetikum einwirken lassen, nach 5–10 min die Wirkung überprüfen.
- Die Wunde nähen:
  - Die Assistenz öffnet die steril verpackte Nadel.
  - Mit der dominanten Hand den Nadelhalter nehmen und Nadel und Faden aus der Verpackung holen.
  - Die Position der Nadel im Nadelhalter mit der Hand korrigieren.
  - Mit der freien Hand die Pinzette greifen und mit dieser die Wundränder fassen.
  - Die Nadel in der Nähe der Pinzette etwa im 90 Grad Winkel einführen, Haut von außen nach innen durchstechen.
  - Nadel loslassen und auf der anderen Seite mit dem Nadelhalter greifen.
  - Vorgehen am gegenüberliegenden Wundrand wiederholen, hier aber die Haut von innen nach außen durchstechen.
  - Nadel abschneiden.
  - Fäden verknoten.
  - Zwischen den einzelnen Fixierungspunkten 0,5–1 cm Abstand halten (Abb. 2.15.1).

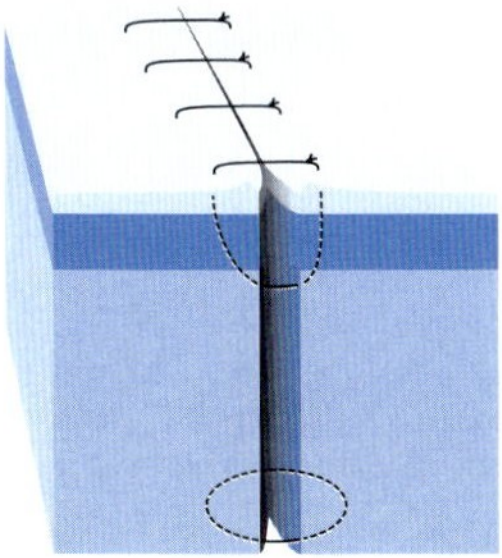

Abb. 2.15.1 Einzelknopfnaht

Nachbereitung

- Einen Wundverband anlegen.
- Abwägen, ob eine Tetanusimpfung nötig ist.
- Den Patienten über die Wundpflege aufklären und besprechen, wann die Fäden gezogen werden müssen.
- Sich vergewissern, dass es dem Patienten gut geht und ihm Gelegenheit geben, Fragen zu stellen.
- Dem Patienten für die Mitarbeit danken.

3 Kardiologie

1. Kardiovaskuläre Risikoeinschätzung

Vorbereitung

- Sich dem Patienten vorstellen.
- Dem Patienten erklären, dass die Anamneseerhebung dazu dient, eine kardiovaskuläre Risikoeinschätzung vorzunehmen.
- Den Patienten um sein Einverständnis bitten.

Ablauf

- Grob lässt sich zwischen essenziellen, also nicht veränderbaren, und durch den Lebensstil beeinflussbaren Risikofaktoren unterscheiden (vgl. Tab. 3.1.1).

Essenzielle Faktoren	
Alter	Männer über 45 Jahre, Frauen über 55 Jahre
Geschlecht	männliches Geschlecht
Familienanamnese	KHK bei männlichen Verwandten unter 55 Jahren, weibliche Verwandte unter 65 Jahren
Hyperkoagulabilität	erhöhte Fibrinogenspiegel korrelieren mit koronarem Risiko
Beeinflussbare Faktoren	
Lipidstoffwechselstörungen	Serumcholesterin >200 mg/dl LDL-Cholesterin >150 mg/dl HDL-Cholesterin <35 mg/dl
Adipositas	BMI >30 kg/m^2
Diabetes mellitus	
Hypertonie	
Tabakkonsum	
Bewegungsmangel	
Stress	

Tab. 3.1.1 Kardiovaskuläre Risikofaktoren

- Den Patienten fragen, was ihn dazu bewegt hat, einen Arzt zu konsultieren.
- Die essenziellen Risikofaktoren erfassen:
  - Alter und Geschlecht des Patienten notieren.
  - Den Patienten fragen, ob in der engeren Verwandtschaft kardiovaskuläre Erkrankungen bestehen.

- Erkundigen, ob eine erhöhte Hyperkoagulabilität oder Störung der Fibrinolyse bekannt ist.
- Die beeinflussbaren Faktoren beurteilen:
  - Etwaige Lipidstoffwechselstörungen inklusive bisherigem Krankheitsverlauf, aktuellen Werten und momentaner Medikation erfassen.
  - Den Patienten fragen, ob er an Diabetes mellitus leidet. Wenn ja, nach Diagnosezeitpunkt, Medikation und Erfolg der Therapie, sowie etwaigen diabetischen Komplikationen erkundigen.
  - Eventuellen Bluthochdruck erfassen und ggf. nach den Blutdruckwerten, der Erkrankungsdauer und der Medikation fragen.
  - Den Patienten auf seine Rauch- und Trinkgewohnheiten ansprechen.
  - Den Patienten fragen, ob er Sport betreibt. Erkundigen, wie viel sich der Patient in seinem Alltagsleben bewegt.
  - Psychische Risikofaktoren, wie z. B. Stress, erfassen.

Nachbereitung

- Den Patienten nach weiteren Erkrankungen und besonderen Lebensumständen und -gewohnheiten fragen.
- Dem Patienten für die Mitarbeit danken und eine Risikoeinschätzung erstellen.
- Anmerken, dass sich der Anamnese eine körperliche Untersuchung und ggf. eine apparative Diagnostik anschließen kann.

2. Anamnese bei Patienten mit Thoraxschmerz

Vorbereitung

- Sich dem Patienten vorstellen.
- Dem Patienten erklären, dass die Anamneseerhebung dazu dient, die Ursache der Thoraxschmerzen zu ermitteln.
- Den Patienten um sein Einverständnis bitten.
- Sich vergewissern, dass es dem Patienten gut geht und er sich wohl fühlt.

Ablauf

Aufnahme der Basisdaten

- Name, Alter und Beruf des Patienten erfragen.

Aktuelle Anamnese

Tipp: Mit offenen Fragen beginnen („Können Sie bitte Ihre Beschwerden schildern"). Falls nötig, dann genauer nachfragen!

- Zur besseren Beschreibung des Schmerzes nach Folgendem fragen:
  - Schmerzcharakter (stechend, brennend, ziehend etc.)
  - Lokalisation

- Zeitpunkt des Schmerzbeginns und Schmerzdauer
- Ausstrahlung
- Schmerz verstärkende (Sport, Kälte, Atem- oder Lageabhängigkeit, große Essensmengen, Alkohol, Bewegung usw.) und lindernde Faktoren
- Begleitsymptomatik, wie Schwindel, Synkope, Übelkeit, Luftnot, Husten, blutiger Auswurf und Palpitationen (Herzklopfen)

3

- Den Patienten nach eventuellen vorherigen Schmerzepisoden fragen.

Krankheitsgeschichte

- Nach aktuellen und bisherigen Erkrankungen bis hin zu Kinderkrankheiten fragen.
- Ein besonderes Augenmerk auf Folgendes legen:
  - koronare Herzkrankheit und kardiovaskuläre Erkrankungen
  - Hyperlipidämie
  - Bluthochdruck
  - Diabetes
  - tiefe Beinvenenthrombose
  - Rauchen und Alkoholkonsum
- Nach bisherigen Operationen fragen.
- Den Patienten fragen, ob er sich in letzter Zeit in ärztlicher Behandlung befunden hat und wenn ja, warum.

Medikamentenanamnese

- Verschreibungspflichtige Medikamente erfassen, dabei nicht vergessen, bei einer Patientin die Einnahme oraler Kontrazeptiva abzuklären.
- Nach der Einnahme von frei verkäuflichen Medikamenten fragen.
- Den Patienten auf den Gebrauch illegaler Drogen ansprechen.
- Nach bekannten Medikamentenallergien fragen.

Familienanamnese

- Die Familienanamnese sollte Krankheiten der Eltern, Geschwister und Kinder beinhalten.
- Schwerpunktmäßig nach Herzerkrankungen fragen.

Sozialanamnese

- Die Familiensituation des Patienten erfragen.
- Den Patienten auf seine Wohnsituation und Hobbys ansprechen.
- Gegenwärtige und bisherige Arbeitsverhältnisse berücksichtigen.
- Den Patienten nach Auslandsaufenthalten fragen.

Nachbereitung

- Den Patienten nach weiteren Erkrankungen und besonderen Lebensumständen und -gewohnheiten fragen.
- Dem Patienten für die Mitarbeit danken und eine Verdachtsdiagnose erstellen (vgl. Tab. 3.2.1).
- Anmerken, dass sich der Anamnese eine körperliche Untersuchung und ggf. eine apparative Diagnostik anschließen muss.

Tipp: Bei Differenzierungsschwierigkeiten zwischen Angina pectoris und Ösophagitis spricht Beschwerdebesserung bei der Gabe von Nitroglyzerin (sublingual) für eine Angina pectoris, wohingegen die Gabe von Antazida bei Ösophagitis Linderung verschafft.

Ursachen	Wichtige Symptome
Myokardinfarkt	• retrosternales Druck- und Engegefühl, Brennen • Ausstrahlung in linke Schulter und linken Arm, Unterkiefer, Hals, Epigastrium • Schmerzdauer: meist mehr als 30 min • vegetative Begleitsymptomatik • kein Ansprechen auf Nitroglyzerin
Angina pectoris	• Schmerzqualität und Ausstrahlung wie bei Myokardinfarkt • Schmerzdauer: meist 2–10 min (bei instabiler Angina pectoris: 10–20 min) • Auslöser: Belastung, Kälte, Stress • Ansprechen auf Nitroglyzerin
Perikarditis	• retrosternaler oder nahe der Herzspitze beginnender scharfer, stechender Schmerz • Ausstrahlung in linke Schulter möglich • Schmerzdauer: meist Stunden bis Tage • Linderung durch Aufsetzen und Vorwärtslehnen
Aortendissektion	• im vorderen Brustkorb, evtl. wandernder, stechender oder reißender Schmerz • Ausstrahlung zwischen die Schulterblätter • anhaltender Schmerz
Lungenembolie	• substernal oder über dem betroffenen Lungenabschnitt beginnende stechende Schmerzen • Schmerzdauer: Minuten bis Stunden • Dyspnoe, Tachpnoe, Tachykardie
Spontanpneumothorax	• scharfer, klar umschriebener Schmerz auf betroffener Thoraxseite • Schmerzdauer: mehrere Stunden • Dyspnoe, vermindertes Atemgeräusch auf betroffener Thoraxseite
gastroösophagealer Reflux	• substernale, epigastrische brennende Schmerzen • Schmerzdauer: Minuten bis Stunden • Sodbrennen, Übelkeit
Gallenblasenerkrankungen	• substernales, epigastrisches Druckgefühl oder Brennen • anhaltender Schmerz • druckempfindlicher rechter Oberbauch
psychische Ursachen	• Schmerzqualität, Lokalisation und Dauer variabel

Tab. 3.2.1 Ursachen und Symptome bei Thoraxschmerz

3

3. Untersuchung des kardiovaskulären Systems und der peripheren Pulse

Vorbereitung

- Sich dem Patienten vorstellen.
- Dem Patienten erklären, welche Untersuchungen anstehen und warum sie notwendig sind.
- Den Patienten den Oberkörper freimachen lassen und ihn so lagern, dass er sich in einem 30 Grad-Winkel zur Horizontalen befindet.
- Den Patienten um sein Einverständnis bitten.

Ausrüstung

- Stethoskop
- Blutdruckmanschette

Ablauf

Einen Überblick verschaffen

- Den Patienten von einem gewissen Abstand betrachten und einen allgemeinen Eindruck gewinnen:
  - Alter (geschätztes Alter versus tatsächliches Alter)
  - Gesundheitszustand
  - Ernährungszustand
  - Atmung (Kurzatmigkeit)
  - evtl. Vorliegen einer Zyanose
  - andere Auffälligkeiten
- Die präkardiale Gegend auf auffällige Pulsationen oder Narben hin untersuchen.
  - Auf einen Herzschrittmacher achten.

> Tipp: Eine mediale Sternotomie kann Ausdruck einer Bypass-Operation, eines Klappenersatzes oder einer Korrektur eines kongenitalen Defekts sein.

Inspektion und Untersuchung der oberen Extremität

- Beide Hände des Patienten nehmen und Folgendes beachten:
  - Temperatur der Hände
  - Farbe der Hände
  - das Vorliegen von Trommelschlägelfingern (z. B. bei chronischen kardiopulmonalen Erkrankungen)
  - subunguale Splitter-Blutungen (z. B. bei Endokarditis lenta)
  - Nagelzeichen, wie Weißnägel bei Hypoalbuminämie oder Hohlnägel bei Eisenmangel
- Frequenz, Rhythmus und Charakter des Radialispulses an beiden Armen bestimmen (seitendifferent z. B. bei Aortendissektion).
- Den Blutdruck des Patienten an beiden Armen messen.

Inspektion und Untersuchung von Kopf und Hals

- Die Konjunktiven auf fehlende Gefäßfüllung als Anämiezeichen prüfen.
- Den Mund zur Überprüfung einer zentralen Zyanose inspizieren.
- Den zentralen Venendruck anhand der V. jugularis abschätzen:
  - Den Patienten bitten, den Kopf etwas zur Seite zu drehen.
  - Die Pulsationen der V. jugularis interna sind nun medial des klavikulären Ansatzpunkts des M. sternocleidomastoideus zu sehen.
  - Der Jugularvenenpuls sollte nicht mehr als 3 cm vertikal oberhalb des Sternums sichtbar sein.
  - Sollten die Pulsationen der V. jugularis interna nicht sichtbar sein, den Punkt suchen, über dem Pulsationen der V. jugularis externa gerade noch sichtbar sind oder die V. jugularis externa zu kollabieren scheint.
- Den Karotispuls und seinen Charakter abschätzen.

> **!** Vorsicht: Nie beide Karotispulse gleichzeitig tasten!

Palpation des Herzens

- Die Hände links und rechts des Sternums platzieren, um jegliche Aktionen hypertropher Ventrikel zu erfassen.
- Die Lokalisation und den Charakter des Herzspitzenstoßes ermitteln:
  - Normalerweise sollte dieser im 5. ICR links medioklavikulär liegen.
  - Ein schleudernder, hyperkinetischer Herzspitzenstoß kann Ausdruck einer Aortenklappeninsuffizienz sein.
  - Eine Linksherzhypertrophie kann sich als hebender (kräftiger, verlängerter und oft verbreiteter) Herzspitzenstoß zeigen.

Auskultation des Herzens

- Das Stethoskop auf die jeweiligen Auskultationspunkte legen (vgl. Tab. 3.3.1)!
- Auf die physiologischen Herztöne sowie zusätzliche Töne, Herzgeräusche und Perikardreiben achten.

Auskultationspunkt	Lokalisation
Aortenklappe	2. ICR rechts parasternal
Pulmonalklappe	2. ICR links parasternal
Trikuspidalklappe	4. ICR rechts parasternal
Mitralklappe	5. ICR links medioklavikulär
Erb-Punkt	3. ICR links parasternal

Tab. 3.3.1 Auskultation des Herzens

- Den Patienten bitten, sich auf die linke Seite zu drehen, da eine Mitralstenose dann besonders deutlich hörbar ist.

- Den Patienten bitten, sich aufzusetzen, vorzubeugen und die Luft in Exspirationstellung anzuhalten (Befund einer Aorteninsuffizienz besonders deutlich).
- Prüfung der Atemabhängigkeit einer Spaltung des zweiten Herztones (z. B. fixierte Spaltung bei Vorhofseptumdefekt).
- Die Karotiden auskultieren, dabei auf pathologische Strömungsgeräusche oder Fortleitungsphänomene hören. Typische Befunde (vgl. Tab. 3.3.2).

Mögliche Ursache	Auskultationsbefunde
Aortenstenose	• Pulsus tardus et parvus (träger Pulsanstieg) • hebender Herzspitzenstoß • raues spindelförmiges, midsystolisches Geräusch, am besten über der Aortenklappe zu hören, Fortleitung in die Karotiden
Mitralinsuffizienz	• Hyperkinetischer, links-deplatzierter Herzspitzenstoß • holosystolisches Geräusch in der Mitralregion mit Fortleitung in die Axilla
Aorteninsuffizienz	• Pulsus celer et altus (Wasserhammerpuls) • hebender Herzspitzenstoß • diastolisches Decrescendo über Aorta und Erb-Punkt
Mitralklappenprolaps	• systolisches Klicken, links, unterer Sternalrand • spätsystolische Geräusche, am Besten in der Mitralregion zu hören
Mitralstenose	• paukender erster Herzton, Mitralöffnungston • rumpelndes Diastolikum, p. m. über Herzspitze

Tab. 3.3.2 Auskultationsbefunde des Herzens

Untersuchungen des Brustkorbs

- Den Brustkorb mit besonderem Augenmerk auf die Lungenbasis perkutieren und auskultieren. V. a. das Rechtsherzversagen kann Pleuraergüsse verursachen.

Untersuchungen des Abdomens

- Das Abdomen zum Ausschluss von Aszites und einer vergrößerten Leber oder Milz palpieren, vgl. Kapitel „Untersuchung des Abdomens".
- Auf Pulsationen achten, die z. B. durch ein Aortenaneurysma entstehen könnten.
- Die Nieren palpieren und sich vergewissern, dass kein Strömungsgeräusch über den Nierenarterien vorliegt:
  - Im Epigastrium und den beiden oberen Quadranten auskultieren.

> **i** Info: Ein gemischt systolisch-diastolisches Strömungsgeräusch deutet auf eine Nierenarterienstenose hin. Rein systolische Geräusche können auch bei Gesunden auftreten!

Knöchelödeme

- Auf Ödeme an den Knöcheln achten, die z. B. durch Herzversagen verursacht sein könnten:
  - Am Fußrücken, hinter dem Innenknöchel und dem Schienbein mit dem Daumen mehrere Sekunden fest die Haut eindrücken.
  - Bilden sich Dellen an beiden Beinen, spricht das für eine systemische Ursache (kardial, renal) der Ödeme.

Periphere Pulse

- Die Temperatur der Füße fühlen und dann folgende Pulse tasten:
  - Puls der A. tibialis posterior hinter dem medialen Knöchel
  - Puls der A. dorsalis pedis auf dem Fußrücken, etwas lateral der Extensorensehne des großen Zehs

Nachbereitung

- Sich vergewissern, dass es dem Patienten gut geht und ihm Gelegenheit geben, Fragen zu stellen.
- Dem Patienten für die Mitarbeit danken und eine Verdachtsdiagnose stellen.
- Anmerken, dass sich der körperlichen Untersuchung ggf. eine apparative Diagnostik anschließen muss.

4. Untersuchung des peripheren Gefäßsystems (untere Extremität)

Vorbereitung

- Sich dem Patienten vorstellen.
- Dem Patienten erklären, welche Untersuchungen anstehen und warum sie notwendig sind.
- Den Patienten um sein Einverständnis bitten.
- Den Patienten bitten, seine Beine und Füße freizumachen.

Ablauf

Inspektion

- Auf Hautveränderungen achten:
  - Zeichen einer chronisch venösen Insuffizienz, z. B. Hämosiderinpigmentierung (Hyperpigmentierung, bräunliche Ablagerung durch gesteigerten Blutzerfall), Corona phlebectatica (dilatierte kleine Venen unterhalb des Innenknöchels), Atrophie blanche (unregelmäßige, weiße Narbenbildung bei langsamer Abheilung von Ulzerationen)
  - einseitige Schwellung, glänzende Haut, Rötung bei Thrombose
  - Blässe, Verlust der Körperbehaarung bei schwerer arterieller Durchblutungsstörung
- Eventuell vorhandene Narben und Amputationen notieren.
- Auf Zeichen einer vorhandenen oder drohenden kritischen Ischämie achten:
  - Ulzerationen mit oder ohne Infektzeichen
  - Nagelbettinfektionen
  - trockene oder feuchte Gangrän

- Unbedingt auch Zehenzwischenräume inspizieren, dabei auf Mykosen und Läsionen achten.
- Die Beine des Patienten auf Ödeme untersuchen.
- Den Patienten bitten aufzustehen, da sich so das Venensystem der Beine füllt und Krampfadern besser zu beurteilen sind.

3

Palpation, Auskultation und spezielle Tests

- Die Hauttemperatur an beiden Beinen im Vergleich beurteilen.
- Auf einen Zehennagel für 5 s drücken, dann loslassen und die Rekapillarisierung beurteilen. Im Normalfall dauert es nicht mehr als 2 s, bis der Nagel wieder seine ursprüngliche Farbe angenommen hat.
- Die peripheren Pulse tasten:
  - Femoralispuls in der Leiste
  - Popliteapuls in der Kniekehle
  - Puls der A. tibialis posterior hinter dem medialen Knöchel
  - Puls der A. dorsalis pedis auf dem Fußrücken, etwas lateral der Extensorensehne des großen Zehs
- Die Aorta abdominalis oberhalb des Nabels, sowie über der Leiste die Femoralarterie auskultieren.
- Das venöse System untersuchen:
  - Eventuell vorhandene Ödemflüssigkeit versuchen, mehrere Sekunden wegzudrücken (vgl. Tab. 3.4.1).

Tipp: Druckempfindlichkeit und Rötung eventueller Krampfadern deuten auf eine Thrombophlebitis hin.

Befund	Mögliche Ursachen
• eindrückbare Ödeme an beiden Beinen	• systemische Erkrankungen (kardial, renal)
• eindrückbares, einseitiges Ödem	• lokale Abflussbehinderung, z. B. im frühen Stadium der chronisch venösen Insuffizienz oder nach tiefer Beinvenenthrombose
• festes, nicht mehr eindrückbares Ödem	• Fibrosklerosierung bei länger bestehendem Lymphödem, z. B. mit den klinischen Zeichen der chronisch venösen Insuffizienz bei Varikosis oder postthrombotischem Syndrom (Phlebolymphödem)
• nicht abhebbare Zehenhaut an der Grundphalanx der zweiten Zehs (positives Stemmer-Zeichen)	• Lymphödem

Tab. 3.4.1 Ödemformen und mögliche Ursachen

- Den **Lagerungstest der Beine nach Ratschow** durchführen:

> Info: Diese Untersuchung führt vor allem dem Patienten die Bedeutung der Erkrankung vor Augen. Zum Beweis der arteriellen Durchblutungsstörung dient heute die Dopplerdruckmessung!

  - Beine des Patienten um etwa 90 Grad anheben, Füße über 2 min auf und ab bewegen lassen.
  - Den Patienten bitten, seine Beine über den Rand der Liege hängen zu lassen. Ist die arterielle Blutversorgung normal, sollte die Farbe der Haut in weniger als 10 s wieder normal sein.

- Den **Trendelenburgtest** durchführen:

> Info: Die Untersuchung der venösen Durchblutung der Beine mit dem Trendelenburgtest hat heute nur noch eine geringe klinische Bedeutung, da er weitgehend durch den Dopplertest abgelöst wurde.

  - Das Bein des liegenden Patienten im 90 Grad-Winkel halten, um die Venen zu entleeren, eventuelle Varizen ausstreichen.
  - Stauung um die Mitte des Oberschenkels legen und Bein loslassen.
  - Den Patienten jetzt bitten aufzustehen, die Stauung nach 30 s lösen.
  - Normalerweise füllen sich die Venen während der Stauung langsam von distal nach proximal und nach Lösung der Stauung kommt es zu keiner weiteren Füllung, da alle Venenklappen intakt sind.
  - Wird nach dem Entstauen eine plötzliche zusätzliche Füllung der Venen beobachtet, liegt vermutliche eine Insuffizienz der Klappen der V. saphena magna vor.
  - Füllen sich die Venen während der Stauung sehr schnell und nach Lösung der Stauung noch zusätzlich, sind die Venenklappen der V. saphena magna und der Vv. perforantes insuffizient.

Nachbereitung

- Sich vergewissern, dass es dem Patienten gut geht und ihm Gelegenheit geben, Fragen zu stellen.
- Dem Patienten für die Mitarbeit danken und eine Verdachtsdiagnose erstellen.
- Anmerken, dass sich der körperlichen Untersuchung ggf. eine apparative Diagnostik anschließen muss.

3

5. Bestimmung des Knöchel-Arm-Index (ABI)

Vorbereitung

Tipp: Den Patienten vor der Untersuchung 15 min ruhen lassen.

- Sich dem Patienten vorstellen.
- Dem Patienten erklären, welche Untersuchung ansteht und warum sie notwendig ist.
- Den Patienten um sein Einverständnis bitten
- Den Patienten bitten, sich hinzulegen und Unterschenkel, Füße und Arme freizumachen.

Ausrüstung

- Blutdruckmanschette
- Dopplersonde
- Kontaktgel

Ablauf

Systolischer Dopplerdruck am Arm

- Die Blutdruckmanschette, wie zur gewöhnlichen Blutdruckmessung, am Arm anbringen.
- Den Brachialispuls palpieren und hier Kontaktgel anbringen.
- Die Dopplersonde über dem Puls halten, dabei etwa einen Winkel von 45 Grad zum Gefäß einhalten. Eine Messung im 90 Grad-Winkel ist nicht möglich.
- Die Dopplersonde so lange ausrichten, bis ein deutliches Signal zu hören ist.
- Die Sonde in Position halten und die Blutdruckmanschette aufpumpen, bis kein Signal hörbar ist.
- Den Druck langsam ablassen und den Wert ablesen, an dem erstmals erneut ein Strömungsgeräusch wahrnehmbar ist.
- Den Armdruck notieren.
- Vorgang am anderen Arm wiederholen.

Systolischer Blutdruck am Knöchel

- Die Blutdruckmanschette oberhalb des Knöchels anbringen.
- Die A. dorsalis pedis palpieren, Kontaktgel auftragen und mit der Dopplersonde den Puls aufsuchen, bis ein deutliches Signal hörbar wird.
- Die Sonde in Position halten und die Blutdruckmanschette aufpumpen.
- Den Druck langsam ablassen und den Wert notieren, an dem erstmals erneut ein Strömungsgeräusch wahrnehmbar ist.
- Den Vorgang mit der A. tibialis posterior (hinter dem Innenknöchel) der selben Seite und den Gefäßen des anderen Knöchels wiederholen.

Interpretation

- Den Mittelwert der beiden Drucke am Arm bilden. Bei einer Abweichung von mehr als 10 mmHg den höheren Wert verwenden.
- Den jeweils höheren Wert der beiden Messungen an jedem Bein zur Berechnung nutzen.
- Für beide Beine einzeln berechnen, dazu den jeweils höheren Knöcheldruck durch den Armwert teilen.

> Tipp: Werte unter 0,9 gelten als beweisend für eine periphere arterielle Verschlusskrankheit (pAVK)!

- Werte genauer interpretieren (vgl. Tab. 3.5.1)

Werte	Befund
über 1,2	V. a. Mediasklerose
0,9–1,2	normale Perfusion
0,9–0,71	leichte pAVK
0,7–0,4	mittelschwere pAVK
unter 0,4	schwere pAVK

Tab. 3.5.1 Knöchel-Arm-Index

Nachbereitung

- Sich vergewissern, dass es dem Patienten gut geht und ihm Gelegenheit geben, Fragen zu stellen.
- Dem Patienten für die Mitarbeit danken.
- Den Knöchel-Arm-Index berechnen und dem Patienten die Bedeutung des Resultats vermitteln.

6. Ein EKG schreiben

Vorbereitung

- Sich dem Patienten vorstellen.
- Dem Patienten erklären, welche Untersuchungen anstehen und warum sie notwendig sind.
- Den Patienten um sein Einverständnis bitten.
- Den Patienten so lagern, dass er bequem auf der Untersuchungsliege liegt und ihn bitten, den Oberkörper freizumachen.

Ausrüstung

- 12-Kanal-EKG
- Elektroden
- evtl. Gel

Ablauf

3

- Die Elektroden für die Ableitungen anbringen.
- Die Extremitätenableitungen anlegen:
  - rechter Arm: rot
  - linker Arm: gelb
  - linkes Bein: grün
  - rechtes Bein: schwarz (Erdung)

Tipp: Rot – gelb – grün erinnert an die Ampel!

- Die Brustwandableitungen wie folgt anbringen:
  - V_1: 4. ICR rechts parasternal
  - V_2: 4. ICR links parasternal
  - V_3: mittig zwischen V_2 und V_4
  - V_4: 5. ICR links medioklavikulär
  - V_5: 5. ICR, vordere Axillarlinie
  - V_6: 5. ICR, mittlere Axillarlinie

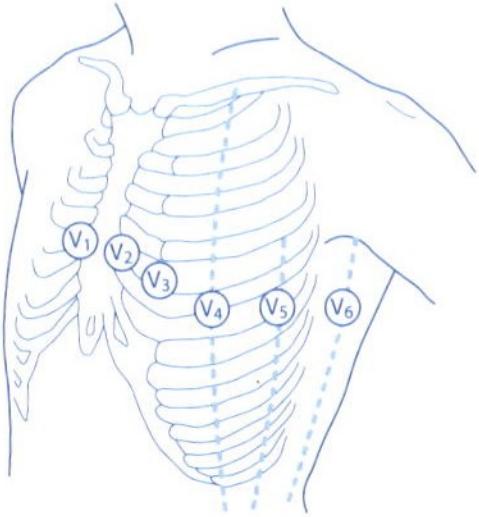

Abb. 3.6.1 Position der Brustwandableitungen

Tipp: Um die Ableitungen reproduzierbar zu machen, sollten die Interkostalräume genau abgezählt werden!

- Den Patienten bitten, ruhig und entspannt zu liegen. Dies vermindert Artefakte.
- EKG anschalten, überprüfen, ob alle Ableitungen vorhanden sind und ob die Nulllinie gerade ist oder wandert.
- Kalibrierung und Papierschub prüfen.
- Messung starten.

ST-Strecken-Senkung	ST-Strecken-Hebung
• aszendierend: unspezifisch	• Myokardinfarkt! (nicht pathologische Hebungen in V_{2-4} bei vagotonen Jugendlichen möglich)
• konvexbogig: z. B. bei Linksherzhypertrophie in I, aVL, $V_{5/6}$; bei Rechtsherzhypertrophie in III, aVR, $V_{1/2}$; bei Linksschenkelblock zusätzlich QRS-Verbreiterung und T-Negativierung	• Herzwandaneurysma: monatelange Persistenz des zweiten Infarkstadiums

ST-Strecken-Senkung	ST-Strecken-Hebung
• muldenförmig: z. B. Digitaliswirkung, zusätzlich QT-Verkürzung, PQ-Verlängerung, präterminal negatives T, evtl. kleine U-Welle	• Lungenembolie: $S_I Q_{III}$-Typ, inkompl. RSB, S bis V_6
• deszendierend: z. B. Koronarinsuffizienz, Ischämien	• Perikarditis: konvexbogige ST-Hebung in allen Ableitungen, mit Fehlen infarkttypischer Veränderungen (z. B. R-Verlust, pathologisches Q), Niedervoltage kann bei Begleit-Perikarderguss auftreten

Tab. 3.6.1 Auswahl klinisch relevanter EKG-Befunde (z. B. Infarktzeichen!)

! Vorsicht: Infarktzeichen im EKG können trotz Vorliegen eines Infarkts bei bis zu 30 % der Patienten fehlen.

Nachbereitung

- Sich vergewissern, dass es dem Patienten gut geht und ihm Gelegenheit geben, Fragen zu stellen.
- Das EKG auf lebensbedrohende Befunde analysieren (vgl. Tab. 3.6.1).
- Dem Patienten für die Mitarbeit danken und eine Verdachtsdiagnose erstellen.

7. Die Thoraxaufnahme: Grundlagen der Interpretation

Vorbereitung

Tipp: Systematisches Vorgehen bei der Interpretation einer Thoraxaufnahme verringert die Gefahr, etwas Wesentliches zu übersehen, erheblich! Es ist daher sinnvoll, sich sein eigenes Interpretationsschema zu entwickeln. Die folgende Reihenfolge ist eine Möglichkeit von vielen!

- Sich vergewissern, dass das Bild richtig herum interpretiert wird.
- Name und Alter des Patienten, sowie Aufnahmedatum erfassen.
- Überprüfen, ob es sich um eine p. a.- oder a. p.-Aufnahme handelt und ob diese im Stehen oder Liegen vorgenommen wurde (vgl. Tab. 3.7.1).
- Bei der Beurteilung der Belichtung sollte darauf geachtet werden, dass der obere Teil der Brustwirbelsäule gut zu erkennen ist.
- Sichtbare Interventionen, wie Thoraxdrainagen, EKG-Pads usw., notieren.

3

Lage des Patienten bei der Aufnahme
• Wenn die Magenblase links unterhalb des Zwerchfells sichtbar ist, handelt es sich um eine Aufnahme, die im Stehen gefertigt wurde! • A. p.-belichtete Filme sind fast ausnahmslos im Liegen angefertigt!
Unterschiede der a. p-Aufnahme im Liegen zu der p. a.-Aufnahme im Stehen
• Das Herz scheint vergrößert. • Das Zwerchfell steht höher aufgrund des verminderten Lungenvolumens. • Die Pleuraflüssigkeit liegt eher vertikal, wodurch das Lungenfeld trüber wirkt. • Auffällig große Gefäße im oberen Bereich resultieren aus der Lage, nicht aus einer Linksherzinsuffizienz.

Tab. 3.7.1 Interpretation einer Thoraxaufnahme: nützliche Tipps

Ablauf

- Die **knöchernen Strukturen**, Rippen, Schultergürtel und Wirbelsäule genau betrachten und auf Auffälligkeiten hin untersuchen.
- Die **Weichteile**, wie Brust, Thoraxwand und Gewebe im Halsbereich genauestens nach ungewöhnlichen Zeichnungen, vermehrter oder verminderter Transparenz absuchen.
- Das **Lungenvolumen** beurteilen, dann die **Lungenfelder** systematisch nach Transparenzminderungen oder -mehrungen absuchen.
- Für jede Lunge Verdichtungen der **Lungenhili** durch Pulmonalarterienäste und Pulmonalvenen einschätzen. Auf abnormale Schatten achten.
- Lage der Hili beurteilen.

Info: Der linke Hilus sollte etwa 1 cm höher als der rechte stehen.

- Systematisch alle **Lungengrenzen** abgehen, dabei die **Pleura** auf Strahlenundurchlässigkeit, abnormale Lage und Silhouettenphänomen (schlechte Abgrenzbarkeit anatomischer Strukturen, z. B. durch Infiltrate oder Raumforderungen gleicher Dichte) überprüfen.
- Zwerchfellrippenwinkel beurteilen.
- Auf Verlagerungen des **Mediastinums** achten.
- **Herzbreite** beurteilen. Das Herz sollte nicht mehr als die Hälfte der Thoraxbreite einnehmen.
- **Trachea** und **Hauptbronchien** auf Transparenzminderungen prüfen.
- **Aortenbogen**, **Pulmonalarterie** und **Herz** ebenfalls nach Transparenzminderungen, vermehrter Transparenz oder Lageabnormalitäten untersuchen.

Tipp: Die in Tab. 3.7.2 genannten, häufigen Befunde mit Hilfe eines Radiologiebuches verinnerlichen!

Befund im Röntgenbild	**Auswahl möglicher Differenzialdiagnosen**
einseitige flächige Verschattung	
• homogene Verschattung eines Lungenlappens mit scharfer Grenze zwischen gesunden und erkrankten Lungenbezirken	• Lobärpneumonie
• Kleinfleckige, unscharf konturierte, unregelmäßige Herde, unabhängig von Segmentgrenzen, bevorzugt Unterfelder, können konfluieren.	• Bronchopneumonie
• Zwerchfellhochstand der betroffenen Seite, Verlagerung des Mediastinums zur betroffenen Seite, Verlagerung der Interlobärfissuren, Verschmälerung der Interkostalräume	• häufig Resorptionsatelektase durch Bronchialerschluss (z. B. Fremdkörper, Karzinom Schleimpfropf)
• Ellis-Damoiseau-Linie: Verschattung des kostophrenischen Winkels mit konkavem, nach lateral ansteigendem Rand, bei Inspiration nach oben verschiebend	• Pleuraerguss: Röntgenologisch ab einem Volumen von 200–300 ml sichtbar, Interlobärergüsse können auch als „Rundherde" imponieren
beidseitige flächige Verschattung	
• beidseitige flächige Verschattung	• „Schocklunge" (ARDS: Adult respiratory distress syndrome), Lungenstauung, Urämie, Pneumonie, Sarkoidose, Lungenfibrosen, Lymphangitis carcinomatosa, malignes Lymphom, Hämosiderose, Strahlenpneumonitis oder -fibrose, exogen allergische Alveolitis (z. B. Vogelhalterlunge Farmerlunge), Inhalationsintoxikation (z. B. Schweißerlunge), Rauchgasvergiftung
Rundschatten	
• Rundschatten sind am leichtesten in der Lungenperipherie zu erkennen, zentral bzw. hilusnah sind sie wegen der Überlagerung von großen Gefäßen schwerer zu diagnostizieren.	• **solitäre Rundschatten:** Wegener-Granulomatose, rheumatoide Arthritis, AV-Fistel, Rundatelektase, Zyste, Lungenabszess, Adenom, Pseudotumor, Kaverne durch Bronchiektasen, kongenitale Zysten, Aktinomykose, Aspergillose, Echinokokkose, Granulom (z. B. Tbc), Bronchialkarzinom • **multiple Rundschatten:** Metastasen

Tab. 3.7.2 Auswahl möglicher Befunde und Differenzialdiagnosen bei der Interpretation von Thoraxaufnahmen.

4 Pulmologie

1. Anamnese bei Patienten mit Atemnot

Vorbereitung

- Sich dem Patienten vorstellen.
- Dem Patienten erklären, dass die Anamneseerhebung dazu dient, die Ursache der Atemnot zu ermitteln.

Ablauf

Aufnahme der Basisdaten

- Name, Alter und Beruf erfassen.

Aktuelle Anamnese

- Beginn, Dauer und Variabilität der Beschwerden erfragen.
- Atemnot provozierende (z. B. Rauchen, körperliche Belastung, Stress) und verbessernde Faktoren erheben.
- Begleitsymptome, wie Keuchen, Pfeifen, Husten, (blutiger) Auswurf, Fieber, Appetitlosigkeit, Gewichtsverlust, Schmerzen und Mattigkeit, abfragen.
- Fragen, ob der Patient sich noch körperlich betätigen kann bzw. wie stark er sich belasten kann.
- Den Patienten auf eventuelle Schlafstörungen ansprechen und erfragen, ob er beim Schlafen den Kopf flach legen kann oder ob dies seinen Schlaf stört.

Krankheitsgeschichte

- Gegenwärtige und frühere Krankheiten bis hin zu Kinderkrankheiten aufnehmen, dabei besonderes Augenmerk auf Asthma, allergische Erkrankungen und Tuberkulose legen.
- Den Patienten bitten, bisherige Operationen anzugeben.
- Den Patienten fragen, ob er sich in letzter Zeit in ärztlicher Behandlung befunden hat und wenn ja, warum.

Medikamentenanamnese

- Verschreibungspflichtige Medikamente erfassen, dabei vor allem Nicht-steroidale Antirheumatika (NSAR), ACE-Hemmer (können einen trockenen Husten verursachen!) und β-Blocker berücksichtigen.
- Nach der Einnahme von frei verkäuflichen Medikamenten fragen.
- Rauchgewohnheiten und Alkoholkonsum erfragen.
- Den Patienten auf den Gebrauch illegaler Drogen ansprechen.
- Nach bekannten Medikamentenallergien fragen.

Familienanamnese

- Besonders auf Erkrankungen des Respirationstrakts, wie Asthma, zystische Fibrose und Emphysem bei Eltern, Geschwistern und Kindern, eingehen.

Sozialanamnese

- Die Familiensituation des Patienten erfragen.
- Den Patienten auf seine Wohnsituation und Hobbys ansprechen.
- Den Patienten fragen, ob er Haustiere hält, insbesondere Hausvögel; letztere können durch Kot- und Federstaub eine Psittakose (Ornithose) übertragen.
- Gegenwärtige und bisherige Arbeitsverhältnisse berücksichtigen.
- Den Patienten nach Auslandsaufenthalten fragen.

Nachbereitung

- Den Patienten bitten, bisher noch nicht Angesprochenes zu ergänzen.
- Anmerken, dass sich der Anamnese eine körperliche Untersuchung und ggf. eine apparative Diagnostik anschließen muss.

2. Untersuchung des Respirationstrakts

Vorbereitung

- Sich dem Patienten vorstellen.
- Dem Patienten erklären, welche Untersuchungen anstehen und warum sie notwendig sind.
- Den Patienten um sein Einverständnis bitten.
- Den Patienten aufstehen oder aufsetzen lassen oder den Oberkörper in einem Winkel von 45 Grad lagern.
- Den Patienten bitten, den Oberkörper freizumachen.

Ausrüstung

- Stethoskop
- Peak-Flow-Meter

Ablauf

Einen Überblick verschaffen

- Den Patienten aus einiger Entfernung betrachten, dabei auf Folgendes achten:
  - Alter (geschätztes Alter im Vergleich zum tatsächlichen Alter)
  - Allgemeinzustand
  - Ernährungszustand
  - andere auffällige Befunde
- Im Einzelnen auch beurteilen:
  - Dyspnoe, Atemfrequenz
  - verstärkter Einsatz der Atemhilfsmuskulatur (z. B. durch Aufstützen)
  - hörbare Atemgeräusche

  - Husten
  - Zyanose
- Weiter achten auf:
  - Tiefe und Regelmäßigkeit der Atmung
  - Thoraxdeformitäten, wie Fassthorax, Trichterbrust und Skoliose
  - seitenungleiche Thoraxbewegung während der Atmung
  - Narben im Thoraxbereich

Inspektion und Untersuchung der Hände

- Beide Hände auf Temperatur, Farbe und Trommelschlägelfinger untersuchen.
- Frequenz, Rhythmus und Charakter des Radialispulses prüfen. Auf eine evtl. Tachykardie achten.
- Den Patienten auf Asterixis (Flapping Tremor) testen:

> **Tipp: Der positive Test ist ein Zeichen für eine metabolische Enzephalopathie, z. B. durch Hyperkapnie oder Leberversagen.**

  - Den Patienten auffordern, die Arme vor den Körper zu strecken, dabei die Hände mit gestreckten Fingern gerade zu halten.
  - Der Test ist positiv, wenn nach einiger Zeit die Hände kurze, unregelmäßig zuckende Bewegungen ausführen.

Inspektion und Untersuchung von Kopf und Hals

- Die Konjunktiven auf Anämiezeichen hin untersuchen.
- Um eine zentrale Zyanose zu diagnostizieren, die Mundschleimhaut inspizieren.

> Info: Die zentrale Zyanose entsteht durch mangelnde Sauerstoffsättigung des Bluts und lässt sich an Lippen (können aber auch durch Kälte zyanotisch werden!), Mundschleimhaut, Zunge und Konjunktiven besonders deutlich diagnostizieren.

- Jugularvenendruck und -puls beurteilen (s. Kap. „Untersuchung des kardiovaskulären Systems und der peripheren Pulse“).
- Die zervikalen, supraklavikulären, infraklavikulären und axillären Lymphknoten abtasten.

Palpation des Thorax

- Den Patienten nach Schmerzen in der Brust fragen.
- Abweichungen der Trachea palpieren, indem ein Finger neben die Luftröhre gelegt wird und der Abstand der Luftröhre in Fingerbreiten zum M. sternocleidomastoideus abgeschätzt wird. Anschließend auf der anderen Seite den Abstand abschätzen, dann vergleichen.
- Den Herzspitzenstoß palpieren.
- Die Thoraxexkursion während der Inspiration auf Symmetrie prüfen, indem die Hände auf beiden Seiten in Höhe der 10. Rippe lateral aufgelegt werden.

Tipp: Einseitige verminderte Exkursion kann durch Pneumonie, Pleuraerguss, Pneumothorax oder Lungenkollaps verursacht werden!

- Stimmfremitus überprüfen, indem die Handflächen auf den Rücken des Patienten in Höhe der 8.–10. Rippe zwischen der hinteren Axillarlinie und der Skapularlinie aufgesetzt werden und der Patient mit tiefer Stimme „neunundneunzig" sagt.
- Die letzten beiden Schritte sowohl auf der Thoraxvorderseite als auch auf der Rückseite durchführen!

! Vorsicht: Sowohl Palpation als auch der Stimmfremitus werden in der klinischen Untersuchung häufig vernachlässigt. Sie gehören aber zu einer gründlichen Untersuchung dazu!

Perkussion des Thorax

- Mittelfingerendglied der nicht-dominanten Hand auflegen und mit der Fingerkuppe des anderen Mittelfingers indirekt die Perkussion durchführen.
- Mit den Lungenspitzen beginnen, dann in Skapular- und hinterer Axillarlinie systematisch zur Basis vorarbeiten, immer im Seitenvergleich.
- Auf Resonanzminderungen, z. B. bei Fibrose oder Flüssigkeitsansammlungen, achten.
- Auf Resonanzverstärkungen, z. B. bei Pneumothorax oder Emphysem, achten.
- Lungengrenzen in Inspirations- und Expirationsstellung bestimmen.

Tipp: Nicht vergessen, über der Klavikula und am seitlichen Thorax zu perkutieren!

Auskultation des Thorax

- Den Patienten bitten, tief durch den offenen Mund zu atmen.
- Im Seitenvergleich vorgehen, Ober- , Mittel- und Unterfeld abhören.
- Die Atmung als bronchial oder vesikulär einordnen und auf Nebengeräusche, wie Rasselgeräusche, Brummen, Giemen etc. achten.
- Den Patienten bitten, „sechsundsechzig" zu flüstern, dabei im Seitenvergleich die Lunge auskultieren (Bronchophonie). Normalerweise ist die Zahl kaum zu hören.

Zusatzuntersuchungen

- Sputum des Patienten beurteilen.
- Den Peak-Flow des Patienten messen.

Nachbereitung

- Sich vergewissern, dass es dem Patienten gut geht und ihm Gelegenheit geben, Fragen zu stellen.
- Dem Patienten für die Mitarbeit danken und eine Verdachtsdiagnose stellen.
- Anmerken, dass sich der körperlichen Untersuchung ggf. eine weitere apparative Diagnostik anschließen muss.

3. Anweisung zur Benutzung des Peak-Flow-Meters

Vorbereitung

- Sich dem Patienten vorstellen.
- Das Wissen des Patienten über Asthma erfragen.
- Dem Patienten erklären, wie wichtig die Messung mit dem Peak-Flow-Meter ist und wie unablässig eine korrekte Handhabung des Instruments ist.
- Erklären, dass das Peak-Flow-Meter als erstes morgens benutzt werden soll und immer dann, wenn Asthmasymptome vorliegen.

Ausrüstung

- Peak-Flow-Meter

Ablauf

- Den Patienten anweisen, die folgenden Schritte durchzuführen:
  - Ein sauberes Mundstück auf das Peak-Flow-Meter setzen.
  - Den Marker bis zum unteren Anschlag zurückziehen.
  - Aufstehen oder gerade sitzen.
  - So tief wie möglich einatmen und die Luft halten.
  - Das Mundstück in den Mund einführen, mit den Lippen das Mundstück fest umschließen, so dass keine Luft seitlich entweichen kann.
  - So stark wie möglich ausatmen.
  - Den Wert ablesen und aufschreiben.
- Die Prozedur drei- bis sechsmal wiederholen lassen, wobei nur der höchste Wert ausschlaggebend ist, die anderen Werte verwerfen.
- Den gemessen Wert mit vorherigen Ergebnissen vergleichen.

Merke

Der Peak-Flow ist der stärkste aus den Lungen ausgestoßene Luftstrom am Beginn einer starken Ausatmung. Beim Messen kommt es nicht auf langes, sondern auf möglichst kraftvolles Ausatmen tief aus den Lungen an. Der Peak-Flow wird in Liter pro Minute (l/min) angegeben.

Nachbereitung

- Den Patienten bitten, die Anwendung unter Aufsicht zu demonstrieren, um sein Verständnis zu überprüfen.
- Sich vergewissern, dass es dem Patienten gut geht und ihm Gelegenheit geben, Fragen zu stellen.
- Dem Patienten für die Mitarbeit danken.

4. Anweisung zur Benutzung von Dosieraerosolen

Vorbereitung

- Sich dem Patienten vorstellen.
- Das Wissen des Patienten über Asthma erfragen.
- Erklären, dass das Dosieraerosol bronchodilatative Medikamente enthält, die vor allem lokal wirken und nicht systemisch.
- Erklären, dass die Wirkung schnell eintritt und zur Besserung der Symptomatik führt.
- Dem Patienten gegenüber erwähnen, dass es sich um eine relevante Therapie bei Asthma und bei chronisch-obstruktiven Lungenerkrankungen (COPD) handelt.
- Dem Patienten klarmachen, dass das Inhalativum seine volle Wirkung nur entfalten kann, wenn es richtig angewendet wird.

Ausrüstung

- Dosieraerosol

Ablauf

- Dem Patienten die folgenden Schritte demonstrieren und erläutern:
  - Das Dosieraerosol gründlich schütteln und die Schutzkappe abziehen.
  - Das Inhalativum zwischen Zeigefinger und Daumen, 3–5 cm vom Mund entfernt halten.
  - So stark wie möglich ausatmen, das Dosieraerosol an den Mund nehmen und danach tief und zügig durch den Mund einatmen, kurz nach Beginn der Inspiration das Medikament freisetzen.
  - Am Ende der Inspiration Luft anhalten (3–5 s).
- Erklären, dass der Vorgang nach 1–5 min wiederholt werden kann, falls keine ausreichende Wirkung erzielt wurde.

Nachbereitung

- Den Patienten bitten, die Anwendung nun unter Aufsicht zu demonstrieren, um sein Verständnis zu überprüfen.
- Sich vergewissern, dass es dem Patienten gut geht und ihm Gelegenheit geben, Fragen zu stellen.

> Tipp: Bei Koordinationsproblemen profitiert der Patient eventuell von einer Inhalationshilfe (Spacer) oder Alternativen zum Dosieraerosol (vgl. Tab. 4.4.1)!

Art des Systems	Eigenschaften
Dosieraerosol	• gute Akzeptanz bei Patienten • Freisetzung mittels Treibgas • Synchronisation des Sprühstoßes mit der Atmung erforderlich (außer bei Atemzug-gesteuerten Dosieraerosolen)
Anwendung mit Spacer	• Spacer auf das Dosieraerosol aufsetzen. • Sprühstoß in den Spacer abgeben. • Mehrere Atemzüge durch den Spacer tätigen, dabei muss (sofern ein Ventil vorhanden) der Spacer zum Ausatmen nicht abgesetzt werden.
Pulverinhalationssystem	• schlechtere Akzeptanz, da Medikamentenaufnahme oft schlecht wahrnehmbar • leichtere Anwendung, da keine Synchronisation notwenig • Pulver wird mit einem starken Atemzug aus Kapsel oder Vorratsbehälter freigesetzt und eingesogen. • kein Treibmittel • Durch versehentliches Ausatmen in den Pulverinhalator kann die Wirksamkeit beeinträchtigt werden.
Ultraschallvernebler	• Erzeugung des Aerosols durch Ultraschall, dies wird dann eingeatmet. • Der Vernebler muss vom Patienten mit Hilfe von Pipetten befüllt werden. • exakte Dosierung schwieriger • Unbedingt täglich reinigen, da sonst die Gefahr einer Verunreinigung durch Bakterien oder Pilze besteht.

Tab. 4.4.1 Inhalations-Applikationssysteme

5 Gastroenterologie und Urologie

1. Anamnese bei Abdominalschmerz

Vorbereitung

- Sich dem Patienten vorstellen.
- Dem Patienten erklären, dass die Anamneseerhebung dazu dient, die Ursache seiner Schmerzen oder Beschwerden zu ermitteln.

> Tipp: Darauf achten, dass der Patient nüchtern bleibt, bis die Notwendigkeit einer operativen Intervention ausgeschlossen ist!

Ablauf

Aufnahme der Basisdaten

- Name, Alter und Beruf des Patienten erfragen.

Aktuelle Anamnese

> Tipp: Offene Fragen benutzen!

- Zur besseren Beschreibung des Schmerzes nach Folgendem fragen:
  - Art der Schmerzen, Schmerzcharakter (z. B. Koliken)
  - Lokalisation
  - Beginn und Dauer (Zusammenhang mit Nahrungsaufnahme)
  - Ausstrahlung
  - Schmerz lindernde und verstärkende Faktoren
  - Begleitsymptomatik
- Des Weiteren fragen nach:
  - Fieber
  - Schwindel und Erbrechen (ggf. Art und Konsistenz des Erbrochenen: Galle, Blut, Kot)
  - Gewichtsverlust, Gewichtszunahme (z. B. bei Aszites)
  - Appetit
  - Schluckbeschwerden (Dysphagie)
  - Refluxbeschwerden (Aufstoßen, Sodbrennen)
  - Stuhlfrequenz und -konsistenz (Durchfall, Verstopfungen)
  - Teer- oder Fettstuhl
  - peranaler Blutabgang
  - Blähungen (Meteorismus)
  - Nahrungsmittelunverträglichkeiten
  - letzte Nahrungsaufnahme

- erinnerlicher Diätfehler
- Funktionseinschränkung der Leber: Veränderungen der Skleren und der Haut, Juckreiz
- urologische Symptome: Frequenz, Dysurie, Hämaturie
- bei Frauen: letzte Periode
- ähnliche Symptome im Umfeld (Familie, Partner)

Krankheitsgeschichte

- Den Patienten fragen, ob derartige Schmerzepisoden bzw. Beschwerden bereits vorher aufgetreten sind.
- Gegenwärtige und frühere Krankheiten bis hin zu Kinderkrankheiten aufnehmen.
- Bisherige Operationen und Untersuchungen (z. B. Magen- oder Darmspiegelungen) erfragen.
- Den Patienten fragen, ob er sich in letzter Zeit in ärztlicher Behandlung befunden hat und falls ja, warum.

Medikamentenanamnese

- Verschreibungspflichtige Medikamente erfassen.
- Die Einnahme von frei verkäuflichen Medikamenten (z. B. Laxantien) erfassen.
- Nikotin- und Alkoholkonsum abklären.
- Den eventuellen Gebrauch von illegalen Drogen ansprechen.
- Erkundigen, ob bestimmte Arzneimittelallergien bekannt sind.

Familienanamnese

- Die Familienanamnese sollte relevante Krankheiten der Eltern, Geschwister und Kinder beinhalten.
- Fragen, ob andere Familienmitglieder oder der Partner ähnliche Beschwerden haben oder hatten.
- Besonders nach Fällen von Darmkrebs in der Familie fragen.

Sozialanamnese

- Den Familienstand des Patienten erfassen.
- Nach Sexualpartnern fragen.
- Nach Auslandsaufenthalten fragen.
- Den Patienten auf seine gegenwärtige und bisherige Arbeitsverhältnisse ansprechen.
- Wohnsituation und Hobbys berücksichtigen.

Nachbereitung

- Den Patienten bitten, bisher noch nicht Angesprochenes zu ergänzen.
- Dem Patienten für die Mitarbeit danken.
- Anmerken, dass sich der Anamnese eine körperliche Untersuchung und ggf. apparative Diagnostik anschließen muss.

> Tipp: Im Hinterkopf behalten, dass z. B. auch eine basale Pneumonie, diabetische Ketoazidose und ein Hinterwandinfarkt Abdominalschmerzen verursachen können.

Auswahl von Erkrankungen und Befunden im Abdominalbereich	
• Refluxösphagitis • perforiertes Magengeschwür • akute Pankreatitis • Gallenkolik • akute Cholezystitis • Ileus	• Appendizitis • Divertikulitis • Kolonkarzinom • Harnsteine • Adnexitis • eingeklemmte Hernie

Tab. 5.1.1 Beispiele für Erkrankungen und Befunde

2. Anamnese in der Urologie

Vorbereitung

- Sich dem Patienten vorstellen.
- Dem Patienten erklären, dass die Anamneseerhebung dazu dient, die Ursache seiner Beschwerden zu ermitteln.

Ablauf

Aktuelle Anamnese

Tipp: Offene Fragen benutzen!

- Den zeitlichen Hergang und die Schwere der Symptome rekonstruieren lassen.
- Nach Schmerzen fragen:
  - Art der Schmerzen, Schmerzcharakter
  - Lokalisation
  - Beginn und Dauer
  - Ausstrahlung
  - Schmerz lindernde und verstärkende Faktoren
  - Begleitsymptomatik
- Außerdem eruieren:
  - Fieber
  - Häufigkeit, Rhythmus bzw. Frequenz der Beschwerden
  - Harndrang, Dysurie, Hämaturie, Nykturie
  - Anurie, Oligurie, Polyurie, Pollakisurie
  - verzögerter Beginn des Wasserlassens
  - Nachtröpfeln
  - Inkontinenz
  - Harnveränderungen (Farbe, schaumiger Harn, Geruch)
  - Erektion, Ejakulation und Orgasmusfähigkeit
  - Libido
  - Ausfluss aus der Harnröhre
  - Sexualkontakte (im Hinblick auf mögliche Geschlechtserkrankungen)

5

Krankheitsgeschichte

- Den Patienten fragen, ob urologische Probleme in der Vergangenheit schon einmal aufgetreten sind.
- Gegenwärtige und frühere Krankheiten bis hin zu Kinderkrankheiten aufnehmen.
- Sich nach bisherigen Operationen erkundigen.
- Den Patienten fragen, ob er sich in letzter Zeit in ärztlicher Behandlung befunden hat und falls ja, warum.

Medikamentenanamnese

- Verschreibungspflichtige Medikamente erfassen.
- Nach der Einnahme von frei verkäuflichen Medikamenten fragen.
- Rauchgewohnheiten und Alkoholkonsum abklären.
- Den eventuellen Gebrauch von illegalen Drogen ansprechen.
- Erkundigen, ob bestimmte Arzneimittelallergien bekannt sind.

Familienanamnese

- Die Familienanamnese sollte Krankheiten der Eltern, Geschwister und Kinder beinhalten.
- Fragen, ob andere Familienmitglieder oder der Partner ähnliche Beschwerden haben oder hatten.

Sozialanamnese

- Den Familienstand des Patienten erfassen.
- Nach Auslandsaufenthalten fragen.
- Den Patienten auf seine gegenwärtigen und bisherigen Arbeitsverhältnisse ansprechen.
- Wohnsituation und Hobbys berücksichtigen.

Nachbereitung

- Den Patienten bitten, bisher noch nicht Angesprochenes zu ergänzen.
- Dem Patienten für die Mitarbeit danken.
- Anmerken, dass sich der Anamnese eine körperliche Untersuchung und ggf. apparative Diagnostik anschließen muss.

Auswahl von Erkrankungen und Befunden im Urogenitalbereich	
• Harnwegsinfekt • Urolithiasis • Harnblasenkarzinom • Prostatahyperplasie • Prostatakarzinom	• Inkontinenz • erektile Dysfunktion • Hodentorsion • Hodenkarzinom

Tab. 5.2.1 Auswahl von Erkrankungen und Befunden

3. Untersuchung des Abdomens

Vorbereitung

- Sich dem Patienten vorstellen.
- Dem Patienten erklären, welche Untersuchungen anstehen und warum sie notwendig sind.
- Den Patienten um sein Einverständnis bitten.
- Den Patienten bitten, sich freizumachen.
- Den Patienten flach lagern, die Arme seitlich neben den Körper. In akuten Schmerzsituationen, den Patienten zur Entlastung die Beine anwinkeln lassen (z. B. mit Hilfe einer Knierolle).

Ausrüstung

- Stethoskop
- Untersuchungslampe

Ablauf

Einen Überblick verschaffen

- Den Patienten von einem gewissen Abstand betrachten und einen allgemeinen Eindruck gewinnen:
  - Alter (geschätztes Alter im Vergleich zum tatsächlichen)
  - Allgemeinzustand
  - Ernährungszustand
- Speziell achten auf:
  - Symmetrie des Abdomens
  - Konturen des Abdomens, z. B. Vorwölbungen an den Flanken bei Aszites
  - lokale Vorwölbungen, z. B. durch Hernien
  - Narben
  - Hautveränderungen, Behaarung
  - sichtbare Peristaltik als Normalbefund bei schlanken Patienten, aber auch als Zeichen für eine intestinale Obstruktion
- Den Patienten bitten den Kopf zu heben, um die Bauchmuskulatur zu beurteilen.

Untersuchung der Hände

- Beide Hände untersuchen:
  - Trommelschlägelfinger (neben Herz- und Lungenerkrankungen auch Folge gastrointestinaler Störungen, z. B. chronisch entzündlicher Darmerkrankungen und Leberzirrhose)
  - Palmarerythem bei Lebererkrankungen
  - Dupuytren-Kontraktur (fortschreitende Verdickung der geschrumpften Palmaraponeurose) bei Zirrhose
  - Nagelzeichen, wie Weißnägel bei Hypoalbuminämie oder Hohlnägel bei Eisenmangel
- Den Patienten auf Asterixis (Flapping Tremor) testen:

> Tipp: Der positive Test ist ein spezifisches Zeichen für eine metabolische Enzephalopathie, z. B. durch Hyperkapnie oder Leberversagen.

- Den Patienten auffordern, die Arme vor den Körper zu strecken, dabei die Hände mit gestreckten Finger gerade halten.
- Der Test ist positiv, wenn nach einiger Zeit die Hände kurze, unregelmäßig zuckende Bewegungen ausführen.

Inspektion und Untersuchung von Kopf, Hals und Oberkörper

5

- Die Konjunktiven und Skleren auf Anämiezeichen und Verfärbung untersuchen.
- Untersuchung des Mundes:
  - Ulzerationen (u. a. bei Morbus Crohn)
  - Mundwinkelrhagaden bei Mangel- oder Fehlernährung
  - atrophische Glossitis bei Eisenmangel, Vitamin B12-Mangel oder Folsäuremangel, z. B. bei Morbus Crohn und Dünndarmresektion
  - Zungenbelag
  - Zahnstatus
- Die zervikalen, supraklavikulären, infraklavikulären und axillären Lymphknoten abtasten.
- Den Oberkörper auf Gynäkomastie beurteilen und nach Spider naevi absuchen.

Auskultation des Abdomens

> Tipp: Die Auskultation unbedingt vor der Palpation durchführen, da sonst die Auskultationsergebnisse verfälscht werden könnten.

- Alle vier Quadranten abhören, etwas Zeit lassen. Auf normale, hyperaktive, hypoaktive oder gar keine Peristaltikgeräusche achten.
- Den Klang der Darmgeräusche beurteilen (metallisch, plätschernd, hochgestellt).
- Auf Strömungsgeräusche der Aorta abdomialis hören, die auf Arteriosklerose oder ein Aneurysma schließen lassen könnten.
- Auf die A. renalis achten (lateral, etwa 2,5 cm über dem Nabel): ein Strömungsgeräusch kann Zeichen einer Nierenarterienstenose sein.

Palpation des Abdomens

> Tipp: Den Patienten vor der Untersuchung fragen, ob er Schmerzen hat und falls ja, besonders vorsichtig untersuchen. Während der Untersuchung immer auf die Mimik des Patienten achten!

- Darauf achten, dass die eigenen Hände während der Untersuchung nicht unangenehm kalt sind!
- **Leichte Palpation:** Mit der Palpation in dem Bereich des Abdomens beginnen, der am weitesten von der schmerzhaften oder Beschwerden verursachenden Gegend entfernt ist,

dann alle Quadranten und die Bauchnabelgegend sorgfältig betasten. Dabei auf Druckschmerzhaftigkeit, Abwehrspannung, Loslassschmerz und Resistenzen achten.
- **Tiefe Palpation:** Dient der genaueren Abgrenzung und Beschreibung der erhobenen Befunde.

Organpalpation

- Die Leber tasten:
  - Kaudal mit der Palpation beginnen, nach kranial vorarbeiten.
  - Den Patienten bitten ein- und dann tief auszuatmen.
  - Mit der Hand die Bauchdecke unterhalb des Rippenbogens etwa 2 cm eindrücken.
  - Den Patienten tief einatmen lassen, so dass der Leberrand gegen die Fingerspitzen gleitet.
  - Den Leberrand auf Unregelmäßigkeiten, Konsistenz, Knoten und Schmerzhaftigkeit untersuchen.
  - Prüfen, ob ein hepatojugulärer Reflux vorliegt. Dazu auf Halsvenenstauung bei Druck auf die Leber achten.
- Gallenblase:
  - Die normale Gallenblase ist nicht tastbar, die vergrößerte Gallenblase kann meist an dem Überschneidungspunkt zwischen rechtem Rippenbogen und M. rectus abdominis palpiert werden.
  - Schmerzhaftigkeit der Gallenblase untersuchen.
  - **Murphy-Zeichen:** Beim Palpieren der Gallenblase klagt der Patient während der Inspiration über Schmerzen, z. B. bei Cholezystitis.
  - **Courvoisier-Zeichen:** Die Gallenblase ist gut tastbar, aber nicht druckdolent, z. B. bei Verschluss des Ductus choledochus durch einen Tumor.
- Milz:
  - Sich auf die rechte Seite des Patienten stellen und mit der linken Hand über den Patienten greifen.
  - Die Hand hinter den linken Rippenbogen legen und leicht anheben.
  - Den Patienten bitten ein- und dann tief auszuatmen, dabei mit der rechten Hand unter den Rippenbogen gleiten.
  - Den Patienten tief einatmen lassen, so dass die Milz nach unten gleitet und, falls sie vergrößert sein sollte, palpabel wird.
- Nieren:

> **i** Info: Die Nieren sind meist nicht palpabel.

  - Mit einer Hand die Lendengegend nach ventral drücken, während die andere Hand unterhalb des Rippenbogens liegt. Während der Inspiration, die Hände aufeinander zuführen und den Nierenpol tasten.
  - Auf pathologische Befunde, wie Vergrößerung der Nieren bei Zysten oder Tumoren, achten.

5

- Aorta:
  - Die Aorta etwa in der Medianlinie im Oberbauchbereich durch bimanuelle Palpation identifizieren.
  - Bei schlanken Patienten die Weite und den Verlauf der Bauchaorta ebenfalls durch bimanuelle Palpation nachvollziehen.

Perkussion

- Die Leberregion perkutieren, dabei auch den Leberoberrand nachvollziehen.
- Falls ein aufgetriebenes Abdomen vorliegt, dieses auf Aszites untersuchen:
  - Den auf dem Rücken liegenden Patienten palpieren, dabei den durch Flüssigkeitsansammlung hervorgerufenen gedämpften Schall vom tympanischen Schall abgrenzen, der durch auf der Flüssigkeit schwimmende Darmschlingen entsteht.
  - Übergangslinie markieren und den Patienten bitten, sich auf die Seite zu legen.
  - Erneut perkutieren: Hat sich die Übergangslinie verschoben, liegt ein Aszites vor.

Nachbereitung

- Den Patienten bitten, einen Urintest durchzuführen.
- Sich vergewissern, dass es dem Patienten gut geht und ihm Gelegenheit geben, Fragen zu stellen.
- Dem Patienten für die Mitarbeit danken.
- Anmerken, dass sich der körperlichen Untersuchung ggf. eine apparative Diagnostik anschließen muss.

4. Untersuchung der männlichen Geschlechtsteile

Vorbereitung

- Sich dem Patienten vorstellen.
- Dem Patienten erklären, welche Untersuchungen anstehen und warum sie notwendig sind.
- Den Patienten um sein Einverständnis bitten.
- Den Patienten bitten, sich auf die Untersuchungsliege zu legen und die Leistengegend freizumachen.
- Darauf achten, dass der Patient sich wohl fühlt und sich während der Untersuchung nicht in seiner Würde verletzt sieht.

Ausrüstung

- Untersuchungslampe
- Untersuchungshandschuhe

Ablauf

Einen Überblick verschaffen

- Den Patienten von einem angemessen Abstand betrachten und auf das äußere Erscheinungsbild achten. Aus dem Patientenalter können Rückschlüsse auf die wahrscheinlichsten Befunde gestellt werden.

- Die Verteilung der Körperbehaarung beurteilen.
- Den Patienten auf das Vorliegen einer Gynäkomastie untersuchen.

Untersuchung des männlichen Genitals

- Handschuhe anziehen.
- Darauf achten, dass die eigenen Hände während der Untersuchung nicht unangenehm kalt sind!
- Sicherstellen, dass der Patient keine Schmerzen hat.
- Den Penis untersuchen:
  - Den Penis auf Verletzungen und Ulzerationen absuchen.
  - Die Vorhaut zurückziehen, Glans und Harnröhrenmündung inspizieren, leicht drücken und auf Ausfluss achten.
  - Eventuellen Ausfluss mikrobiologisch untersuchen lassen!
- Hoden und Hodensack untersuchen:

> Info: Die Untersuchung muss im Stehen und Liegen durchgeführt werden.

  - Prüfen, ob beide Hoden richtig deszendiert sind und normal im Hodensack liegen.
  - Auf Narben in der Skrotalhaut achten. Diese könnten z. B. auf ein operative Entfernung hindeuten.
  - Hoden, Nebenhoden und Ductus deferens palpieren, dabei auf die Mimik des Patienten achten um eventuelle Schmerzreaktionen zu erkennen.
  - Beim Palpieren einer Raumforderung versuchen, diese nach oben abzugrenzen. Ist dies nicht möglich, könnte es sich um eine Hernie handeln. Den Patienten bitten zu husten (durch die intraabdominelle Druckerhöhung lässt sich eine Hernie besser tasten).
  - Um zwischen Zyste und solider Raumforderung zu unterscheiden, mit einer Untersuchungslampe durchleuchten (Diaphanoskopie), vgl. Tab. 5.4.1.

Differenzialdiagnose	Definition	Befund
Hydrozele	• flüssigkeitsgefüllte Schwellung innerhalb der Tunica vaginalis testis	• nicht druckdolent • bei Diaphanoskopie lichtdurchlässig
Nebenhodenzyste	• Zyste des Nebenhodens, die eine Schwellung oberhalb des Hodens verursacht	• nicht druckdolent • lichtdurchlässig
Skrotalhernie	• meist indirekte Leistenhernie, die durch den äußeren Leistenring austritt	• eventuell druckdolent • nicht lichtdurchlässig
Varikozele	• Varizen des Samenstrangs	• nicht schmerzhaft • nicht lichtdurchlässig • wird der Hoden beim Liegenden angehoben, kollabieren die Gefäße

Tab. 5.4.1 Differenzialdiagnosen einer Raumforderung im Hoden

Untersuchung der Lymphknoten

- Die inguinalen Lymphknoten tasten.

> **i** Info: Nur Penis und Hodensack drainieren lymphatisch in die Inguinallymphknoten, die Hoden drainieren in die paraaortalen Lymphknoten!

Nachbereitung

- Sich vergewissern, dass es dem Patienten gut geht und ihm Gelegenheit geben, Fragen zu stellen.
- Dem Patienten für die Mitarbeit danken.
- Anmerken, dass sich der körperlichen Untersuchung ggf. eine apparative Diagnostik anschließen muss.

5. Die Rektaluntersuchung

Vorbereitung

- Sich dem Patienten vorstellen.
- Dem Patienten erklären, welche Untersuchung ansteht und warum sie notwendig ist.
- Den Patienten um sein Einverständnis bitten.
- Darauf aufmerksam machen, dass die Untersuchung unangenehm sein kann, aber nicht schmerzhaft sein sollte.
- Den Patienten bitten, die Hose und Unterhose auszuziehen.
- Das Gesäß möglichst dicht an den Rand der Liege legen, die Knie anziehen.

Info: Die Rektaluntersuchung kann in Seitlage, Knie-Ellenbogenlage, oder Steinschnittlage, erfolgen (vgl. Abb. 5.5.1).

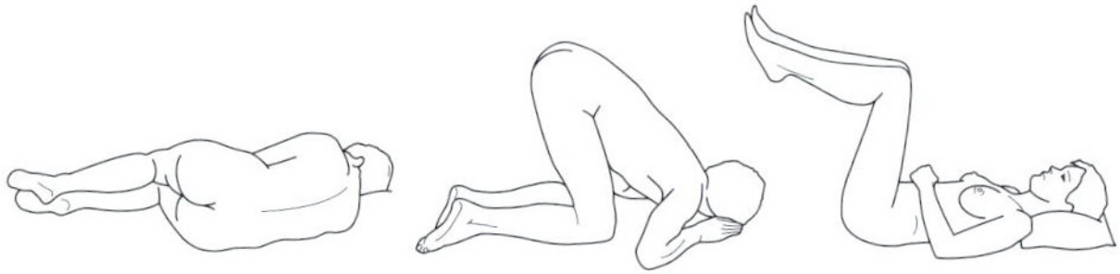

Abb. 5.5.1 Verschiedene Lagerungsmöglichkeiten für die Rektaluntersuchung

Ausrüstung

- Handschuhe
- Gleitmittel

Ablauf

- Handschuhe anziehen.
- Vorsichtig die Gesäßbacken spreizen, Anus und umgebende Haut auf Hautverletzungen, Abschürfungen, Ulzerationen, Fissuren, Marisken (Analfalten, die nach perianaler Venenthrombose entstehen), Ekzeme, Abszesse, prolabierte Hämorrhoiden und Schleimhautprolaps untersuchen.
- Den Zeigefinger der dominanten Hand mit Gleitmittel bestreichen.
- Den Finger über den Anus halten, so dass er in Richtung des Genitals zeigt.
- Aus dieser Position, den Finger vorsichtig in den Anus bis zum Rektum einführen.
- Den Sphinktertonus testen, indem der Patient gebeten wird, den Spinkter anzuspannen.
- Den Finger drehen, um alle Wandungen des Rektums zu tasten, dabei auf Raumforderungen, Ulzerationen und Verhärtungen achten.
- Bei männlichen Patienten die Prostatagröße, Konsistenz und Oberflächenbeschaffenheit ertasten.
- Bei weiblichen Patienten den Uterus tasten und testen, ob Schmerzen im Douglas-Raum auslösbar sind.
- Nach dem Zurückziehen des Fingers den Handschuh betrachten und auf Stuhlfarbe, Blutbeimengungen und Schleim achten.
- Gleitmittel- oder Fäzesverschmutzungen vom Anus entfernen.
- Handschuhe ausziehen und entsorgen.

Nachbereitung

- Sich vergewissern, dass es dem Patienten gut geht und ihm Gelegenheit geben, Fragen zu stellen.
- Dem Patienten für die Mitarbeit danken.
- Anmerken, dass sich der körperlichen Untersuchung ggf. eine apparative Diagnostik anschließen muss.

6. Untersuchung von Inguinalhernien

Vorbereitung

- Sich dem Patienten vorstellen.
- Dem Patienten erklären, welche Untersuchung ansteht und warum sie notwendig ist.
- Den Patienten um sein Einverständnis bitten.
- Den Patienten bitten, die Hose und Unterhose auszuziehen.

Ausrüstung

- Untersuchungsleuchte
- Handschuhe

Ablauf

Inspektion und Palpation

- Handschuhe anziehen.
- Den Patienten zunächst im Stehen untersuchen.
- Beide Leisten inspizieren und auf auffällige Vorwölbungen achten. Bei Vorhandensein solcher Auffälligkeiten:
  - Lokalisation bestimmen.
  - Größe, Form, Konsistenz und Beweglichkeit ermitteln.
  - Auf Druckschmerzhaftigkeit achten.
  - Mit der Untersuchungsleuchte versuchen, die Masse zu durchleuchten, um zwischen Flüssigkeit und solider Raumforderung zu unterscheiden.
- Auf Narben, die auf eine Voroperation hindeuten könnten, achten.
- Skrotum beim Mann und große Labien bei der Frau beurteilen.
- Um Hernien besser sichtbar zu machen, den Patienten bitten zu husten oder zur Bauchpresse auffordern. Durch die Erhöhung des intraabdominellen Drucks lässt sich ein Hervortreten der Hernien eher provozieren.
- Untersuchung auf kleinere Leistenhernien beim Mann (**Bailey-Anstoßtest**):
  - Zur Untersuchung des rechten Leistenkanals Skrotalhaut mit dem kleinen Finger der rechten Hand eindrücken. Dementsprechend die linke Hand für die Untersuchung des linken Leistenkanals nutzten.
  - Am Samenstrang orientieren, um den äußeren Leistenring aufzusuchen.
  - Den Leistenring mit der Fingerbeere tasten und den Patienten bitten erneut zu husten.
  - Auf ein Anstoßen der Hernie gegen den Finger achten!

Info: Auch erfahrene Ärzte haben häufig Schwierigkeiten direkte und indirekte Hernien zu unterscheiden!

Reposition

- Die meisten Hernien lassen sich reponieren.
- Tritt bei dem Versuch der Reposition starker Schmerz auf, sofort abbrechen, da eine Einklemmung vorliegen könnte.

Nachbereitung

- Sich vergewissern, dass es dem Patienten gut geht und ihm Gelegenheit geben, Fragen zu stellen.
- Dem Patienten für die Mitarbeit danken und die erhobenen Befunde ggf. erläutern (vgl. Tab. 5.6.1).
- Anmerken, dass sich der korperlichen Untersuchung ggf. eine apparative Diagnostik an schließen muss.

Hernien	Besonderheiten
indirekte Leistenhernie	• liegt lateral der epigastrischen Gefäße • entsteht über dem Leistenband, am inneren Leistenring • verläuft häufig bis ins Skrotum • berührt beim Bailey-Anstoßtest die Fingerspitze • betrifft alle Altersklassen und beide Geschlechter
direkte Leistenhernie	• liegt medial der epigastrischen Gefäße • entsteht über dem Leistenband, in der Nähe des äußeren Leistenrings • verläuft nur selten bis ins Skrotum • berührt beim Bailey-Anstoßtest die Fingerbeere • betrifft vor allem Männer über 40 Jahre
Femoralhernie	• entsteht unter dem Leistenband und tritt weiter lateral in die Lacuna vasorum • verläuft nie ins Skrotum • selten • häufiger bei Frauen als bei Männern

Tab. 5.6.1 Hernien

6 Gynäkologie und Geburtshilfe

1. Die gynäkologische Anamnese zur stationären Aufnahme

Vorbereitung

- Sich der Patientin vorstellen.
- Der Patientin erklären, dass die Anamneseerhebung dazu dient, die Ursache ihrer gynäkologischen Beschwerden zu ermitteln.

Ablauf

Aufnahme der Basisdaten und Sozialanamnese

- Name und Alter der Patientin aufnehmen.
- Sich nach dem Familienstand erkundigen:
  - Fragen, wer im Notfall benachrichtigt werden soll.
  - Bei Geschiedenen erkundigen, ob der ehemalige Partner im Notfall auskunftsberechtigt ist.
- Die Patientin nach ihrem gegenwärtigen und bisherigen Arbeitsverhältnis fragen:
  - Bei postoperativen Verläufen klären, ob die Patientin in ihrem Beruf schwer heben muss, etc.
- Vor allem bei ambulanten OPs nach der Wohnsituation erkundigen.
- Bei Verdacht auf Infektionskrankheiten fragen, ob und mit welchen Zielen in letzter Zeit Reisen unternommen wurden.

Aktuelle Anamnese

- Das Gespräch mit einer offenen Frage zu den Beschwerden beginnen und die Patientin frei erzählen lassen.
- Sicherstellen, dass folgende Punkte abgeklärt werden:
  - Nach dem Alter beim Auftreten der ersten Regelblutung (Menarche) fragen.
  - Falls angemessen, fragen, ob die Patientin postmenopausal ist (MP). Wenn ja, erkundigen ob und seit wann eine Hormontherapie vorgenommen wurde.
  - Nach Regelmäßigkeit der Regelblutung (zyklische oder azyklische Regelblutung) und Menstruationsbeschwerden erkundigen.
  - Den Zeitpunkt der letzten Regelblutung (LMP) ermitteln und nach Auffälligkeiten fragen.
  - Bei vaginalem Ausfluss (Fluor) nach Menge, Farbe, Geruch, Konsistenz (krümelig, zäh, etc.) und eventuellem Juckreiz fragen.
  - Zeitpunkt und Befund des letzen Zervixabstriches ermitteln und, abhängig vom Alter der Patientin, nach der letzen Mammographie fragen.
  - Die Patientin auf eventuelle Harninkontinenz und Stuhlunregelmäßigkeiten ansprechen (wichtig bei bösartigem Tumorwachstum, Myomen und Rektozelen).

- Falls angebracht, nach gegenwärtigen Sexualkontakten und ehemaligen Sexualpartnern fragen.
- Die Patientin fragen, ob sie beim Geschlechtsverkehr Schmerzen empfindet (Dyspareunie).
- Nach der Benutzung und Art von Verhütungsmethoden erkundigen.

Tipp: Vor allem bei Nutzung eines Intrauterinpessars (Spirale, IUP, IUD) genau nach der Art des Pessars und Zeitraum der Nutzung fragen, da dies große Bedeutung bei vaginalen OPs und entzündlichen Geschehen haben kann!

- Erkundigen, ob die Patientin noch Kinderwünsche hat oder ob die Familienplanung abgeschlossen ist.

Krankheitsgeschichte

- Bisherige gynäkologische Erkrankungen erfassen.
- Sich nach bisherigen Schwangerschaften, inklusive Aborten und Fehlgeburten erkundigen.
- Nach aktuellen und bisherigen Krankheiten (einschließlich Kinderkrankheiten!) fragen.
- Besonders auf Allgemeinerkrankungen, die das Operationsrisiko erhöhen, eingehen:
  - Hypertonie
  - Diabetes
  - chronisch-obstruktive Lungenerkrankung (COPD)
  - Thrombosen
  - Schilddrüsenfunktionsstörungen
- Ggf. Zusatzuntersuchungen, wie Gefäßdoppler, Lungenfunktionstests etc. anordnen.
- Die Patientin bitten, bisherige Operationen, insbesondere abdominelle OPs anzugeben, um evtl. intraabdominelle Verwachsungen (Bridenbildung), Hernien und Veränderungen des Operationssitus einschätzen zu können. Gezielt nach einer eventuellen Appendektomie fragen.
- Erfragen, ob in letzter Zeit ein Arzt aufgesucht wurde und warum.

Medikamentenanamnese

- Die Patientin nach dem Gebrauch verschreibungspflichtiger und frei verkäuflicher Medikamente fragen. Falls die Patientin operiert werden soll, insbesondere eingehen auf Insulinapplikation, Metformin-, Marcumar- und ASS-Einnahme. Nach Dosis und letzter Einnahme erkundigen.
- Falls die Patientin für eine vaginale Plastik vorgesehen ist, fragen ob eine vaginale Östrogenbehandlung erfolgte.
- Rauchgewohnheiten und Alkoholkonsum abklären.
- Den eventuellen Gebrauch von illegalen Drogen ansprechen.
- Erkundigen, ob bestimmte Arzneimittelallergien bekannt sind.

Familienanamnese

- Nach Familienmitgliedern mit ähnlichen Symptomen erkundigen, besonderes Augenmerk auf die engeren Verwandten, wie Eltern, Geschwister und Kinder legen.
- Bei Verdacht auf Geschlechtkrankheiten sich auch nach dem Gesundheitszustand des Partners erkundigen.

Nachbereitung

- Die Patientin bitten, bisher noch nicht Angesprochenes zu ergänzen.
- Der Patientin für die Mitarbeit danken.
- Anmerken, dass sich der Anamnese eine körperliche Untersuchung und ggf. eine apparative Diagnostik anschließen muss.

2. Die bimanuelle gynäkologische Untersuchung

Vorbereitung

> Tipp: Aus juristischen Gründen empfiehlt es sich, dass bei jeder gynäkologischen Untersuchung durch eine männliche Person eine Krankenschwester, Arzthelferin oder weibliche Kollegin anwesend ist.

- Sich der Patientin vorstellen.
- Die Untersuchung erklären und anmerken, dass sie zwar unangenehm sein kann, aber – solange keine Entzündungen vorliegen – keine Schmerzen verursachen sollte.
- Um das Einverständnis der Patientin bitten.
- Die Patientin auffordern, vor der Untersuchung die Blase zu leeren.
- Die Patientin bitten, sich unten herum freizumachen und sich auf den gynäkologischen Untersuchungsstuhl zu setzen.
- Falls angebracht, der Patientin helfen, die Steinschnittlage (gespreizte Beine, Hüfte und Knie gebeugt, Unterschenkel auf den Schalen) einzunehmen.
- Den Oberkörper erhöht positionieren, den Nacken mit einem Kissen entlasten.
- Sich vergewissern, dass sich die Patientin wohl fühlt und sie nicht unnötig auf dem Stuhl warten lassen.

Ausrüstung

- Handschuhe
- Gleitmittel

Ablauf

> Tipp: Vorsichtig vorgehen und der Patientin immer den nächsten Schritt erklären!

- Handschuhe anziehen.
- Die Vulva der Patientin inspizieren, besonderes Augenmerk auf das Behaarungsmuster, große Schamlippen und Klitoris legen.

- Die großen Schamlippen palpieren.
- Versuchen die Bartholindrüsen zu tasten (normalerweise nicht möglich).
- Den Handschuh der dominanten Hand mit Gleitmittel eincremen.
- Mit der anderen Hand die großen Labien spreizen.
- Den Zeige- und Mittelfinger der dominanten Hand in einem Winkel von 45 Grad unter Druck gegen den Damm in die Vagina einführen.
- Die Scheidenwände abtasten.
- Mit den Fingerspitzen den Gebärmutterhals palpieren, Größe, Form, Konsistenz und Beweglichkeit abschätzen und auf Schmerzempfindlichkeit achten.
- Den Uterus tasten (vgl. Abb. 6.2.1):
  - Die Handfläche der äußeren Hand etwa fünf Zentimeter oberhalb der Symphyse platzieren.
  - Mit der inneren Hand vom hinteren Scheidengewölbe aus den Uterus anheben, während mit der äußeren Hand versucht wird, den Uterus zu umfassen.
  - Größe, Konsistenz und Beweglichkeit untersuchen, auf Raumforderungen achten.

Info: Schmerzen durch seitliches Verschieben der Portio (Portioschiebeschmerz) deuten auf eine Adnexitis hin.

Info: Ein retroflektierter Uterus kann auf diese Weise nicht palpiert werden!

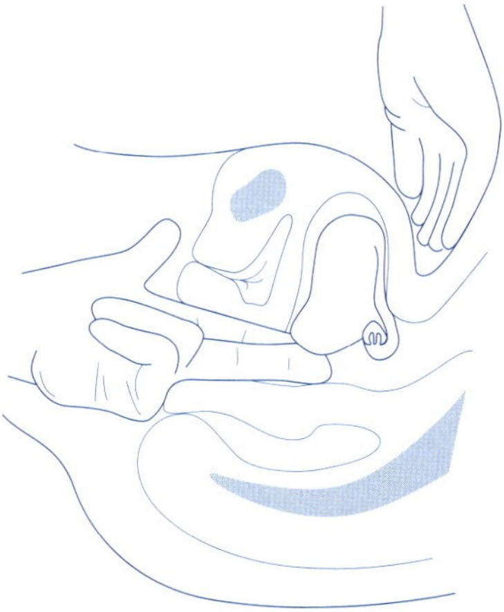

Abb. 6.2.1 Bimanuelle Untersuchung

- Die Adnexen untersuchen:
  - Die Finger der inneren Hand in das rechte, seitliche Scheidengewölbe führen und das Ovar anheben.
  - Mit der anderen Hand durch die Bauchdecke im rechten unteren Quadranten palpieren.
  - Auf der linken Seite wiederholen.
  - Auf Größe, Form, Beweglichkeit und Druckschmerzhaftigkeit der Ovarien achten.

> Info: Eine leichte Druckschmerzhaftigkeit der Ovarien ist physiologisch!

- Beim Entfernen der inneren Hand, den Fingerling auf Blut und Fluor untersuchen.

Nachbereitung

- Der Patientin Zeit geben, sich wieder anzuziehen.
- Sich vergewissern, dass es der Patientin gut geht und ihr Gelegenheit geben, Fragen zu stellen.
- Der Patientin für die Mitarbeit danken und die erhobenen Befunde erläutern.
- Anmerken, dass sich der körperlichen Untersuchung ggf. eine apparative Diagnostik anschließen muss.

3. Einen Zervixabstrich durchführen

Vorbereitung

> Tipp: Aus juristischen Gründen empfiehlt es sich, dass bei jeder gynäkologischen Untersuchung durch eine männliche Person eine Krankenschwester, Arzthelferin oder weibliche Kollegin anwesend ist.

- Sich der Patientin vorstellen, die anstehende Untersuchung erklären und um ihr Einverständnis bitten.
- Die Patientin bitten, sich freizumachen und sich auf den gynäkologischen Untersuchungsstuhl zu setzen.
- Falls angebracht, der Patientin helfen, die Steinschnittlage (gespreizte Beine, Hüfte und Knie gebeugt, Unterschenkel auf den Schalen) einzunehmen.
- Den Oberkörper erhöht positionieren, den Nacken mit einem Kissen entlasten.
- Sich vergewissern, dass sich die Patientin wohl fühlt und sie nicht unnötig auf dem Stuhl warten lassen.

Ausrüstung

- Handschuhe
- Spekulum (zweiblättriges Spekulum oder Entenschnabelspekulum)
- ein PAP-Kit (gibt es in verschiedenen Ausführungen) oder
  - ein Spatel
  - ein Bürstchen

- mit Namen, Geburtsdatum, aktuellem Datum und Entnahmeort beschriftete Objektträger
- Fixationsflüssigkeit

Ablauf

Tipp: Den Abstrich immer vor der manuellen Untersuchung durchführen, da sonst die Ergebnisse verfälscht werden!

- Die Handschuhe anziehen.
- Das Spekulum etwas anwärmen und mit Kochsalzlösung anfeuchten, kein Gleitmittel benutzen.
- Bei der Benutzung eines Entenschnabelspekulums, wie folgt vorgehen, um die Portio einzustellen:
  - Mit der nicht dominanten Hand die Labien spreizen
  - Das geschlossene Spekulum mit der dominanten Hand leicht gedreht (4 Uhr) einbringen und unter Drehung (bis 6 Uhr) in Richtung des Dammes vorschieben.
  - Auf halbem Weg das Spekulum öffnen.
  - Das gespreizte Spekulum bis in die Scheidengewölbe vorschieben, so dass die Portio gut sichtbar ist.
- Beim Benutzen eines zweitblättrigen Spekulums:
  - Das hintere Blatt wie das Entenschnabelspekulum bis zur Mitte der Vagina einführen (s. o.), dann gerade drehen.
  - Das vordere Blatt einführen und vordere Vaginalwand entfalten, um die Portio anzuheben und gut sichtbar zu machen.
  - Das hintere Blatt des Spekulums in das hintere Scheidengewölbe einführen.
  - Die Assistenz bitten, das vordere Blatt zu halten.
- Das Licht so einstellen, dass die Vagina optimal beurteilbar ist.
- Die Zervix inspizieren und die Übergangszone zwischen Platten- und Zylinderepithel ausmachen.
- Mit dem Spatel einen Abstrich der gesamten Oberfläche der Portio durchführen.
- Für den zweiten Abstrich ein Bürstchen in den Zervikalkanal einbringen und drehen.
- Jeweils das gewonnen Material sofort auf dem entsprechenden Objektträger ausstreichen und mit der Fixierlösung benetzen.
- Das Spekulum vorsichtig entfernen.

! Vorsicht: Bei Blutungen oder Ausfluss keinen Abstrich durchführen!

Nachbereitung

- Der Patientin Zeit geben, sich wieder anzuziehen.
- Sich vergewissern, dass es der Patientin gut geht und ihr Gelegenheit geben, Fragen zu stellen.
- Der Patientin für die Mitarbeit danken.

4. Mammaspezifische Anamnese

Vorbereitung

- Sich der Patientin vorstellen.
- Der Patientin erklären, dass die Anamneseerhebung dazu dient, die Ursache ihrer gynäkologischen Beschwerden zu ermitteln.
- Die Patientin um ihr Einverständnis bitten.

Ablauf

Aufnahme der Basisdaten

- Name, Alter und Beschäftigung der Patientin erfassen.
- Die Patientin fragen, ob sie schwanger ist oder stillt.
- Falls angemessen, fragen, ob die Patientin postmenopausal ist (MP). Wenn ja, erkundigen ob und seit wann eine Hormontherapie vorgenommen wurde.
- Abhängig vom Alter der Patientin, nach dem Zeitpunkt und dem Befund der letzten Mammographie fragen.

Aktuelle Anamnese

- Das Gespräch mit einer offenen Frage zu den Beschwerden beginnen und die Patientin frei erzählen lassen.
- Falls die Patientin Schmerzen in der Brust hat:
  - Nach Art und Lokalisation der Schmerzen, Beginn und Dauer, verstärkenden und lindernden Faktoren fragen.
  - Abklären, ob die Patientin schon vorher an ähnlichen Symptomen gelitten hat oder die Beschwerden regelmäßig auftreten.
  - Begleitsymptome erfassen.
- Falls der Patientin eine Schwellung oder ein Knoten in der Brust aufgefallen ist:
  - Erkundigen, wann dies das erste Mal aufgefallen ist und ob es regelmäßig auftritt. Fragen, ob Schmerzen bestehen.
  - Begleitsymptome erfassen.
- Falls der Patientin eine spontane Sekretion aus einer Brustwarze aufgefallen ist:
  - Nach Menge des Sekrets und Farbe fragen.
  - Erkundigen, ob beide Brüste betroffen sind.
  - Die Patientin bitten, wenn möglich, anzugeben, ob nur ein Milchgang oder mehrere betroffen sind.
  - Fragen, ob die Symptome bereits vorher aufgetreten sind.
  - Begleitsymptome erfassen. Bei Verdacht auf Mamma-Ca systematisch nach Beschwerden bezüglich Lunge (Dyspnoe, Auswurf), Leber (oft allerdings symptomlos), ZNS (neurologische Symptome wie Kopfschmerzen) und Knochen, Wirbelsäule, Rücken (Kreuzschmerzen) fragen. B-Symptomatik abklären (Fieber, Nachtschweiß, Gewichtsverlust).
- Erkundigen, welche Diagnostik bereits gelaufen ist (Stanzbiopsie, Zytologie, Sonographie, Mammographie etc.).

Krankheitsgeschichte

- Nach bisherigen Operationen erkundigen.
- Die Patientin fragen, ob sie sich in letzter Zeit in ärztlicher Behandlung befunden hat und warum.
- Bei bekanntem Mamma-Ca erfragen, welche Therapie bereits gelaufen ist (z. B. Ablatio, Chemotherapie und Bestrahlung).
  - Ggf. erkundigen, wann der letzte Chemozyklus war und wie die Chemotherapie vertragen wird.

Medikamentenanamnese

- Die Patientin nach dem Gebrauch verschreibungspflichtiger und frei verkäuflicher Medikamente fragen. Falls die Patientin operiert werden soll, insbesondere eingehen auf Insulinapplikation, Metformin-, Marcumar- und ASS-Einnahme. Nach Dosis und letzter Einnahme erkundigen.
- Rauchgewohnheiten und Alkoholkonsum abklären.
- Die Patientin auf den Gebrauch illegaler Drogen ansprechen.
- Erkundigen, ob bestimmte Arzneimittelallergien bekannt sind.

Familienanamnese

- Nach Familienmitgliedern mit ähnlichen Symptomen erkundigen, besonderes Augenmerk auf die engeren Verwandten, wie Eltern, Geschwister und Kinder, legen.
- Erfragen, ob in der näheren Verwandtschaft schon Mamma-, Ovarial-, Kolon-Ca oder andere bösartige Erkrankungen aufgetreten sind.

Sozialanamnese

- Die Familiensituation der Patientin erfragen.
- Die Patientin auf ihre Wohnsituation und Hobbys ansprechen.
- Gegenwärtige und bisherige Arbeitsverhältnisse berücksichtigen.

Systematische Organanamnese

- Die Organsysteme, falls es nötig scheint, systematisch abfragen (s. Begleitsymptome).

Nachbereitung

- Die Patientin bitten, bisher noch nicht Angesprochenes zu ergänzen.
- Der Patientin für die Mitarbeit danken.
- Anmerken, dass sich der Anamnese eine körperliche Untersuchung und ggf. eine apparative Diagnostik anschließen muss.

Beispiele	
• Fibroadenom • Papillom • Karzinom • Mastitis	• Duktektasien • Zysten • Abzesse der Brust

Tab. 6.4.1 Beispiele häufiger Befunde und Erkrankungen der Mamma

5. Untersuchung der weiblichen Brust

Tipp: Aus juristischen Gründen empfiehlt es sich, dass bei jeder gynäkologischen Untersuchung durch eine männliche Person eine Krankenschwester, Arzthelferin oder weibliche Kollegin anwesend ist.

Vorbereitung

- Sich der Patientin vorstellen.
- Der Patientin erklären, welche Untersuchungen anstehen und warum sie notwendig sind.
- Die Patientin um ihr Einverständnis bitten.
- Die Patientin auffordern, sich am Oberkörper freizumachen.
- Die Patientin bitten, sich an die Kante der Untersuchungsliege zu setzen.
- Sich vergewissern, dass sich die Patientin wohl fühlt.

Ablauf

Einen Überblick verschaffen

- Die Patientin aus einigem Abstand betrachten, um Allgemeinzustand und Erscheinungsbild zu beurteilen.

Die Brust inspizieren

- Auf die Größe, Form, Symmetrie und Farbe der Brüste achten.
- Die Venen der Brust beurteilen.
- Auf Einziehungen der Haut achten (Retraktionszeichen).
- Die Brustwarze begutachten, darauf achten, ob die Brustwarze eingezogen ist:
  - Hohl- oder Schlupfwarzen stellen eine physiologische Variante dar und haben keinen Krankheitswert.
  - Neu aufgetretene Einziehungen der Brustwarze können auf ein darunter liegendes Karzinom hindeuten.

Info: Orangenhaut kann für das Vorliegen eines Karzinoms sprechen.

- Auch unter der Brust nach auffälligen Befunden suchen.
- Um nichts zu übersehen, die Patientin bitten, zunächst die Arme über den Kopf zu heben, dann die Hände in die Hüften zu stemmen und sich vorzubeugen. Die Brüste in jeder dieser Positionen erneut inspizieren.

Palpation der Brust

- Darauf achten, dass die eigenen Hände für die Untersuchung nicht zu kalt sind und sie ggf. etwas anwärmen.
- Die Patientin vor Beginn der Palpation fragen, ob sie Schmerzen in der Brust hat.
- Die Patientin im Stehen und Liegen untersuchen.

- Im Stehen sollte die Patientin die Hände in die Hüfte stemmen, im Liegen hinter dem Kopf verschränken.
- Die Palpation sowohl beidhändig als auch mit nur einer Hand gegen den Thorax durchführen.
- Alle vier Quadranten der Brust einzeln abtasten, dabei im Uhrzeigersinn vorgehen.
- Den Axillarfortsatz der Brust untersuchen!
- Jeden Quadranten in Richtung der Brustwarze ausstreichen und diese abschließend ausdrücken, dabei evtl. Sekret zytologisch und mikrobiologisch untersuchen lassen.
- Die beiden Brüste einzeln und im Vergleich palpieren, dabei auf Konsistenz des Gewebes, auf Knoten und auf die Empfindlichkeit der Brust achten.

Palpation der Lymphknoten

- Die Patientin bitten, ihren rechten Arm locker herabhängen zu lassen.
- Mit der rechten Hand das Handgelenk der Patientin stützen, so dass der M. pectoralis entspannt wird.
- Mit der andern Hand die Lymphknoten der Axilla palpieren, dazu die Finger soweit wie möglich in die Achselhöhle schieben.
- Um die zentralen Lymphknoten zu tasten, die Finger Richtung Thoraxwand drücken und nach unten ziehen.
- Ebenfalls apikale, laterale, subskapulare und pektorale Lymphknoten tasten (vgl. Abb. 6.5.1).
- Supra- und infraklavikuläre Lymphknoten palpieren.
- Größe, Form, Konsistenz, Verschieblichkeit und Druckschmerzhaftigkeit aller tastbaren Lymphknoten untersuchen.

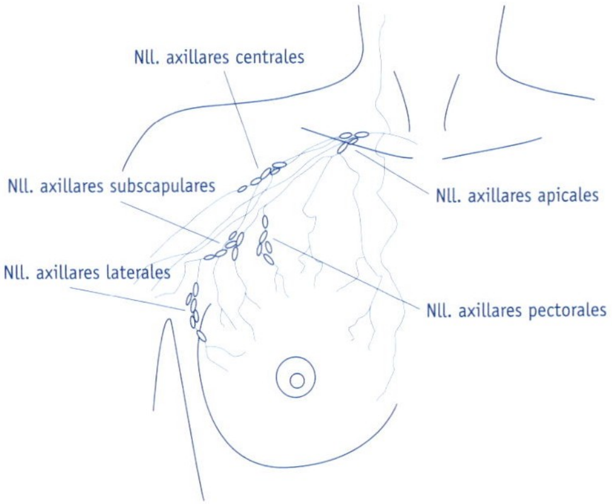

Abb. 6.5.1 Lymphknoten und Lymphregionen der Brust

Nachbereitung

- Den Befund dokumentieren: Seitenlokalisation, genaue Quadrantenlage und Entfernung zur Mamille, Größe des Befundes, Konsistenz (prall, derb, elastisch), Verschieblichkeit und Schmerzhaftigkeit angeben.
- Der Patientin Zeit geben, sich wieder anzuziehen.
- Sich vergewissern, dass es der Patientin gut geht und ihr Gelegenheit geben, Fragen zu stellen.
- Der Patientin für die Mitarbeit danken.
- Anmerken, dass sich der körperlichen Untersuchung ggf. eine apparative Diagnostik anschließen muss.

6. Vaginal- und Rektalzäpfchen: Grundlegende Informationen vermitteln und Gebrauch erklären

Vorbereitung

- Sich der Patientin vorstellen.
- Fragen, ob der Gebrauch von Vaginal- bzw. Rektalzäpfchen bekannt ist.

Ausrüstung

- Vaginal- oder Rektalzäpfchen
- Handschuhe

Ablauf

Grundlegende Informationen

- Erklären, dass es sich bei beiden Präparaten um Medikamente handelt:
  - Vaginalzäpfchen enthalten z. B. Antibiotika oder Progesteron.
  - Rektalzäpfchen enthalten z. B. Schmerzmittel oder Steroide.

> Tipp: Der Patientin klar machen, dass Zäpfchen sich durch Körperwärme auflösen und so ihren Wirkstoff abgeben. Das Präparat daher kühl lagern, um ein vorzeitiges Auflösen zu vermeiden.

- Die Einsatzgebiete von Zäpfchen erklären:
  - Wenn aus irgendeinem Grund keine orale Gabe der Medikation möglich ist, z. B. bei einem sich übergebenden Patienten in der postoperativen Phase.
  - Wenn eine lokale Wirkung erwünscht ist.

Anwendung des Vaginalzäpfchens

- Der Patientin das Vorgehen darlegen:
  - Das Verfallsdatum kontrollieren.
  - Vor dem Einführen Hände waschen.
  - Handschuhe anziehen.
  - Schutzfolie entfernen.

- Falls eine Einführhilfe vorhanden ist, das Zäpfchen auf dieser anbringen.
- Mit angewinkelten und gespreizten Beinen hinlegen.
- Vaginalzäpfchen mit der Einführhilfe oder einem Handschuh so weit wie möglich einführen.
- Bei Benutzen einer Einführhilfe, das Zäpfchen frei geben.
- Einführhilfe bzw. Finger entfernen.
- Handschuhe entsorgen und Hände waschen.

! Vorsicht: Nach Benutzung kann es durch das Auflösen des Zäpfchens zu einem Auslaufen aus der Scheide kommen.

- Die Patientin anweisen, nach dem Einführen des Zäpfchens zu ruhen.

Anwendung des Rektalzäpfchens

- Der Patientin das Vorgehen erklären:
  - Den Darm entleeren.
  - Das Verfallsdatum kontrollieren.
  - Vor dem Einführen, Hände waschen.
  - Handschuhe anziehen.
  - Schutzfolie entfernen.
  - Hinlegen, idealerweise ein Bein anwinkeln und das andere strecken.
  - Rektalzäpfchen mit einem Finger 2–3 cm in das Rektum einführen.
  - Bei Benutzen einer Einführhilfe, das Zäpfchen frei geben.
  - Einführhilfe bzw. Finger entfernen.
  - Handschuhe entsorgen und Hände waschen.

! Vorsicht: Nach Benutzung kann es durch das Auflösen des Zäpfchens zu einem Auslaufen aus dem Rektum kommen.

! Vorsicht: Sollte innerhalb von 2 h Stuhlgang auftreten und der Darm entleert werden, muss die Medikation wiederholt werden.

- Die Patientin anweisen, nach dem Einführen des Zäpfchens zu ruhen.

Nachbereitung

- Dokumentieren, welche Medikamente verabreicht bzw. verschrieben wurden und dass die Patientin über Verhaltensmaßregeln aufgeklärt wurde.
- Sich vergewissern, dass die Anweisungen verstanden wurden.
- Sich vergewissern, dass es der Patientin gut geht und ihr Gelegenheit geben, Fragen zu stellen.
- Der Patientin für die Mitarbeit danken.

7. Anamnese in der Geburtshilfe

Vorbereitung

- Sich der Patientin vorstellen.
- Der Patientin erklären, dass die Anamneseerhebung dazu dient, die Ursache ihrer gynäkologischen Beschwerden zu ermitteln.
- Die Patientin um ihr Einverständnis bitten.

Ablauf

Aufnahme der Basisdaten

- Name, Alter und Beruf der Patientin ermitteln.
- Die Patientin fragen, ob die Schwangerschaft geplant oder ungeplant war:
  - Fragen, ob eine In-vitro-Fertilisation (IVF) stattgefunden hat.
  - Falls die Schwangerschaft ungeplant war, erfragen, ob sie dennoch erwünscht ist.
- Die Blutgruppe der Patientin erfragen (v. a. auf Rhesus negativ achten!)

Anamnese vorheriger Schwangerschaften

> Tipp: Für jede bisherige Schwangerschaft einzeln eine Anamnese erheben!

- Die Patientin fragen, wann die vorherigen Schwangerschaften waren.
- Nach der jeweiligen Schwangerschaftsdauer erkundigen.
- Nach der jeweiligen Entbindungsart und dem Verlauf der Geburt fragen.
- Geburtgewicht und momentanen Gesundheitszustand der Kinder ermitteln.

> **!** Vorsicht: Nicht vergessen, die Patienten auch nach Schwangerschaftsabbrüchen und Fehlgeburten zu fragen!

Anamnese der aktuellen Schwangerschaft

- Gestationsalter bestimmen und Geburtstermin errechnen:
  - Die Patientin nach dem Zeitpunkt der letzten Menstruation fragen (LMP).
  - Sich erkundigen, ob die Patientin vor der letzten Menstruation regelmäßig ihre Periode hatte.
  - Fragen, ob die Patientin mit der Pille verhütet hat und wann sie ggf. aufgehört hat, die Pille zu nehmen.
  - Den voraussichtlichen Geburtstermin ermitteln (ET), z. B. indem von dem ersten Tag der letzten Menstruation drei Kalendermonate abgezogen und ein Jahr und sieben Tage addiert werden oder durch Benutzung von Gravidogrammen.
  - Das Gestationsalter wird in Schwangerschaftswochen post menstruationem angegeben!
- Nach Bewegungen des Kindes (etwa ab der 18.–20. SSW von der Mutter wahrnehmbar) und Veränderungen des zeitlichen Abstands zwischen den Bewegungen fragen.

> **!** Vorsicht: Bei weniger als zehn Kindsbewegungen pro Tag sollte man aufmerksam werden und die Ursache genauer abklären!

- Eine genaue Anamnese zum Verlauf der Schwangerschaft erheben:
  - Datum und Methode der Schwangerschaftsfeststellung
  - bisherige Schwangerschaftsvorsorge und Infektionsscreening (Streptokokken, Röteln, Hepatitis-B-Antigen, Chlamydien, HIV usw.)
  - Schwangerschaftssymptome
  - erste Bewegungen des Kindes
  - Befunde der Ultraschalldiagnostik
  - ggf. Befunde der Chorionzottenbiopsie oder Amniozentese
  - Blutdruck und Proteinurie
  - außerdem: Varikosis, Hautveränderungen, Dysurie, Obstipation, Infektionserkrankungen, Fluor

Anamnese der aktuellen Beschwerden

- Die Patientin genauer nach ihren aktuellen Beschwerden fragen. Dabei in jedem Fall abfragen:
  - vaginale Blutungen
  - Fruchtwasserabgang
  - Übelkeit
  - Kontraktionen

Gynäkologische Anamnese

- Eine gynäkologische Anamnese erheben, dabei auch nach Datum und Ergebnis des letzten Zervixabstriches fragen.
- Erkundigen, ob bei der Patientin Myome bekannt sind.
- Uterusoperationen erfassen:
  - Sectio (Kaiserschnitt)
  - Kürettage (Ausschabung)
  - Konisation (Kegelförmige Ausschneidung der Portio zu diagnostischen und therapeutischen Zwecken)
  - Zerklage (Umschlingung des Muttermunds)

Krankheitsgeschichte

- Nach aktuellen und bisherigen Krankheiten bis hin zu Kinderkrankheiten fragen. Besonders eingehen auf:
  - Hypertonie
  - kardiale Vitien
  - Asthma
  - Diabetes
  - Schilddrüsenerkrankungen
  - hämatologische Erkrankungen
- Die Patientin bitten, bisherige Operationen anzugeben.
- Erfragen, ob in letzter Zeit ein Arzt aufgesucht wurde und wenn ja warum.

Medikamentenanamnese

- Die Patientin nach dem Gebrauch verschreibungspflichtiger und frei verkäuflicher Medikamente fragen.
- Rauchgewohnheiten und Alkoholkonsum abklären.
- Die Patientin auf den Gebrauch illegaler Drogen ansprechen.
- Erkundigen, ob bestimmte Arzneimittelallergien bekannt sind.

Familienanamnese

- Nach komplizierten Schwangerschaftsverläufen, besonders bei engeren Verwandten, wie Mutter, Geschwistern und Kindern, fragen.

Sozialanamnese

- Die Familiensituation der Patientin erfragen.
- Die Patientin auf ihre Wohnsituation und Hobbys ansprechen.
- Gegenwärtige und bisherige Arbeitsverhältnisse berücksichtigen.

Nachbereitung

- Die Patientin bitten, bisher noch nicht Angesprochenes zu ergänzen.
- Der Patientin für die Mitarbeit danken und die Untersuchungsergebnisse zusammenfassen.
- Anmerken, dass sich der Anamnese eine körperliche Untersuchung und ggf. eine apparative Diagnostik anschließen muss.

8. Untersuchung der Schwangeren

> Tipp: Aus juristischen Gründen empfiehlt es sich, dass bei jeder gynäkologischen und geburtshilflichen Untersuchung durch eine männliche Person eine Hebamme, Krankenschwester oder weibliche Kollegin anwesend ist.

Vorbereitung

- Sich der Patientin vorstellen.
- Der Patientin erklären, welche Untersuchungen anstehen und warum sie notwendig sind.
- Die Patientin um ihr Einverständnis bitten.
- Der Patienten erklären, dass ihr Gewicht und ihr Blutzuckerspiegel gemessen werden sollte, um eine Präeklampsie (hypertensive Erkrankung während der Schwangerschaft) und Schwangerschaftsdiabetes auszuschließen.
- Die Patienten bitten, ihre Blase zu entleeren (eine volle Blase verfälscht den Fundushöhenstand).
- Die Patientin auf einer Liege halb sitzend positionieren und sie bitten, den Bauch freizumachen.
- Sich vergewissern, dass sich die Patientin wohl fühlt.

Ausrüstung

- Kardiotokogramm (CTG)
- Stethoskop

Ablauf

Inspektion

- Das Abdomen der Patientin beurteilen, dabei auf die Form, Kontur und Symmetrie des Bauches achten.
- Bewegungen des Kindes registrieren (in der Regel für den **Untersucher** ab der 24. Woche möglich).
- Schwangerschaftsstreifen und Linea nigra (eine dunkle Verfärbung entlang der vertikalen Mittellinie des Bauches) sind normale Befunde während einer Schwangerschaft.
- Auf Narben am Abdomen achten.

Palpation des Abdomens

- Die Größe und Höhe des Uterus (vgl. Tab. 6.8.1), sowie die Anzahl der Feten bestimmen.
- Die Größe des Feten beurteilen.
- Lage, Stellung, Haltung und ggf. Einstellung des Kindes ermitteln (vgl. Tab. 6.8.2).
- Ab der 20. Schwangerschaftswoche kann das Abdomen mit Hilfe der Leopold-Handgriffe beurteilt werden:
  - **Erster Leopold-Handgriff**: Den Fundusstand beurteilen, indem die Handkanten oberhalb des Fetus liegen. Vorsichtig Hinweise zur Lage ertasten.
  - **Zweiter Leopold-Handgriff**: Durch seitliches Auflegen der Hände an den Uterus, wird ermittelt, auf welcher Seite sich der Rücken des Kindes befindet.
  - **Dritter Leopold-Handgriff**: Den vorangehenden Kindsteil tasten. Um zwischen Schädel- und Beckenendlage zu unterscheiden, wird mit abgespreiztem Daumen und Zeigefinger der dominanten Hand über der Symphyse getastet und die Beweglichkeit gegenüber dem Rumpf getestet (der Kopf lässt sich besser bewegen).
  - **Vierter Leopold-Handgriff**: Von hinten und lateral oberhalb der Leistenbänder den Höhenstand des vorangehenden Teils palpieren und mit der Lage des Beckeneingangs vergleichen.

Gestationsalter	Fundusstand
12 SSW	oberer Symphysenrand
16 SSW	zwei Querfinger oberhalb der Symphyse
20 SSW	zwischen Symphyse und Nabel
24 SSW	Nabelhöhe
28 SSW	drei Querfinger oberhalb des Nabels
32 SSW	zwischen Nabel und Rippen
36 SSW	Rippenbogen

Tab. 6.8.1 Normaler Fundusstand bezogen auf das Gestationsalter

Begriff	Definition
Lage (Situs)	• Verhältnis zwischen Längsachsen des Kindes und der Mutter.
Stellung (Position)	• Verhältnis des kindlichen Rückens zur Gebärmutterwand: I. Stellung: Rücken links II. Stellung: Rücken rechts
Haltung (Habitus)	• Verhältnis der kindlichen Längsachse des Kopfs und des Rumpfs zueinander.
Einstellung (Präsentatio)	• Beschreibt die Anpassung des kindlichen Kopfes an den Geburtskanal.

Tab. 6.8.2 Wichtige Grundbegriffe der Untersuchung von Schwangeren

Symphysen-Fundus-Abstand

- Mit einem Bandmaß den Abstand zwischen Symphysenoberrand und Fundus ermitteln.
- Mit Normwerten vergleichen.

Auskultation

- Mit dem CTG die Herzfrequenz des Kindes ermitteln.
- Herz und Lunge der Mutter auskultieren.

Nachbereitung

- Der Patientin Zeit geben, sich wieder anzuziehen.
- Sich vergewissern, dass es der Patientin gut geht und ihr Gelegenheit geben, Fragen zu stellen.
- Der Patientin für die Mitarbeit danken, die erhobenen Befunde zusammenfassen und erläutern.
- Anmerken, dass sich der körperlichen Untersuchung ggf. eine apparative Diagnostik anschließen muss.

7 Sex und Gesundheit

1. Die Sexualanamnese

Vorbereitung

Tipp: Da es sich um ein sehr persönliches Thema handelt, ist es besonders wichtig, formal und professionell vorzugehen.

- Sich dem Patienten vorstellen.
- Den Patienten über die inhaltliche Thematik des Gesprächs aufklären und ihm klar machen, dass er ihm unangenehme Fragen nicht beantworten muss.
- Den Patienten um sein Einverständnis bitten.

Ablauf

Sexualpartner

- Den Patienten fragen, mit wem er zuletzt geschlafen hat und wann.
- Erkundigen, ob es innerhalb der letzten drei Monate noch andere Partner gab.
- Fragen, ob es sich bei den Partnern um feste Beziehungen, regelmäßige oder einmalige Sexualpartner gehandelt hat.
- Das Geschlecht der Partner erfragen.

Sexualpraktiken

- Den Patienten fragen, ob er Vaginal-, Oral- oder Analsex hatte.
  - Falls der Patient Oral- oder Analsex hatte, erkundigen, ob er ihn empfangen oder gegeben hat.
- Fragen, ob der Patient Kondome benutzt und ggf. versuchen herauszufinden, ob er sie richtig benutzt.
- Ggf. erkundigen, ob der Patient schon einmal von seinem Partner verletzt oder missbraucht worden ist.

Ort

- Den Patienten um Auskunft darüber bitten, ob er schon einmal im Ausland Sexualverkehr hatte und wenn ja, wo.
- Fragen, wo die Sexualpartner herstammen.
- Erkundigen, ob es möglich ist, dass die Sexualpartner im Ausland Sex hatten.

Sexuell übertragbare Krankheiten

- Nach Entzündungen, wunden Stellen, Juckreiz, Dysurie und (bei Frauen) Abdominalschmerzen fragen.
- Anamnese bezüglich Geschlechtskrankheiten (einschließlich HIV) des Patienten und seiner Partner erheben.

- Bei Frauen nach Datum der Durchführung und Ergebnis des letzten Zervixabstrichs erkundigen.

Sexualfunktion

- Den Patienten fragen, ob er irgendwelche Probleme beim oder bezogen auf Sex hat.

Allgemeine Anamnese

- Krankheitsgeschichte, Medikamentanamnese, sowie Familien- und Sozialanamnese erheben.

Nachbereitung

- Den Patienten bitten, bisher noch nicht Angesprochenes zu ergänzen.
- Dem Patienten für die Mitarbeit danken und eine Zusammenfassung der erhobenen Befunde geben.
- Anmerken, dass sich der Anamnese eine körperliche Untersuchung und ggf. eine apparative Diagnostik anschließen muss.

2. HIV-Risikoeinschätzung

Vorbereitung

- Sich dem Patienten vorstellen.
- Dem Patienten erklären, dass die Anamneseerhebung dazu dient, die Wahrscheinlichkeit einer HIV-Infektion zu ermitteln.
- Dem Patienten um sein Einverständnis bitten.

> Tipp: Bei dem Thema HIV sind Taktgefühl, Einfühlsamkeit und Empathie besonders wichtig!

Ablauf

Einen Überblick gewinnen

- Den Patienten fragen, was ihn bewegt hat, einen Arzt aufzusuchen und eine Risikoeinschätzung durchführen zu lassen.

Sex

- Erkundigen, ob der Patient mit Männern, Frauen oder beiden Geschlechtern Sex hat.
- Fragen, ob der Patient ungeschützten Vaginal-, Oral- oder Analverkehr hatte:
  - Fragen, wann, wie häufig, mit wem und mit wie vielen Partnern.
  - Besonders rezeptiver Analverkehr stellt ein hohes Risiko dar.
- Den Patienten bitten, Auskunft über in letzter Zeit erworbene Geschlechtskrankheiten zu geben.
- Nach dem HIV-Status und Sexualpraktiken des Partners oder der Partnerin fragen.

Illegale Drogen

- Den Patienten fragen, ob er oder einer seiner Partner sich selbst intravenös Drogen injiziert hat oder injiziert und ob er Nadeln mit anderen geteilt hat.

Blutprodukte und Transfusionen

- Eine eventuelle Hämophilie ermitteln.

> Info: 90% der an Hämophilie Erkrankten, die vor 1985 Faktorenkonzentrate erhielten, wurden durch Verunreinigungen der Blutprodukte mit HIV infiziert.

- Den Patienten fragen, ob er vor 1985 Blutprodukte oder Transfusionen erhalten hat.
- Erkundigen, ob der Patient Partner hat oder hatte, die an Hämophilie leiden oder vor 1985 Blutprodukte oder Transfusionen erhalten haben.
- Nach dem Beruf des Patienten fragen, um einzuschätzen, ob er einem erhöhtem Risiko ausgesetzt ist.

Nachbereitung

- Den Patienten bitten, bisher noch nicht Angesprochenes zu ergänzen.
- Dem Patienten für die Mitarbeit danken und eine zusammenfassende Bewertung der erhobenen Informationen geben.
- Anmerken, dass sich der Anamnese eine körperliche Untersuchung und ggf. eine apparative Diagnostik anschließen muss.

7

3. Den Gebrauch eines Kondoms erklären

Vorbereitung

- Sich dem Patienten vorstellen.
- Einschätzen, wie viel der Patient über Kondome weiß.

Ausrüstung

- zwei Kondome
- ein Penismodell
- eine Infobroschüre

Ablauf

- Dem Patienten erklären, dass über die Benutzung von Kondomen mit dem Partner gesprochen werden sollte und dass das Kondom vor jeglichem Genitalkontakt angelegt sein sollte.
- Dem Patienten den Gebrauch am Modell demonstrieren:
  - Auf die Genehmigungsnummer oder das „CE" – Zeichen achten.
  - Sicherstellen, dass das Verfallsdatum des Kondoms nicht abgelaufen ist.
  - Die Verpackung vorsichtig öffnen und das Kondom herausnehmen.
  - Das Kondom auf den erigierten Penis auflegen.
  - Die Luft aus dem Kondom drücken und es vorsichtig über den Penis abrollen.

> **!** Vorsicht: Den Patienten unbedingt darauf aufmerksam machen, dass das Spermareservoir vor der Glans penis verbleibt!

- Während der Penetration sollte das Kondom an der Penisbasis festgehalten werden.
- Nach dem Orgasmus den noch erigierten Penis aus der Scheide ziehen, dabei das Kondom an der Penisbasis festhalten.
- Nach dem Geschlechtsverkehr das Kondom vorsichtig entfernen, so dass kein Samen vertropft wird.
- Das Kondom in den Müll entsorgen.
- Hände und Genital waschen.

> **!** Vorsicht: Den Patienten unbedingt auf Folgendes hinweisen:
> - Kondome unter keinen Umständen mehrfach benutzen
> - Kondome kühl und trocken lagern.
> - Kondome nicht für längere Zeit im Portemonnaie mit sich führen!
> - Öle und Fette zerstören das Kondom!
> - Keine Gleitmittel auf Ölbasis verwenden

> **!** Vorsicht: Dem Patienten klarmachen, dass Kondome reißen können und dass in diesem Fall ein Arzt aufgesucht werden sollte.

Nachbereitung

- Den Patienten bitten, bisher noch nicht Angesprochenes zu ergänzen.
- Dem Patienten anbieten, bei weiteren Fragen jederzeit wiederzukommen.
- Dem Patienten eine Infobroschüre mitgeben.

Bezugsquelle Infobroschüre

- Leporello zum Kondomgebrauch: BZGA (Bundeszentrale für gesundheitliche Aufklärung) http://www.bzga.de/botmed_70470000.html

4. Die Kombinationspille verschreiben

Vorbereitung

- Sich der Patientin vorstellen.
- Der Patientin erklären, dass die Anamneseerhebung dazu dient, das für sie passende Verhütungsmittel zu finden.
- Name und Alter der Patientin erfassen.
- Erkundigen, ob sich die Patientin auch mit anderen Verhütungsmethoden beschäftigt hat.

Ablauf

Grundlegende Informationen

- Der Patientin erklären, dass die Pille, richtig angewendet, eine Sicherheit von 99,9% bietet und nur durch Anwendungsfehler die Sicherheit auf 97% sinkt.

> **!** Vorsicht: Unbedingt darauf hinweisen, dass die Pille nicht vor Geschlechtskrankheiten schützt.

- Die Patientin über die Vorteile der Pille informieren:
  - Die Menstruation setzt regelmäßiger ein und geht mit weniger Blutverlust und Regelschmerzen einher.
  - Das Risiko an Ovarialkrebs oder Endometriumkarzinomen zu erkranken sinkt.
  - Die Pille hilft oftmals bei Problemen mit Akne.
- Die Risiken und Nebenwirkungen darlegen:
  - Das Risiko eine tiefe Beinvenenthrombose oder eine Lungenembolie zu entwickeln steigt.
  - Das Herzinfarktrisiko ist erhöht.
  - Eine Erhöhung des Risikos an einem Zervixkarzinom zu erkranken konnte nachgewiesen werden, über das Mammakarzinom wird noch diskutiert.
  - Zu den Nebenwirkungen gehören Kopfschmerzen, Übelkeit, Schwindel, Bluthochdruck, gesteigerte Empfindlichkeit der Brust, Gewichtszunahme und Depressionen.
- Die Kontraindikationen ansprechen:
  - Zu den absoluten Kontraindikationen gehören Thrombosen und Gerinnungsstörungen, Schlaganfall und Herzinfarkt, Nierenversagen, Lebererkrankungen, Brustkrebs und andere östrogenabhängige Krebserkrankungen, sowie Schwangerschaft.
  - Hypertonie von >160/95 mmHg stellt ebenfalls eine absolute Kontraindikation dar.
  - Stillen, Migräne, Rauchen (> 35 Jahre), Oligomenorrhö, Sichelzellanämie und eine positive Familienanamnese bezüglich Hyperlipidämie oder Herz-und Nierenerkrankungen gelten als relative Kontraindikation.

> Tipp: Unbedingt eine Medikamentenanamnese erheben, da viele Medikamente die Wirkung der Kombipille verändern können!

Einnahme und Einnahmefehler

- Die Einnahme der Pille erklären:
  - Die Pille am ersten Tag der Regelblutung einnehmen.
  - Jeden Tag zur gleichen Zeit die Pille einnehmen, bis die 21 Pillen verbraucht sind.
  - Sieben Tage keine Pille einnehmen.
  - Bei Packungen mit 22 Pillen, nur sechs Tage pausieren.

> Tipp: Bei Erbrechen oder Durchfall zusätzlich andere Verhütungsmethoden (Barrieremethoden) verwenden!

7

- Die Patientin anweisen, wie sie sich bei Einnahmefehlern zu verhalten hat:

Tipp: Eine verspätete Einnahme einer Pille um bis zu zwölf Stunden, stellt kein Risiko dar!

  - Beim **Vergessen einer Pille in der ersten Woche**: Die vergessene Pille sofort, die nächste Pille zum normalen Zeitpunkt einnehmen. Barrieremethode für sieben Tage anwenden.
  - Beim **Vergessen einer Pille in der zweiten Woche**: Die vergessene Pille sofort einnehmen, die nächste Pille zum normalen Zeitpunkt einnehmen.
  - Beim **Vergessen einer oder mehrerer Pillen in der dritten Woche**: Pillenpackung zu Ende nehmen und ohne Pause die nächste beginnen **oder** siebentägige Pause, dann mit neuer Pillenpackung beginnen.
  - Beim **Vergessen mehrere Pillen innerhalb der ersten oder zweiten Woche**: Bis zur nächsten Entzugsblutung mit einer Barrieremethode verhüten.

! Vorsicht: Im Zweifel sollte immer ein Arzt konsultiert werden, da dieser ggf. auch über die „Pille-danach" informieren kann!

Nachbereitung

- Die Patientin bitten, bisher noch nicht Angesprochenes zu ergänzen.
- Wichtigste Fakten zusammenfassen und prüfen, ob die Patientin sie verstanden hat.
- Die Patientin bitten, jegliche unerwarteten Symptome zu melden.

8 Neurologie

1. Anamnese bei Kopfschmerzen

Vorbereitung

- Sich dem Patienten vorstellen.
- Dem Patienten erklären, dass die Anamneseerhebung dazu dient, die Ursache der Kopfschmerzen zu ermitteln.

Ablauf

Aufnahme der Basisdaten

- Name und Alter des Patienten erfragen.

Aktuelle Anamnese

Tipp: Offene Fragen benutzen!

- Den Patienten genau fragen nach:
  - Zeitpunkt des Auftretens und Dauer der Schmerzen
  - Schmerzcharakter
  - Lokalisierung der Kopfschmerzen
  - Ausstrahlung
  - Schweregrad
  - Häufigkeit
  - mögliche Auslöser
- Begleitsymptomatik klären:
  - Übelkeit
  - Erbrechen
  - Sehstörungen
  - Lichtscheu
  - Fieber
  - Hautausschläge oder -veränderungen
  - druckempfindliche oder pochende Temporalarterien
  - Nackenschmerzen
  - Bewusstseinszustand
  - neurologische Ausfälle
- Lindernde oder Schmerz verstärkende Faktoren, wie Ruhe, Dunkelheit, Sport, Kaffee, Alkohol, Dehydration und Stress erfragen.
- Den Patienten bitten einzuschätzen, wie stark die Kopfschmerzen ihn in seinem Alltagsleben beeinträchtigen.

Schlafanamnese

- Den Patienten genau fragen nach:
  - geregeltem Schlaf-Wach-Rhythmus
  - Ein- und Durchschlafstörungen
  - morgendlichem Früherwachen
  - nächtlichem Schnarchen und Atemaussetzern
  - nächtlichen Besonderheiten
  - Tagesmüdigkeit, Abgeschlagenheit

Vegetative Anamnese

- Den Patienten genau fragen nach:
  - Appetit
  - Gewichtsverlust
  - Potenzstörungen
  - Miktion
  - Defäkation

Psychologische Anamnese

- Auf folgende Aspekte eingehen (vgl. Kap. „Den psychischen Befund eines Patienten erfassen"):
  - Orientierung zur Person
  - Stimmung
  - Affektivität
  - Antrieb
  - Sozialkontakte
  - Denken (formal, inhaltlich)
  - Gedächtnis und Merkfähigkeit

Krankheitsgeschichte

- Nach bisherigen Krankheiten bis hin zu Kinderkrankheiten fragen.
- Den Patienten bitten, bisherige Operationen anzugeben.
- Erfragen, ob in letzter Zeit ein Arzt aufgesucht wurde und warum.

Medikamentenanamnese

- Verschreibungspflichtige Medikamente erfassen, dabei besonderes Augenmerk auf Medikamente legen, die typischerweise Kopfschmerzen verursachen können (z. B. Kalziumkanalblocker, Nitrate).
- Nach der Einnahme von frei verkäuflichen Medikamenten insbesondere Analgetika fragen.
- Nach der Einnahmehäufigkeit von apotheken- oder rezeptpflichtigen Schmerzmitteln fragen.
- Rauchgewohnheiten und Alkoholkonsum erfragen.
- Den Patienten auf den Gebrauch illegaler Drogen ansprechen.
- Nach bekannten Medikamentenallergien fragen.

Familienanamnese

- Abklären, ob Familienmitglieder, insbesondere Eltern, Geschwister und Kinder, an ähnlichen Symptomen leiden oder gelitten haben.

Sozialanamnese

- Die Familiensituation des Patienten erfragen.
- Den Patienten auf seine Wohnsituation und Hobbys ansprechen.
- Gegenwärtige und bisherige Arbeitsverhältnisse berücksichtigen.
- Versuchen, etwas über den allgemeinen Stimmungszustand des Patienten zu erfahren, da Depressionen oft mit Kopfschmerzen einhergehen.
- Den Patienten nach Auslandsaufenthalten fragen.

Nachbereitung

- Den Patienten bitten, bisher noch nicht Angesprochenes zu ergänzen.
- Dem Patienten für die Mitarbeit danken, die erhobenen Befunde zusammenfassen und erläutern.
- Anmerken, dass sich der Anamnese eine körperliche Untersuchung und ggf. eine apparative Diagnostik anschließen muss.

Beispiele	
• Migräne • Spannungskopfschmerz • Clusterkopfschmerz • Arteriitis cranialis • Zervikalspondylose	• Intrakranielle Raumforderung, z. B. durch Tumoren oder Blutungen • Analgetikakopfschmerz • Schlafapnoesyndrom • Meningitis

Tab. 8.1.1 Auswahl möglicher Differenzialdiagnosen bei Kopfschmerz

8

2. Anamnese nach einem epileptischen oder nicht-epileptischen Anfall

Vorbereitung

- Sich dem Patienten vorstellen.
- Dem Patienten erklären, dass die Anamneseerhebung dazu dient, die Ursache der Ereignisse zu ermitteln.

Ablauf

! Vorsicht: Es ist wichtig, sich zu vergegenwärtigen, dass zahlreiche Erkrankungen einen epileptischen Anfall imitieren können (vgl. Tab. 8.2.1).

Beispiele	
• Synkope • transitorisch ischämische Attacke (TIA) • Hypoglykämie • orthostatische Hypotonie • Karotissinussyndrom	• Arrhythmien • Kataplexie • psychogener Anfall • Migräne

Tab. 8.2.1 Auswahl wichtiger Differenzialdiagnosen epileptischer Anfälle

Aufnahme der Basisdaten

- Name und Alter des Patienten erfragen.

Aktuelle Anamnese

Tipp: Offene Fragen benutzen, um dem Patienten nichts zu suggerieren!

- Den Patienten fragen, ob er sich selbst an das Ereignis erinnert.
- Den genauen Ablauf des Anfalls – ggf. auch durch Fremdanamnese – ermitteln.
- Auslöser erfragen (z. B. Alkohol, Schlafentzug, emotionale Belastung, rasches Aufstehen, Husten oder Anstrengung).
- Erfragen, ob es zu einem Bewusstseinsverlust kam und ggf. nach dessen Dauer.
- Den Patienten bitten, etwaige Prodromalsymptome, wie Aura (Unwohlsein, Sensibilitätsstörungen, Zucken, Flimmern vor den Augen), Stimmungsveränderung und Déjà-vu-Erlebnisse zu schildern.
- Erfragen, ob der Patient mit den Gliedmaßen gekrampft hat (wenn ja, mit welchen) oder tonische Körperbewegungen (z. B. des Kopfes oder der Augen) durchgeführt hat.
- Erfragen, ob der Patient sich auf die Zunge gebissen hat und ob er sich eingenässt oder eingekotet hat.
- Überprüfen, ob der Patient nach dem Anfall orientiert war und ob er sich Verletzungen zugezogen hat.
- Den Patienten auf eventuelle, vorherige Anfälle dieser Art ansprechen.

Schlafanamnese

- Den Patienten genau fragen nach:
  - geregeltem Schlaf-Wach-Rhythmus
  - Ein- und Durchschlafstörungen
  - morgendlichem Früherwachen
  - nächtlichem Schnarchen und Atemaussetzern
  - nächtlichen Besonderheiten
  - Tagesmüdigkeit, Abgeschlagenheit

Vegetative Anamnese

- Den Patienten genau fragen nach:
  - Appetit
  - Gewichtsverlust
  - Potenzstörungen
  - Miktion
  - Defäkation

Psychologische Anamnese

- Auf folgende Aspekte eingehen (vgl. Kap. „Den psychischen Befund eines Patienten erfassen“):
  - Orientierung zur Person
  - Stimmung
  - Affektivität
  - Antrieb
  - Sozialkontakte
  - Denken (formal, inhaltlich)
  - Gedächtnis und Merkfähigkeit

Krankheitsgeschichte

- Nach bisherigen Krankheiten bis hin zu Kinderkrankheiten fragen, dabei besonders auf Diabetes, Epilepsie, Fieberkrämpfe, Herzerkrankungen, Schlaganfall, Zervikalspondylose, Parasomnien und Arthritis eingehen.
- Den Patienten bitten, bisherige Operationen anzugeben.
- Erfragen, ob in letzter Zeit ein Arzt aufgesucht wurde und warum.

Medikamentenanamnese

- Verschreibungspflichtige Medikamente erfassen, dabei besonderes Augenmerk auf Medikamente legen, die zu einer orthostatischen Hypotonie oder einer Senkung der zerebralen Krampfschwelle führen können (z. B. Phenothiazine, trizyklische Antidepressiva oder Blutdrucksenker).
- Den Patienten fragen, ob er einen insulinpflichtigen Diabetes mellitus hat.
- Nach der Einnahme von frei verkäuflichen Medikamenten fragen.
- Rauchgewohnheiten und Alkoholkonsum erfragen.
- Den Patienten auf den Gebrauch illegaler Drogen ansprechen.
- Nach Medikamentenallergien fragen.

Familienanamnese

- Fragen, ob bei engeren Verwandten ähnliche Symptome aufgetreten sind oder in der Familie Epilepsien oder Herzerkrankungen bekannt sind.

Sozialanamnese

- Die Familiensituation des Patienten erfragen.
- Den Patienten auf seine Wohnsituation und Hobbys ansprechen.
- Den Patienten auf seine gegenwärtige und bisherige Arbeitsverhältnisse ansprechen, dabei besonderes Augenmerk auf eine eventuelle Gefährdung am Arbeitsplatz legen.

- Nach Führerscheinbesitz und Teilnahme am Straßenverkehr fragen.
- Den Patienten bitten einzuschätzen, inwieweit seine Lebensqualität durch Anfälle gemindert wird.

Nachbereitung

- Den Patienten bitten, bisher noch nicht Angesprochenes zu ergänzen.
- Dem Patienten für die Mitarbeit danken, die erhobenen Befunde zusammenfassen und erläutern.
- Anmerken, dass sich der Anamnese eine körperliche Untersuchung und ggf. eine apparative Diagnostik anschließen muss.

3. Untersuchung der Hirnnerven

Vorbereitung

- Sich dem Patienten vorstellen.
- Dem Patienten erklären, welche Untersuchungen anstehen und warum sie notwendig sind.

Ausrüstung

- Wattestäbchen
- Spatel
- Pupillenleuchte
- Reflexhammer
- Sehprobentafeln
- Opthalmoskop
- Riechproben
- Stimmgabel
- Otoskop
- Frenzelbrille

Ablauf

N. olfactorius (I. Hirnnerv)

- Den Patienten fragen, ob er gut riecht bzw. ob sich an seiner Geruchswahrnehmung etwas verändert hat.
- Zur genaueren Untersuchung:
  - Dem Patienten können Riechproben gegeben werden, die er bei geschlossenen Augen erkennen soll
  - Die Proben dem Patienten seitengetrennt anbieten.

> Tipp: Genauere Riechtestung (z. B. im Rahmen der Parkinsonfrühdiagnostik) zur Bestimmung von Riechschwelle, Identifikations- und Diskriminationsvermögen, z. B. mittels Sniffin' Sticks©.

- Bei Verdacht auf Simulation können Trigeminusreizstoffe (z. B. Ammoniak) eingesetzt werden, die auch bei verlorenem Geruchssinn wahrnehmbar sind.

N. opticus (II. Hirnnerv)

> Tipp: Mehr Infos zu der Untersuchung des N. opticus finden sich im Kapitel „Bestimmung der Sehkraft und Untersuchung des Auges".

- Den Patienten fragen, ob er in letzter Zeit schlechter sieht.
- Orientierende Prüfung der Sehschärfe mit Hilfe einer Sehprobentafel (Snellen-Sehprobe) durchführen:
  - Der Abstand zwischen Patient und Tafel beträgt 5 m, wenn nicht anders angegeben.
  - Den Patienten bitten, ein Auge abzudecken und dann die letzte für ihn lesbare Zeile vorzulesen.
  - Neben den Zeilen ist angegeben, aus welcher Entfernung ein Normalsichtiger diese Zeile lesen kann.
  - Visus ermitteln, indem der Patienten-Tafel-Abstand durch den ermittelten Wert geteilt wird, z. B. 5/5 = 1,0 oder 5/50 = 0,1.
  - Test mit dem anderen Auge wiederholen.
- Die Nahsichtigkeit mit speziellen Sehprobentafeln, die der Patient in der Hand hält, testen.
- Ishihara-Farbtafeln nutzen, um die Farbsichtigkeit zu prüfen.
- Grobe Gesichtsfeldprüfung:
  - Das zu prüfende Auge fixiert die Nasenwurzel des Untersuchers, das andere ist mit der flachen Hand des Patienten abgedeckt.
  - Eine Hand von ganz außen (seitlich der Ohren des Patienten) langsam in dessen Gesichtsfeld bewegen. Dabei bei gestrecktem Arm gleichmäßige Bewegungen aus dem Handgelenk machen.
  - Den Patienten bitten mitzuteilen, wann er die Hand sieht.
  - Normalerweise reicht das temporale Gesichtsfeld über 90 Grad zur Seite.
  - Anschließend werden die Außengrenzen nach oben (ca. 60 Grad), nasal (ca. 55 Grad, je nach anatomischen Bedingungen), unten (ca. 70 Grad), sowie für die schrägen Meridiane (temporal bzw. nasal oben und unten) festgelegt.
  - Anschließend die Testung am anderen Auge wiederholen.
- Den Augenhintergrund mit dem Ophthalmoskop spiegeln.

8

N. oculomotorius, N. trochlearis und N. abducens (III., IV. und VI. Hirnnerv)

> Tipp: Mehr Infos zu den folgenden Untersuchung finden sich im Kapitel „Bestimmung der Sehkraft und Untersuchung des Auges".

- Pupillenweite vergleichen (z. B. Anisokorie mit Mydriasis bei Okulomotoriusparese).
- Das Augenlied auf Ptosis untersuchen.

- Direkten und konsensuellen Lichtreflex mit einer Pupillenleuchte prüfen:
  - Den Patienten bitten, in die Ferne zu blicken und die Lichtreaktion des beleuchteten Auges bestimmen (direkter Lichtreflex), dann die Lichtreaktion bei Beleuchtung des anderen Auges bestimmen (konsensueller Lichtreflex).
  - Auf gleichartige Reaktion der Pupillen achten.
- Den Akkommodationsreflex (Konvergenzreaktion) prüfen.
  - Den Patienten auffordern, aus der Ferne auf einen Stift, der in etwa 30 cm von seinem Gesicht entfernt gehalten wird, zu akkomodieren.
- Auf sichtbares Schielen des Patienten achten.
- Den Patienten fragen, ob er Doppelbilder sieht.
- Die Augenbeweglichkeit prüfen:
  - Den Patienten bitten, dem Finger des Untersuchers mit den Augen zu folgen (horizontal, vertikal, schräg oben und unten).
  - Den fixierenden Finger nicht zu nahe ans Auge halten, um eine Konvergenzreaktion zu vermeiden.
  - Bei kurzem Halten der Blickrichtung auf einen Blickrichtungsnystagmus achten.
  - Extreme Endstellungen vermeiden, da dies zum physiologischen Endstellnystagmus führt.

N. trigeminus (V. Hirnnerv)

- Die sensible Funktion überprüfen:
  - Durch leichte Berührungen (z. B. mit einem Wattestab) alle drei sensiblen Versorgungsbereiche testen (vgl. Abb. 8.3.1).
  - Zur Beurteilung des Kornealreflexes wird die Kornea eines Auges von lateral (um Blinzelreflexe zu vermeiden) mit einem sterilen Wattebausch berührt. Zur besseren Öffnung der Lidspalte soll der Patient nach oben schauen. Es sollte zum beidseitigen, simultanen Lidschluss kommen.

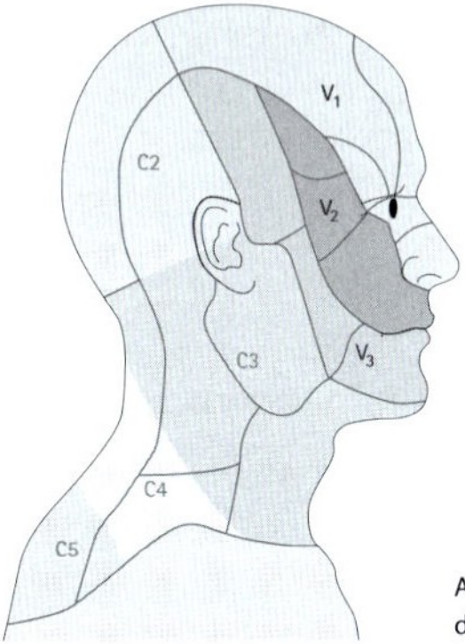

Abb. 8.3.1 Sensible Versorgungsbereiche des N. trigeminus

- Die motorische Funktion überprüfen:
  - Den Patienten bitten, die Zähne zusammenzubeißen, um die Kaumuskulatur palpieren zu können.
  - Den Patienten den Mund gegen Widerstand öffnen und schließen lassen.
  - Um den Masseterreflex zu prüfen, den Patienten bitten, den Unterkiefer leicht geöffnet, aber entspannt zu halten. Den Zeigefinger der nicht-dominanten Hand quer auf den Unterkiefer des Patienten legen und mit einem Reflexhammer einen kleinen Schlag auf den Finger ausüben, wobei es zum reflektorischen Zucken des Kiefers kommen sollte.

N. facialis (VII. Hirnnerv)

- Auf Asymmetrien im Gesichtsbereich achten, vor allem Nasolabialfalten und Mundwinkel sind für eine Beurteilung gut geeignet.
- Um die vom N. facialis innervierten mimischen Muskeln zu überprüfen, den Patienten nacheinander um Folgendes bitten:
  - die Augenbrauen hochziehen (intakt bei zentraler Fazialisparese!),
  - die Augen fest schließen,
  - die Backen aufblasen,
  - die Lippen spitzen und
  - die Zähne zeigen.

N. vestibulocholearis (VIII. Hirnnerv)

- Den Patienten fragen, ob er schlecht hört.
- Das Hörvermögen beider Ohren durch Flüstersprache oder Reiben von Daumen und Zeigefinger jeweils unmittelbar vor dem Gehörgang testen und bei verminderter Hörleistung Rinne- und Webertests durchführen (vgl. auch Kap. „Untersuchung des Ohres und Gehörtests“):
  - Für den Rinnetest eine angeschlagene Stimmgabel (256 oder 435 Hz) das Mastoid setzen. Gibt der Patient an, den Ton nicht mehr zu hören, die Stimmgabel direkt vor das Ohr halten. Hier sollte der Ton noch leise zu hören sein (Rinne positiv).
  - Für den Webertest eine angeschlagene Stimmgabel auf den Scheitel des Patienten setzen und fragen, ob der Ton in beiden Ohren gleich oder auf einer Seite lauter gehört („lateralisiert“) wird.
- Das Ohr mit einem Otoskop untersuchen.
- Orientierende Untersuchung des Gleichgewichtorgans (vgl. Kap. „Untersuchung von Gang und Koordination“):
  - Den Patienten nach Schwindel (Dreh-, Schwank-, Liftschwindel) fragen.
  - Den Patienten auffordern, mit zusammengestellten Füßen zu stehen und die Augen zu schließen (Romberg-Stehversuch). Dabei auf Unsicherheit und Fallneigung achten.
  - Den Patienten bitten, mit geschlossenen Augen und vorgehaltenen Händen mindestens eine halbe Minute auf der Stelle zu treten (Unterberger-Tretversuch), dabei darauf achten, ob sich der Patient zu einer Seite dreht.
  - Den Patienten mit offenen und geschlossenen Augen auf einer imaginären Linie gehen lassen, dabei auf Abweichungen und Fallneigung achten.
  - Auf Spontannystagmus achten, dabei idealerweise Frenzelbrille verwenden.

N. glossopharyngeus (IX. Hirnnerv)

- Mit einem Spatel die hintere Rachenwand seitengetrennt stimulieren, um zu prüfen, ob sich der Würgereflex des Patienten auslösen lässt.

N. vagus (X. Hirnnerv)

- Den Patienten „Aah" sagen lassen.
- Mit Hilfe der Pupillenleuchte die Uvula auf Asymmetrie untersuchen.

N. accessorius (XI. Hirnnerv)

- Den Patienten bitten, den Oberkörper freizumachen. Auf Atrophie des M. sternocleidomastoideus und M. trapezius achten.
- Zur Beurteilung einer eventuellen Kraftminderung:
  - Dem Patienten beide Hände fest auf die Schultern legen und ihn bitten, diese gegen den erzeugten Widerstand anzuheben.
  - Den Patienten bitten, den Kopf zu drehen, während mit einer Hand ein Widerstand erzeugt wird.
  - Bei beiden Untersuchungen auf Seitengleichheit achten.

N. hypoglossus (XII. Hirnnerv)

- Mit der Pupillenleuchte die Zunge des Patienten inspizieren, nach Zeichen von Atrophie oder Faszikulationen suchen.
- Auf ausgeprägte seitliche Abweichungen der herausgestreckten Zunge achten.

Nachbereitung

- Sich vergewissern, dass es dem Patienten gut geht und ihm Gelegenheit geben, Fragen zu stellen.
- Dem Patienten für die Mitarbeit danken, die erhobenen Befunde zusammenfassen und erläutern.
- Anmerken, dass sich der körperlichen Untersuchung ggf. eine apparative Diagnostik anschließen muss.

4. Untersuchung von Gang und Koordination

Vorbereitung

- Sich dem Patienten vorstellen.
- Dem Patienten erklären, welche Untersuchungen anstehen und warum sie notwendig sind.

Ablauf

Untersuchung des Gangs

> **!** Vorsicht: Beim Überprüfen des Gangs sollte man immer darauf vorbereitet sein, einen Sturz des Patienten abzufangen!

- Den Patienten bitten aufzustehen, dabei seine Körperhaltung und Standsicherheit beurteilen.
- Den Patienten bitten, barfuß einige Schritte zu gehen, sich dann umzudrehen und zurückzulaufen. Auf Folgendes achten:
  - Gangart: taumelig, breite Schritte etc.
  - Mitbewegung der Arme beim Gehen
  - Unsicherheit beim Umkehren
- Den Patienten bitten, beim Gehen die Ferse direkt vor die Zehen zu setzen, als ob er auf einem Drahtseil gehen würde:
  - Den Test mit offenen und geschlossenen Augen durchführen.
  - Taumelt der Patient immer zur selben Seite, spricht dies für eine vestibuläre Schädigung.
  - Liegt eine spinale Ataxie vor, verbessert sich der Gang bei geöffneten Augen.
  - Für eine Erkrankung des Kleinhirns spricht ein stark schwankender Gang mit auffälligen gegensteuernden Bewegungen.
- Den Romberg-Stehversuch durchführen (s. N. vestibulocholearis):
  - Den Patienten auffordern, mit direkt nebeneinander aufgesetzten Füßen frei zu stehen.
  - Den Patienten nach einiger Zeit die Augen schließen lassen.
  - Auf Standunsicherheit und Fallneigung, besonders nach Schluss der Augen (Romberg positiv) achten.
- Den Unterberg-Tretversuch durchführen (s. N. vestibulocholearis):
  - Den Patienten bitten, mit geschlossenen Augen auf der Stelle zu treten, dabei darauf achten, ob sich der Patient zu einer Seite dreht.
  - Eine Drehung von mehr als 45 Grad nach etwa 50 Schritten ist pathologisch.

Untersuchung der Koordination

- Den Patienten fragen, welche Hand seine dominante Hand ist.
- Rasche Wechselbewegungen (Diadochokinese) prüfen:
  - Den Patienten auffordern, abwechselnd so schnell wie möglich mit der Handfläche und dem Handrücken einer Hand auf seine Oberschenkel zu schlagen.
  - Auf Flüssigkeit und Geschwindigkeit der Bewegung achten. Einschränkungen können auch paresebedingt sein.
  - Untersuchung mit der anderen Hand wiederholen und vergleichen.

> **i** Info: Sind die Bewegungen ungeschickt, spricht man von Dysdiadochokinese, sind sie langsam von Bradydiadochokinese.

- Den Finger-Nase-Test durchführen:
  - Der Untersucher hält seinen Zeigefinger in einem für den Patienten gut erreichbaren Abstand vor dessen Gesicht.
  - Den Patienten bitten, mehrmals und mit wechselnden Geschwindigkeiten, abwechselnd mit dem Zeigefinger seine eigene Nase und den Zeigefinger des Untersuchers zu berühren.
  - Die Prozedur mit der anderen Hand wiederholen.
  - Auf unregelmäßige Zickzackbewegungen, Dysmetrie, Haltetremor und Intentionstremor achten.

- Knie-Hacke-Versuch durchführen:
  - Den Versuch am liegenden Patienten ausführen.
  - Den Patienten auffordern, zunächst mit geöffneten Augen, mit der Hacke das Knie des anderen Beines zu berühren und dann über dem Schienbein in Richtung der Zehen nach unten zu gleiten.
  - Den Test mit geschlossenen Augen wiederholen.
  - Den Test mit dem anderen Bein wiederholen.
  - Auf unregelmäßige Zickzackbewegungen, Dysmetrie, Aktions- bzw. Haltetremor und Intentionstremor achten.
- Überprüfung der Feinmotorik der Finger:
  - Den Patienten bitten, den Daumen einer Hand abwechselnd mit den anderen Fingern so schnell wie möglich zusammenzuführen.
  - Mit der anderen Hand wiederholen.

Tipp: Ein Intentionstremor oder das Verfehlen des anvisierten Ziels (Dysmetrie) können für eine Kleinhirnschädigung sprechen!

Nachbereitung

- Sich vergewissern, dass es dem Patienten gut geht und ihm Gelegenheit geben, Fragen zu stellen.
- Dem Patienten für die Mitarbeit danken, die erhobenen Befunde zusammenfassen und erläutern.
- Anmerken, dass sich der körperlichen Untersuchung ggf. eine apparative Diagnostik anschließen muss.

Beispiele	
• zerebelläre Ataxie • sensorische Ataxie • spinale Ataxie • Morbus Parkinson	• Muskel-Skelett-Erkrankungen • altersabhängige Gangveränderung

Tab. 8.4.1 Auswahl häufiger Erkrankungen und Befunde

5. Untersuchung des sensiblen Nervensystems am Oberkörper und der oberen Extremität

Vorbereitung

- Sich dem Patienten vorstellen.
- Dem Patienten erklären, welche Untersuchungen anstehen und warum sie notwendig sind.
- Den Patienten auffordern, den Oberkörper freizumachen.

Ausrüstung

- Wattebausch oder Tupfer
- Stimmgabel (128 Hz)
- spitzer Gegenstand

Ablauf

- Den Patienten nach Sensibilitätsstörungen fragen (z. B. Taubheit, Kribbeln, Brennen, Schmerzen).
- Den Oberkörper des Patienten und die Arme auf sichtbare Veränderungen untersuchen.

> Tipp: Die folgenden Untersuchungen werden im Seitenvergleich durchgeführt. Um die Ergebnisse nicht zu verfälschen, sollte der Patient für die einzelnen Untersuchungen die Augen schließen!

- Das Berührungsempfinden des Patienten überprüfen:
  - Mit einem Wattebausch, Tupfer oder Finger ventral und dorsal, dann an beiden Armen jedes Dermatom leicht berühren bzw. über die Dermatome gleiten (vgl. Abb. 8.5.1).
  - Den Patienten auffordern, zu sagen, wann er die Berührung fühlt bzw. sich diese ändert (Hypästhesie, Hyperästhesie, Allodynie).
- Das Schmerzempfinden des Patienten testen:
  - Den Patienten bitten, Bescheid zu geben, wenn er einen Schmerzreiz wahrnimmt.
  - Mit einem spitzen Gegenstand (z. B. nicht zu spitze Nadel, abgebrochenes Wattestäbchen, Nadelrad) Schmerzreize an den Dermatomen des Oberkörpers ventral, dorsal und der oberen Extremität setzen.
  - Den Patienten auffordern, zu sagen, wann er den Stichreiz fühlt bzw. sich dieser ändert (Hypalgesie, Anästhesie, Hyperalgesie).
- Den Lagesinn des Patienten prüfen:
  - Einen Finger des Patienten nehmen und ihn im distalen Interphalangealgelenk mehrfach beugen und strecken, zunächst mit großen, dann mit kleineren Bewegungsausschlägen.
  - Den Finger unter kräftigem Druck seitlich nehmen und die benachbarten Finger zur Seite drücken, damit Informationen aus der Tastmodalität möglichst wenig beitragen.
  - Den Patienten nach initialer Demonstration jeweils bitten anzugeben, wohin der Finger bewegt wurde.
- Das Vibrationsempfinden des Patienten bewerten:
  - Die Stimmgabel z. B. am Handballen anschlagen und auf einem Knochenvorsprung (Daumengrundgelenk, distaler Radius etc.) aufsetzen.
  - Den Patienten fragen, ob er die Vibration fühlt, bzw. entsprechend der Skalierungsangabe, wie lange er sie wahrnimmt.

Nachbereitung

- Sich vergewissern, dass es dem Patienten gut geht und ihm Gelegenheit geben, Fragen zu stellen.

- Dem Patienten für die Mitarbeit danken, die erhobenen Befunde zusammenfassen und erläutern.
- Anmerken, dass sich der körperlichen Untersuchung ggf. eine apparative Diagnostik anschließen muss.

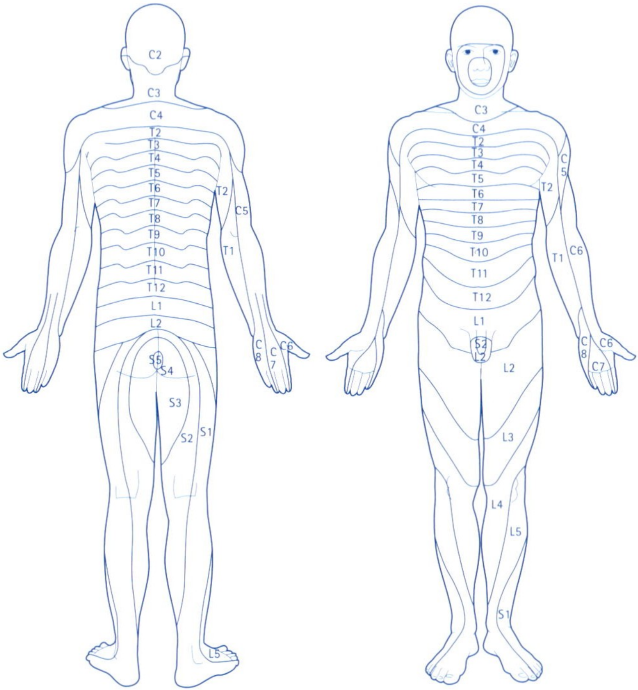

Abb. 8.5.1 Dermatome

6. Untersuchung des motorischen Nervensystems des Oberkörpers und der oberen Extremität

Vorbereitung

- Sich dem Patienten vorstellen.
- Dem Patienten erklären, welche Untersuchungen anstehen und warum sie notwendig sind.
- Den Patienten auffordern, den Oberkörper freizumachen.

Ausrüstung

- Reflexhammer
- spitzer Gegenstand

Ablauf

Inspektion

- Auffälligkeiten der Haltung beachten.
- Prüfen, ob Faszikulationen, Tremor, Athetose oder Dystonie offensichtlich vorliegen.
- Größe, Form und Symmetrie der Handmuskeln, Armmuskeln und Muskeln des Schultergürtels abschätzen.
- Auf Atrophien achten.
- Armumfang messen.

Untersuchung des Muskeltonus

- Eine Hand des Patienten nehmen und das Ellenbogengelenk stützen.
- Den Patienten bitten, die Extremität lockerzulassen.
- Den Unterarm beugen und strecken, supinieren und pronieren, dabei auf den entgegengebrachten Widerstand achten.
- Provokationsmanöver: den Patienten bitten, die Zähne während der Untersuchung zusammenzubeißen oder kontralateral eine Faust zu ballen und die Untersuchung wiederholen. Zur Beurteilung vgl. Tab. 8.6.1.

Befund	Eigenschaften
Spastik	• federnder, geschwindigkeitsabhängiger Widerstand, besonders an den Beugern der oberen Extremität • Taschenmesserphänomen: plötzliches Nachlassen der Spannung bei maximaler Muskeldehnung • Entstehung: Schädigung des ersten Motoneurons
Rigor	• kontinuierliche Steifigkeit der Muskulatur in Beugern und Streckern • Entstehung: typisch bei Morbus Parkinson
Hypotonie der Muskulatur	• verminderter Widerstand bei passiver Bewegung • Entstehung: Läsion des zweiten Motoneurons

Tab. 8.6.1 Untersuchung des Muskeltonus

Untersuchung der Muskelkraft

- Den Patienten anweisen, die Gelenke der oberen Extremität gegen Widerstand zu bewegen.
- Die Muskelkraft beider Arme miteinander vergleichen, dabei beachten, dass die dominante Seite im Normalfall mehr Kraft aufbauen kann.
- Die Muskelkraft nach Tab. 8.6.2 einschätzen.

Skala	Eigenschaft
0	keine Kontraktion
1	sichtbare Anspannung ohne Bewegung im Gelenk
2	Bewegung bei Ausschalten der Schwerkraft möglich
3	Bewegung gegen die Schwerkraft möglich
4	Bewegung gegen Widerstand möglich
5	normale Muskelkraft

Tab. 8.6.2 Untersuchung der Muskelkraft

Überprüfung der Reflexe

- Bizepssehnenreflex (C5, C6):
  - Den Arm des Patienten leicht beugen, auf seinen Bauch oder Schoß platzieren, die Handfläche zeigt nach unten.
  - Einen Finger auf die Bizepssehne in der Ellenbeuge drücken und mit dem Hammer auf den Finger schlagen.
  - Auf Flexion des Ellenbogens achten.
- Trizepssehnenreflex (C6, C7):
  - Den Arm des Patienten beugen, auf seinen Bauch oder Schoß platzieren, die Handfläche zeigt zum Körper.
  - Mit dem Hammer direkt auf die Trizepssehne schlagen.
  - Auf Extension des Ellenbogengelenks achten.
- Radiusperiostreflex (C5, C6):
  - Die Hand des Patienten in leichter Supinationsstellung auf seinen Bauch oder Schoß platzieren.
  - 3–5 cm oberhalb des Handgelenks auf den Radius schlagen.
  - Auf Flexion und Supination achten.
- Trömnerreflex (C7-Th1):
  - Mit der nicht-dominanten Hand die locker in Pronationsstellung gehaltene Hand des Patienten proximal der Fingergrundgelenke stützen.
  - Den Patienten bitten, die Finger leicht gebeugt zu halten.
  - Mit den Fingerkuppen der eigenen Hand gegen die Fingerkuppen der Patientenfinger schlagen.
  - Als normal gilt eine leichte reflektorische Beugung der Finger des Patienten, evtl. inklusive des Daumens.
  - Andere Hand untersuchen.

Tipp: Nicht das Auslösen des Reflexes ist pathologisch, sondern eine seitendifferente Reflexantwort!

- Bauchhautreflex (Th6-Th12):
  - Mit einem spitzen Gegenstand oder Fingernagel die Bauchhaut von lateral nach medial bestreichen.
  - Beim Auslösen des Reflexes verzieht sich die Bauchhaut normalerweise zur bestrichenen Seite.
  - Den Reflex in drei Etagen auslösen.
  - Auf Seitendifferenzen achten.

Nachbereitung

- Sich vergewissern, dass es dem Patienten gut geht und ihm Gelegenheit geben, Fragen zu stellen.
- Dem Patienten für die Mitarbeit danken, die erhobenen Befunde zusammenfassen und erläutern.
- Anmerken, dass sich der körperlichen Untersuchung ggf. eine apparative Diagnostik anschließen muss.

Beispiele	
• Läsionen des N. ulnaris, N. medianus oder N. radialis	• Myopathien
• Radikulopathie	• Halbseitenlähmung

Tab. 8.6.3 Auswahl häufiger Erkrankungen und Befunde

7. Untersuchung des sensiblen Nervensystems der unteren Extremität

Vorbereitung

- Sich dem Patienten vorstellen.
- Dem Patienten erklären, welche Untersuchungen anstehen und warum sie notwendig sind.
- Den Patienten auffordern, die untere Extremität freizumachen.

Ausrüstung

- Wattebausch oder Tupfer
- spitzer Gegenstand
- Stimmgabel (128 Hz)

Ablauf

- Den Patienten nach Sensibilitätsstörungen fragen (z. B. Taubheit, Kribbeln, Brennen, Schmerzen).

- Die Beine des Patienten auf sichtbare Veränderungen untersuchen.

Tipp: Die folgenden Untersuchungen werden im Seitenvergleich durchgeführt. Um die Ergebnisse nicht zu verfälschen, sollte der Patient für die einzelnen Untersuchungen die Augen schließen!

- Das Berührungsempfinden des Patienten überprüfen:
  - Mit einem Wattebausch, Tupfer oder Finger an beiden Beinen jedes Dermatom leicht berühren bzw. über die Dermatome gleiten (vgl. Abb. 8.5.1).
  - Den Patienten auffordern zu sagen, wann er die Berührung fühlt bzw. sich diese ändert (Hypästhesie, Anästhesie, Hyperästhesie, Allodynie).
- Das Schmerzempfinden des Patienten testen:
  - Den Patienten bitten, Bescheid zu geben, wenn er einen Schmerzreiz wahrnimmt.
  - Mit einem spitzen Gegenstand (z. B. nicht zu spitze Nadel, abgebrochenes Wattestäbchen, Nadelrad) Schmerzreize an den Dermatomen der unteren Extremität setzen.
  - Den Patienten auffordern, zu sagen, wann er den Stichreiz fühlt bzw. sich dieser ändert (Hypalgesie, Anästhesie, Hyperalgesie).
- Den Lagesinn des Patienten prüfen:
  - Die Großzehe des Patienten nehmen und ihn im distalen Interphalangealgelenk mehrfach beugen und strecken, zunächst mit großen, dann mit kleineren Bewegungsausschlägen.
  - Die Zehe unter kräftigem Druck seitlich nehmen und die benachbarten Zehen zur Seite drücken, damit Informationen aus der Tastmodalität möglichst wenig beitragen.
  - Den Patienten nach initialer Demonstration jeweils bitten anzugeben, wohin der Zeh bewegt wurde.
- Das Vibrationsempfinden des Patienten bewerten:
  - Die Stimmgabel z. B. am Handballen anschlagen und auf einem Knochenvorsprung (Großzehengrundgelenk, Innenknöchel etc.) aufsetzen.
  - Den Patienten fragen, ob er die Vibration fühlt, bzw. entsprechend der Skalierungsangabe, wie lange er sie wahrnimmt.

Nachbereitung

- Sich vergewissern, dass es dem Patienten gut geht und ihm Gelegenheit geben, Fragen zu stellen.
- Dem Patienten für die Mitarbeit danken, die erhobenen Befunde zusammenfassen und erläutern.
- Anmerken, dass sich der körperlichen Untersuchung ggf. eine apparative Diagnostik anschließen muss.

8. Untersuchung des motorischen Nervensystems der unteren Extremität

Vorbereitung

- Sich dem Patienten vorstellen
- Dem Patienten erklären, welche Untersuchungen anstehen und warum sie notwendig sind.
- Den Patienten auffordern, die untere Extremität freizumachen.

Ausrüstung

- Reflexhammer

Ablauf

Inspektion

- Die Füße des Patienten nach Deformitäten absuchen.
- Auffälligkeiten der Haltung beachten.
- Prüfen, ob Faszikulationen, Tremor, Athetose oder Dystonie offensichtlich vorliegen.
- Größe, Form und Symmetrie der Bein- und Fußmuskeln abschätzen.
- Auf Atrophien achten.
- Beinumfang am Ober- oder Unterschenkel messen.

Untersuchung des Muskeltonus

- Den Patienten im Liegen untersuchen.
- Den Patienten bitten, sich zu entspannen.
- Den Oberschenkel des Patienten mit einer Hand stützen, mit der anderen Hand den Fuß greifen.
- Im Sprung- und Kniegelenk beugen und strecken und dabei auf den entgegengebrachten Widerstand achten.
- Zur Beurteilung, ob Spastik, Rigor oder Hypotonie vorliegen, vgl. Tab. 8.6.3. im Kapitel „Untersuchung des motorischen Systems der oberen Extremität".

Untersuchung der Muskelkraft

- Den Patienten anweisen, die Gelenke der unteren Extremität gegen Widerstand zu bewegen.
- Die Muskelkraft beider Beine miteinander vergleichen und einschätzen (vgl. Tab. 8.8.1).

Überprüfung der Reflexe

- Patellasehnenreflex (L2, L3, L4):
  - Den Patienten bitten sich so hinzusetzen, dass sein Bein gebeugt ist.
  - Darauf achten, dass der M. quadriceps entspannt ist.
  - Mit dem Reflexhammer auf die Patellasehne schlagen.
  - Auf eine Kontraktion des M. quadriceps achten.

Skala	Eigenschaft
0	keine Kontraktion
1	sichtbare Anspannung ohne Bewegung im Gelenk
2	Bewegung bei Ausschalten der Schwerkraft möglich
3	Bewegung gegen die Schwerkraft möglich
4	Bewegung gegen Widerstand möglich
5	normale Muskelkraft

Tab. 8.8.1 Untersuchung der Muskelkraft

- Achillessehnenreflex (L5, S1, S2):
  - Den Fuß des sitzenden Patienten mit der nicht-dominanten Hand greifen und nach dorsal beugen.
  - Mit dem Reflexhammer auf die Achillessehne schlagen.
  - Auf die Plantarflexion des Fußes achten.
- Rossolimoreflex (S1, S2):
  - Von unten gegen die Zehenkuppen schlagen.
  - Als normal gilt eine leichte reflektorische Plantarflexion der Zehen des Patienten.
  - Untersuchung am anderen Fuß wiederholen.

Info: Nicht das Auslösen des Reflexes ist pathologisch, sondern eine seitendifferente Reflexantwort!

- Den Babinski-Reflex prüfen:
  - Mit einem spitzen Gegenstand die Plantarseite des Fußes bestreichen.
  - An der Außenkante des Fußes, an der Ferse beginnend, Richtung Zehen streichen und dann in einem Bogen zum Ballen.
  - Der Test gilt als pathologisch, wenn es während des Streichens zu einem Spreizen der Zehen und Dorsalflexion des Großzehs kommt (positiver Babinski-Reflex als Zeichen einer Pyramidenbahnläsion).
  - Eine Plantarflexion der Zehen beim Bestreichen der Fußsohle gilt als normal.

Weitere Untersuchungen

- Zehen- und Hackengang

Nachbereitung

- Sich vergewissern, dass es dem Patienten gut geht und ihm Gelegenheit geben, Fragen zu stellen.
- Dem Patienten für die Mitarbeit danken, die erhobenen Befunde zusammenfassen und erläutern.
- Anmerken, dass sich der körperlichen Untersuchung ggf. eine apparative Diagnostik anschließen muss.

9. Sprache beurteilen

Vorbereitung

- Sich dem Patienten vorstellen.
- Dem Patienten erklären, dass die Anamneseerhebung dazu dient, die Ursache seiner Beschwerden zu ermitteln.

Ablauf

- Den Patienten bitten, seine Beschwerden oder Probleme zu beschreiben.
- Eine etwaige Beeinträchtigung der Lautstärke und Qualität der Stimme (Dysphonie) erfassen.
- Prüfen, ob eine Dysphasie oder Aphasie vorliegt:
  - Darauf achten, ob der Patient Schwierigkeiten hat, Wörter oder Silben zu finden (Dysphasie).
  - Um eine expressive Aphasie (Broca) zu ermitteln, den Patienten bitten, gewöhnliche Dinge im Raum zu benennen. Liegt eine expressive Aphasie vor, hat der Patient hiermit Schwierigkeiten. Die Sprache ist insgesamt verlangsamt und stockend, die Ausdrucksfähigkeit durch Sprechen und Schreiben vermindert.
  - Um eine rezeptive Aphasie (Wernicke) zu diagnostizieren, den Patienten bitten, einfache Handlungen durchzuführen. Liegt eine rezeptive Aphasie vor, ist das Sprachverständnis eingeschränkt und der Patient kann die Handlungen nicht durchführen. Die Sprache ist flüssig, aber inhaltlich bedeutungslos.
- Den Patienten auf eine Dysarthrie (verminderte muskuläre Kontrolle des Sprechapparates) hin untersuchen:
  - Den Patienten Sätze, wie „Blaukraut bleibt Blaukraut und Brautkleid bleibt Brautkleid“ etc., nachsprechen lassen.
  - Besonders häufig betroffen sind labiale Laute, wie „M“, „B“ und „P“ oder linguale Laute, wie „L“, „T“ und „D“. Den Patienten gezielt einfache Wörter mit diesen Lauten nachsprechen lassen.
- Verminderte Lese- und Schreibfähigkeit (Dyslexie und Dysgraphie) prüfen, indem der Patient zunächst einen Text lesen und dann etwas Einfaches schreiben soll.

Nachbereitung

- Den Patienten bitten, bisher noch nicht Angesprochenes zu ergänzen.
- Dem Patienten für die Mitarbeit danken, die erhobenen Befunde zusammenfassen und erläutern.
- Anmerken, dass sich ggf. eine weiterführende Diagnostik anschließen muss.

9 Psychiatrie

1. Allgemeine Anamnese bei psychiatrischen Erkrankungen

Vorbereitung

- Sich dem Patienten vorstellen.
- Dem Patienten erklären, dass die Anamneseerhebung dazu dient, die Ursache seiner Beschwerden zu ermitteln.

Tipp: Eine angenehme Atmosphäre schaffen, die den Patienten beruhigt und in der er sich wohl fühlt!

Ablauf

Aufnahme der Basisdaten

- Name und Alter des Patienten notieren.

Aktuelle Anamnese

- Hauptsächlich offene Fragen stellen und aufmerksam zuhören.
- Während des Gesprächs besonders auf die Art und Weise der Erzählung sowie den Stimmungszustand des Patienten achten.
- Nach derzeitigen Symptomen fragen.
- Zur genaueren Analyse der Hauptbeschwerden folgende Punkte berücksichtigen:
  - Beginn und Dauer der Symptomatik ermitteln.
  - Den Patienten bitten zu schildern, inwieweit sein Alltagsleben eingeschränkt wird.
  - Fragen, ob er bisher irgendeine Behandlung bezüglich seiner Beschwerden in Anspruch genommen hat.
  - Den Patienten fragen, ob er schon einmal ähnliche Symptome hatte und ggf. wie und mit welchem Erfolg diese behandelt wurden.
- Den Patienten bitten, seinen Stimmungszustand zu schildern, und fragen, ob er unter Ängsten leidet.
- Außerdem nach Obsessionen, Sinnestäuschungen und Wahnideen fragen.

Fremdanamnese

- Falls der Patient von jemandem begleitet wird, eine Fremdanamnese erheben.

Psychiatrische Krankheitsgeschichte

- Den Patienten fragen, ob er schon einmal in der Psychiatrie war.
- Den Patienten auf eventuelles Gewaltverhalten ansprechen.
- Suizidversuche erfragen.

Allgemeine Krankheitsgeschichte

- Nach akuten und chronischen Erkrankungen und bisherigen Erkrankungen bis hin zu Kinderkrankheiten fragen.
- Kardiovaskuläre Risikofaktoren abklären.
- Den Patienten auf bisherige Operationen ansprechen.
- Erfragen, ob in letzter Zeit ein Arzt aufgesucht wurde und wenn ja, warum.

Medikamentenanamnese

- Verschreibungspflichtige Medikamente erfassen.
- Nach der Einnahme von frei verkäuflichen Medikamenten fragen.
- Den Patienten auf eventuellen Drogen- und Alkoholkonsum- oder Missbrauch sowie Suchtverhalten ansprechen
- Nach bekannten Medikamentenallergien fragen.

Familienanamnese

- Den Patienten fragen, ob es Familienmitglieder gibt, die ähnliche Probleme hatten.
- Nach Suizidversuchen in der Familie forschen.

Lebenslauf

- Nach Geburtsumständen, früher Kindheit und wichtigen Entwicklungen des Patienten fragen.
- Die Familiensituation des Patienten erfragen.
- Bildungsstand und Berufslaufbahn ermitteln.
- Den Patienten um Auskunft zu eventuellen Straffälligkeiten bitten.
- Psychosexuelle Anamnese inklusive Partnerschaften und sexueller Orientierung erheben.
- Religionszugehörigkeit und Bedeutung von Religion für den Patienten erfassen.

Sozialanamnese

- Den Patienten auf seine Wohnsituation und Hobbys ansprechen.
- Den Patienten bitten zu schildern, inwieweit er Unterstützung aus der Familie oder dem sozialen Umfeld erhält und was er sich selbst Gutes tut.
- Sich einen typischen Tagesablauf des Patienten schildern lassen.
- Den Patienten nach seiner finanziellen Situation fragen.

Nachbereitung

- Den Patienten bitten, bisher noch nicht Angesprochenes zu ergänzen.
- Dem Patienten für die Mitarbeit danken, die Kernpunkte des Gesprächs zusammenfassen und erläutern.
- Anmerken, dass sich diesem Gespräch ggf. eine weitere Diagnostik anschließen kann.

2. Den psychischen Befund eines Patienten erfassen

Vorbereitung

- Sich dem Patienten vorstellen.
- Dem Patienten erklären, dass er einige Fragen zu seinem jetzigen Gemütszustand gestellt bekommen wird.
- Um das Einverständnis des Patienten bitten.

Ausrüstung

- Anleitung zur Durchführung eines Mini-Mental-Tests
- Stift und Papier

Ablauf

Erscheinungsbild und Verhalten

- Dem Patienten zunächst einige offene Fragen stellen und seine Reaktionen genau beobachten. Besonders achten auf:
  - Kleidung, Haltung, Gestik, Mimik und Benehmen
  - Aktivitätszustand
  - Sozialverhalten und Emotionen, wie Apathie, Irritabilität, Labilität und Kooperationsbereitschaft
  - Vorhandensein katatonischer Züge

Sprache

- Die Sprache des Patienten während des Gesprächs analysieren bezüglich:
  - Sprachniveau
  - Sprachgeschwindigkeit und Intonation
  - Sprachinhalt, z. B. Depressivität, Grübeln und Wahnvorstellungen

Stimmungszustand

- Den Patienten direkt nach seiner Stimmung fragen, dabei besonders achten auf:
  - Angstsymptomatik, wie subjektives Angstgefühl, Schwitzen, Herzklopfen, Atemlosigkeit und Parästhesien
  - momentaner Gemütszustand und ggf. Schwere der Stimmungsveränderung
  - Suizidgedanken
- Bei eventuellen Phobien achten auf:
  - auslösender Stimulus
  - psychologische und physiologische Effekte auf den Patienten
  - Vermeidungsverhalten
  - Vorliegen einer generalisierten Angststörung

Antriebsverhalten

- Das Antriebsverhalten des Patienten beurteilen, dabei achten auf:
  - Antriebsarmut (Initiativlosigkeit, Anteilnahmslosigkeit, Mangel an Energie)
  - Antriebshemmung (der Patient nimmt sich selbst als „gebremst" wahr)
  - Antriebssteigerung

Psychomotorik

- Auf unruhige, verminderte oder verlangsamte Gestik, Mimik und Tonfall achten.

Vegetative Symptome

- Vegetative Symptome, wie Schlaf-, Appetit- und Libidoverlust, erfassen.
- Den Patienten fragen, ob sich seine Symptome zirkadian bessern oder verschlechtern.

Formale Denkstörungen

- Gleichzeitig auf Änderungen im Denkprozess des Patienten achten:
  - plötzliche Blockade des Gedanken- und Sprachflusses
  - häufiges Wechseln des Themas (assoziative Lockerung, Ideenflucht)
  - Einengung auf ein bestimmtes Thema
  - Grübelneigung
  - Festhängen an einem Gedanken (Perseveration) und echoartige Wiederholung der Wörter und Gedanken Anderer (Echolalie)
  - Wortneubildungen (Neologismen)
  - fehlender Zusammenhang (zerfahrener Gedankengang)
  - paralogischer Gedankengang, dazu die Abstraktionsfähigkeit des Patienten durch Sprichworterklärungen und Unterschiedsfragen prüfen.

Inhaltliche Denkstörungen

- Nach Wahnvorstellungen und überwertigen Ideen fragen.
- Erfragen, ob der Patient an Folgendem leidet:
  - Gefühl der Irrealität der Umwelt (Derealisation)
  - Gefühl des veränderten oder irrealen Ichs (Depersonalisation)
- Wahrnehmungsstörungen erfassen:
  - Illusionen, als Fehlwahrnehmungen äußerer Reize
  - Halluzinationen (Sinneswahrnehmung ohne äußere Reize)
- Nach psychotischen Ich-Störungen fragen, d. h. Formen der Fremdbeeinflussung.

Zwangsstörungen

- Den Patienten bei Zwangsstörungen ansprechen auf:
  - die zugrunde liegende Angst
  - Beeinträchtigung des täglichen Lebens durch die Störung
  - Wahrnehmung der Störung als sinnlos

Einsicht

- Den Patienten fragen, ob er weiß, was ihm fehlt.
- Fragen, ob der Patient glaubt, dass er Behandlung braucht und was er sich davon erhofft.

Kognitive Fähigkeiten

- Mit Hilfe des Mini-Mental-Test (MMT) die Kognition des Patienten beurteilen (vgl. Abb. 9.2.1).

Parameter	Punkte
1. Orientierung	
Welches Jahr, Jahreszeit, Monat, Wochentag, Datum von heute?	.../5
Wo sind wir? Land, Bundesland, Ort, Praxis/Klinik, Arztname	.../5
2. Aufnahmefähigkeit	.../3
Nachsprechen (drei Wörter: Zitrone, Schlüssel, Ball) ein Wort pro Sekunde	
3. Aufmerksamkeit und Rechnen	
Von 100 jeweils 7 substrahieren (93, 86, 79, 72, 65). jede richtige Antwort: ein Punkt, nach fünf Antworten aufhören	.../5
4. Gedächtnis	.../3
Frage nach den oben nachgesprochenen Wörtern ... ... pro Wort ein Punkt	
5. Sprache	
Was ist das (Bleistift)?	.../1
Was ist das (Uhr)?	.../1
Nachsprechen: „Wie Du mir, so ich Dir."	.../1
6. Ausführen eines dreiteiligen Befehls	
„Nehmen Sie das Blatt in die rechte Hand, falten Sie es in der Mitte und legen Sie es auf den Boden." jeder Teil ein Punkt	.../3
7. Lesen und Ausführen	
(auf separatem Blatt vorbereiten) „Schließen Sie Ihre Augen." der Punkt nur für Beides	.../1
8. Schreiben	
Einen x-beliebigen Satz schreiben lassen. (Nicht diktieren, muss spontan geschrieben werden!)	.../1
9. Kopieren	
(konstruktive Praxis) Sich überschneidende fünfeckige Figur nachzeichnen lassen. (Extrablatt vorlegen) 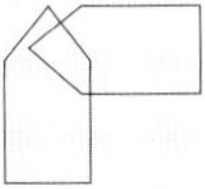	.../1
25–30 Punkte : keine Demenz 22–24 Punkte: mäßige Demenz 0–21 Punkte: erhebliche Demenz	Auswertung .../30

Abb. 9.2.1 Mini-Mental-Test, modifiziert nach Folstein

Nachbereitung

- Den Patienten bitten, bisher noch nicht Angesprochenes zu ergänzen.
- Dem Patienten für die Mitarbeit danken und die Kernpunkte des Gesprächs zusammenfassen.
- Mit dem Patienten die weiteren Schritte erörtern und ggf. anmerken, dass sich diesem Gespräch eine weitere Diagnostik anschließen kann.

Beispiele	
• Depression • Manie • bipolare Störungen	• Schizophrenie • Zwangsvorstellungen

Tab. 9.2.1 Beispiele häufiger Befunde und Erkrankungen

3. Anamnese bei Patienten mit Depressionen

Vorbereitung

- Sich dem Patienten vorstellen.
- Dem Patienten erklären, dass die Anamneseerhebung dazu dient, die Ursache seiner Beschwerden zu ermitteln.

Tipp: Sensibles und taktvolles Auftreten erleichtert das Gespräch erheblich und ist für den Patienten beruhigend.

9

Ablauf

- Dem Patienten überwiegend offene Fragen stellen und aufmerksam zuhören.
- Nach der gegenwärtigen Stimmung des Patienten fragen und ihn ermutigen, sich zu öffnen.
- Sich nach Krankheitsbeginn, Grund und/oder Auslöser erkundigen.
- Nach den Leitsymptomen depressiver Stimmung, Interessenverlust und Müdigkeit, fragen.
- Weiter psychische Symptome einer Depression, wie verminderte Konzentration, mangelndes Selbstwertgefühl, Schuldgefühle, Pessimismus, Schlafstörungen, Appetit- und Libidoverlust, prüfen.
- Die somatischen Symptome Anhedonie (Freud- und Lustlosigkeit), frühmorgendliches Erwachen, Agitation und Verlangsamung abfragen.
- Um andere mögliche psychiatrische Diagnosen auszuschließen, nach Halluzinationen, Wahnvorstellungen oder Manien fragen.
- Eine kurze allgemeine Krankheitsgeschichte, Medikamenten- und Familienanamnese erheben.

- Schweregrad der Erkrankung und den Einfluss auf das tägliche Leben des Patienten abschätzen.

> **!** Vorsicht! Suizidalität ausschließen (vgl. Kap. „Suizidabsicht richtig einschätzen").

Nachbereitung

- Den Patienten bitten, bisher noch nicht Angesprochenes zu ergänzen.
- Dem Patienten für die Mitarbeit danken.
- Mit dem Patienten die weiteren Schritte besprechen und ggf. anmerken, dass sich diesem Gespräch eine weitere Diagnostik anschließen kann.

4. Suizidabsicht richtig einschätzen

Vorbereitung

- Sich dem Patienten vorstellen und ein angenehmes Klima schaffen.

Ablauf

- Falls der Patient versucht hat, sich umzubringen, nach den Umständen fragen:
  - Den Auslöser für den Versuch ermitteln.
  - Den Patienten fragen, ob die Tat geplant war und auf welche Art und Weise er sich umbringen wollte.
  - Den Patienten schildern lassen, ob er allein war und ob er ggf. Vorsichtsmaßnahmen gegen vorzeitige Entdeckung gefällt hatte.
  - Erfragen, ob der Patient einen Abschiedsbrief hinterlassen hat.
  - Sich erkundigen, ob nach dem Versuch Hilfe in Anspruch genommen wurde.
- Risikofaktoren für einen Selbstmordversuch sammeln und abwägen:
  - Alter >45 Jahre
  - männlich
  - arbeitslos
  - geschieden, verwitwet oder Single
  - körperliche oder psychische Krankheiten
  - Medikamentenmissbrauch
  - vorherige Selbstmordversuche
  - positive Familienanamnese bezüglich Depressionen, Medikamenten- oder Drogenmissbrauch und Suizid
- Gegenwärtige Stimmung des Patienten einschätzen und abwägen, ob er wieder in eine Situation zurückkehren wird, die ihn zum Selbstmordversuch veranlassen könnte.
- Den Patienten seine Zukunftsperspektive darlegen lassen.
- Fragen, ob der Patient suizidale Absichten hat.

Nachbereitung

- Dem Patienten danken.
- Wichtige Fakten zusammenfassen und weiteres Vorgehen überdenken.

5. Anamnese bei Patienten mit Anorexie

Vorbereitung

- Sich dem Patienten vorstellen.
- Dem Patienten erklären, dass die Anamneseerhebung dazu dient, die Ursache seiner Beschwerden zu ermitteln.

Ablauf

Aufnahme der Basisdaten

- Name und Alter des Patienten notieren.

Gewicht

- Das aktuelle Gewicht feststellen.
- Den Patienten fragen, wie viel und über welchen Zeitraum er Gewicht verloren hat.
- Den Patienten fragen, ob er absichtlich abgenommen hat.
- Den Patienten bitten einzuschätzen, ob er über- oder untergewichtig ist.

Ernährung

- Menge und Art der Nahrung, die der Patient täglich zu sich nimmt, angeben lassen.
- Den Patienten fragen, ob er Essattacken hat, nach dem Essen erbricht oder Abführmittel und Diuretika gebraucht.

Sonstiges

- Bei weiblichen Patienten nach der Menstruation fragen.
- Nach extremen Aktivitäten bzw. Sport erkundigen, die dazu dienen, zusätzlich das Gewicht zu reduzieren.
- Depressionen abklären.
- Andere medizinische Ursachen, wie Schilddrüsenerkrankungen oder Morbus Crohn, die einen Gewichtverlust verursachen können, ausschließen.
- Kurze anamnestische Eckdaten abklären, inklusive Medikamentenanamnese.
- Familien- und Sozialanamnese, um ggf. einen Bezug zu Familie und/oder sozialem Umfeld zu eruieren.

Nachbereitung

- Den Patienten bitten, bisher noch nicht Angesprochenes zu ergänzen.
- Die Einsicht des Patienten in sein Problem abschätzen.
- Dem Patienten danken und ggf. weitere Untersuchungen, Psychotherapie und Krankenhausaufnahme anbieten.
- Bei jungen Patienten um Erlaubnis bitten, die Eltern ebenfalls zu befragen.

6. Anamnese bei Patienten mit Alkoholmissbrauch

Vorbereitung

- Sich dem Patienten vorstellen.
- Dem Patienten erklären, dass die Anamneseerhebung dazu dient, etwas über sein Trinkverhalten zu erfahren.

Tipp: Durch verständnisvolles, nicht vorverurteilendes Auftreten eine Vertrauensbasis schaffen!

Ablauf

Aufnahme der Basisdaten

- Name und Alter des Patienten notieren.

Alkoholanamnese

- Den Patienten nach Menge des Alkoholkonsums, Getränkeart, Uhrzeit und Ort des Konsums fragen.
- Prüfen, ob bei dem Patienten Zeichen der Alkoholabhängigkeit vorliegen:
  - Der Patient hat ein zwanghaftes Bedürfnis zu trinken.
  - Der Patient hat eine erhöhte Alkoholtoleranz.
  - Der Patient konsumiert situationsunabhängig Alkohol.
- Den Patienten fragen, ob bei Abstinenz bereits Entzugssymptome wie Unruhe, Tremor, Schweißausbrüche, Schwindel, Krampfanfälle oder Halluzinationen vorliegen.

Aktuelle Anamnese und Krankheitsgeschichte

- Den Patienten besonders in Bezug auf Komplikationen des Alkoholkonsums, wie Magengeschwüre, Pankreatitis, Herzinfarkt, Lebererkrankungen und periphere Neuropathie, ansprechen.

Medikamentenanamnese

- Verschreibungspflichtige Medikamente erfassen.
- Nach der Einnahme von frei verkäuflichen Medikamenten fragen.
- Den Patienten auf den Gebrauch illegaler Drogen ansprechen.

! Vorsicht: Den Patienten darauf aufmerksam machen, dass Alkohol die Wirkung und Nebenwirkungen vieler Medikamente verstärkt!

Sozialanamnese

- Gegenwärtige und bisherige Arbeitsverhältnisse erfragen.
- Den Patienten auf seine Wohnsituation und Hobbys ansprechen.
- Den Patienten fragen, ob ihn Eheprobleme, finanzielle Sorgen oder Probleme mit dem Gesetz, wie z. B. ein Führerscheinentzug, beschäftigen.

Familienanamnese

- Fragen, ob andere Familienmitglieder alkoholkrank sind.

Nachbereitung

- Die Trinkgewohnheiten des Patienten zusammenfassen und bewerten.
- Falls nötig und angebracht, dem Patienten einen Weg aufzeigen, seine Trinkgewohnheiten zu verändern.
- Den Patienten bitten, bisher noch nicht Angesprochenes zu ergänzen
- Dem Patienten für die Mitarbeit danken.

10 Geriatrie

1. Die geriatrische Anamnese

Vorbereitung

- Sich dem Patienten vorstellen.
- Dem Patienten erklären, dass die folgende Anamnese dazu dient, die Ursache seiner Probleme zu finden.
- Sich vergewissern, dass sich der Patient wohl fühlt.
- Versuchen herauszufinden, ob eine zusätzliche Fremdanamnese durch einen Betreuer erhoben werden kann oder muss.

Ablauf

Aufnahme der Basisdaten

- Name und Alter des Patienten aufnehmen.

Aktuelle Anamnese

- Den Patienten nach seinen aktuellen Beschwerden fragen.
- Erkundigen, inwieweit der Patient seine Unabhängigkeit erhalten hat und einen typischen Tagesablauf schildern lassen.
- In Erfahrung bringen, ob das Sehvermögen des Patienten beeinträchtigt ist. Fragen nach:
  - Benutzung von Sehhilfen
  - Schwierigkeiten beim Lesen
  - Einschränkungen des Alltagslebens
  - Mobilitätseinschränkungen (Autofahren etc.)
- Nach den Lebensumständen, wie Wohnsituation, Treppen im Haus, Heizgewohnheiten, schlechten Lichtverhältnissen, Stolperfallen (Teppiche, rutschige Badewanne oder Dusche etc.) fragen.
- Erkundigen, ob und wie der Patient betreut wird.
- Fragen, inwieweit der Patient in das Sozialleben eingebunden ist (Familie, Freunde, Vereine etc.).
- Die Stimmung des Patienten einschätzen. Dabei auf den Schlaf, Appetit und Phasen der Traurigkeit eingehen.
- Nach den Essgewohnheiten erkundigen.
- Den Patienten fragen, ob er manchmal Schwindelanfälle hat oder hinfällt.
- Sich informieren, ob der Patient an Inkontinenz leidet.
- Nach Rauch- und Trinkgewohnheiten erkundigen.

Krankheitsgeschichte

- Nach vorherigen Krankheiten, bis hin zu Kinderkrankheiten, fragen, dabei auch nach Polio und rheumatischem Fieber erkundigen.

- Bisherige Operationen aufzählen lassen.
- Den Patienten fragen, ob er in letzter Zeit einen Arzt konsultiert hat und warum.

Medikamentenanamnese
- Verschreibungspflichtige Medikamente erfassen.
- Nach der Einnahme von frei verkäuflichen Medikamenten fragen.
- Nach bekannten Medikamentenallergien fragen.
- Versuchen, etwas über die Compliance des Patienten zu erfahren.

Familienanamnese
- Krankheiten der Eltern, Geschwister und Kinder erfassen.
- Gezielt nach Fällen von Alzheimer, Krebs, Bluthochdruck, Herzinfarkten und Diabetes in der Familie fragen.

Nachbereitung
- Den Patienten fragen, ob es etwas gibt, das er noch hinzufügen möchte und ob er Fragen hat.
- Dem Patienten für das Gespräch danken.
- Die wichtigsten Fakten zusammenfassen und ggf. anmerken, dass sich diesem Gespräch eine weitere Diagnostik anschließen kann.

2. Körperliche Untersuchung bei älteren Menschen

Vorbereitung

> Tipp: Die Untersuchung älterer Patienten entspricht prinzipiell der von Patienten anderer Altersklassen. In diesem Kapitel werden nochmals einige Aspekte angesprochen (s. auch die einzelnen organbezogenen Anamnesekapitel).

- Sich dem Patienten vorstellen.
- Dem Patienten erklären, welche Untersuchungen anstehen und um sein Einverständnis bitten.
- Sich vergewissern, dass er sich wohl fühlt.

Ablauf

Allgemeinzustand
- Um einen Überblick zu gewinnen, besonders auf den Ernährungszustand, Haltung, eventuellen Tremor und Gang achten.
- Den Hautturgor (Spannungszustand der Haut) des Patienten prüfen:
  - Ein Hautfalte anheben und loslassen.
  - Verhalten der Haut beim Loslassen beobachten.

> **!** Vorsicht: Bei normalem Hydratationszustand verschwindet die Hautfalte sofort. Ein herabgesetzter Turgor kann Ausdruck einer Exsikkose sein!

Kardiovaskuläres System

- Den Blutdruck im Stehen und Liegen messen.
- Auf Arrhythmien, Herzgeräusche, zusätzliche Herztöne und Strömungsgeräusche über den Karotiden achten.
- Periphere Pulse tasten.
- Den Patienten auf Ödeme an den Knöcheln untersuchen.

Respirationstrakt

- Auf Atemfrequenz, Thoraxexkursion, basales Knistern und Rasselgeräusche achten.

Verdauungstrakt und Abdomen

- Zahnstatus erfassen.
- Megalien der Bauchorgane und Harnverhalt ausschließen.
- Die Bauchaorta auf ein eventuelles Aneurysma prüfen.
- Darmgeräusche analysieren und eine Rektaluntersuchung durchführen.

Neurologische Untersuchung

- Sehvermögen testen.
- Kraft und Koordinationsvermögen überprüfen.

Muskuloskelettales System

- Die Gelenke untersuchen, dabei auf Arthritis achten.
- Extremitäten inspizieren und untersuchen. Auf Muskelatrophien und Kontrakturen achten.

Haut

- Die Haut inspizieren. Auf Dekubitus, Purpura senilis (Hautblutungen im Alter), blaue Flecken, Keratosen und maligne Entartungen achten.

Nachbereitung

- Dem Patienten für die Mitarbeit danken.
- Die wichtigsten Befunde zusammenfassen und ggf. anmerken, dass sich diesem Gespräch eine weitere Diagnostik anschließen kann.

11 Orthopädie und Rheumatologie

1. Eine rheumatologische Anamnese erheben

Vorbereitung

Tipp: Die rheumatische Anamnese ist sehr umfangreich, es sollte daher genügend Zeit eingeplant werden!

- Sich dem Patienten vorstellen.
- Dem Patienten erklären, dass die Erhebung der folgenden Anamnese dazu dient, die Ursache seiner Beschwerden zu ermitteln.

Ablauf

Aufnahme der Basisdaten

- Name, Alter und Beruf erfragen.

Aktuelle Anamnese

- Den Patienten speziell nach Schmerzen fragen.
- Genaue Schmerzlokalisation beschreiben lassen.
- Nach Gelenksteifigkeit fragen.
- Erkundigen, ob der Patient Schwierigkeiten zu Beginn einer Tätigkeit hat oder ob die Beschwerden eher im Verlauf auftreten.
- Den Patienten bitten, zu erzählen, wann die Beschwerden erstmals aufgetreten sind.
- Sich den Krankheitsverlauf schildern lassen.
- Nach Begleitsymptomen erkundigen:
  - Lokale Symptome: Entzündungen, Deformitäten, Gelenkknacken, Blockaden, Bewegungseinschränkung etc.
  - Systemische Symptome: Haut- oder Augenprobleme, gastrointestinale Beschwerden
  - Allgemeinzustand: allgemeines Krankheitsgefühl, Fieber, Gewichtsverlust
- Nach Verletzungen und Infektionen fragen.

Krankheitsgeschichte

- Gegenwärtige und frühere Krankheiten bis hin zu Kinderkrankheiten erfragen.
- Nach bisherigen Operationen erkundigen.
- Den Patienten fragen, ob er sich in letzter Zeit in ärztlicher Behandlung befunden hat und warum.

Medikamentenanamnese

- Verschreibungspflichtige und frei verkäufliche Medikamente erfassen.
  - Speziell erkundigen, ob der Patient Schmerzmittel (nicht-steroidale Antirheumatika (NSAR), Steroide oder Immunsuppressiva einnimmt.

- Nach bekannten Medikamentenallergien fragen.
- Rauchgewohnheiten und Alkoholkonsum erfassen.

Familienanamnese

- Krankheiten der Eltern, Geschwister und Kinder aufnehmen.
- Den Patienten fragen, ob bei diesen unter anderem rheumatische Erkrankungen aufgetreten sind.

Sozialanamnese

- Den Patienten bitten, sein Alltagsleben zu beschreiben und dabei besonders auf Schwierigkeiten, die durch die Beschwerden entstehen, eingehen.
- Sich einen typischen Tagesablauf schildern lassen:
  - Erkundigen, ob Probleme beim Aufstehen, Toilettengang, Anziehen etc. bestehen.
- Den Patienten nach seiner Stimmung fragen und typische Leitsymptome einer Depression (depressiver Stimmung, Interessenverlust und Müdigkeit) eruieren.

Nachbereitung

- Den Patienten bitten, bisher noch nicht Angesprochenes zu ergänzen.
- Dem Patienten für die Mitarbeit danken, die erhobenen Befunde zusammenfassen und erläutern.
- Anmerken, dass sich der Anamnese eine körperliche Untersuchung und ggf. apparative Diagnostik anschließen muss.

Beispiele	
• Rheumatische Arthritis • Spondylarthritiden: Spondylitis ankylosans Psoriasisarthritis • Osteopathien	• Kollagenosen/Vaskulitiden: Polymyositis und Dermatomyositis Polymyalgia rheumatica • Degenerative Gelenk- und Wirbelsäulenerkrankungen • Nebenwirkungen der Steroidbehandlung

Tab. 11.1.1 Auswahl möglicher Differenzialdiagnosen und Befunde

2. Untersuchung der Hände und des Handgelenks

Vorbereitung

- Sich dem Patienten vorstellen.
- Die anstehende Untersuchung erklären und um das Einverständnis des Patienten bitten, diese durchzuführen.
- Den Patienten bitten, die Arme freizumachen.

Ausrüstung

- Gelenkmesser

Ablauf

Inspektion

- Handrücken und Handfläche betrachten:
  - Auf die Farbe der Haut, Rheumaknoten (subkutane asymptomatische knotige Veränderungen), Narben und Nagelveränderungen achten.
- Die Gelenke inspizieren, auf Schwellungen, Heberden- und Bouchard-Knoten achten (vgl. Abb. 11.2.1).

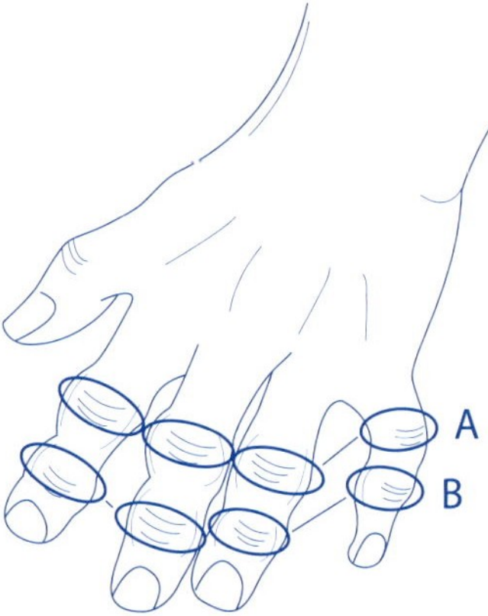

Abb. 11.2.1 Arthrosen der proximalen und distalen Interphalangealgelenke; **A** Bouchard-Arthrose, **B** Heberden-Arthrose

- Form und Positionierung der Gelenke begutachten (vgl. Abb. 11.2.2). Auf Folgendes achten:
  - Ulnardeviation: seitliches Abweichen der Finger zur ulnaren Seite.
  - Knopflochdeformität: Beugestellung des proximalen Interphalangealgelenks (PIP), Überstreckung des distalen Interphalangealgelenks (DIP) bei Zerstörung der Streckaponeurose.
  - Schwanenhals: Überstreckung im PIP, Beugung im DIP durch Schädigung der Beugesehnen.
  - Z-Deformität: 90 Grad-Beugung im Grundgelenk und Streckung im Endgelenk des Daumens.
  - Dupuytren-Kontraktur: am vierten und fünften Finger beginnende Beugekontraktur durch hypertrophe Schrumpfung der Palmaraponeurose, Sehnenscheide, Beugesehne und Haut.
  - Muskelatrophie
  - Sehnenrupturen

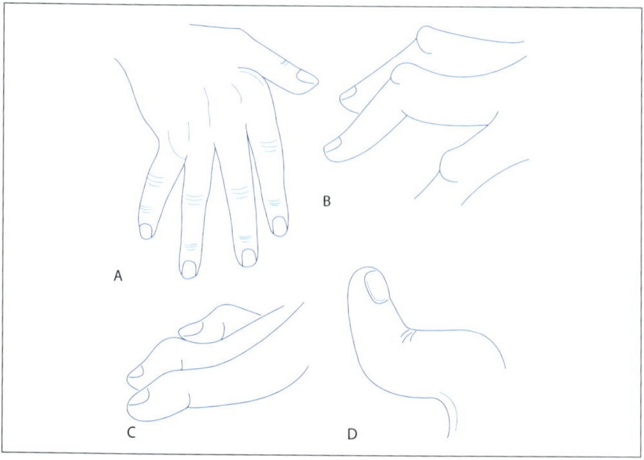

Abb. 11.2.2 **A** Ulnardeviation, **B** Knopflochdeformität , **C** Schwanenhals, **D** Z-Deformität

Palpation

- Auf die Hauttemperatur achten.
- Mit dem Gaenslen-Griff die Metacarpophalangealgelenke (MCP) orientierend untersuchen:
  - Die Metatarsalköpfchen II-IV mit Daumen und Zeigefinger umfassen und aneinanderdrücken.
  - Verspürt der Patient Schmerzen (Gaenslen-Zeichen positiv), deutet dies auf einen Entzündungsprozess hin, z. B. im Rahmen einer chronischen Polyarthritis.
- Die Gelenke einzeln auf Schwellung, Teigigkeit und Druckschmerzhaftigkeit untersuchen.
- Die Tabatière palpieren, Druckschmerzhaftigkeit deutet auf eine Kahnbeinfraktur hin.
- Den Processus styloideus des Radius und der Ulna tasten.

Bewegungsumfang bestimmen

Tipp: Aktiven Bewegungsumfang bestimmen und den Patienten bitten anzugeben, ab wann Schmerzen auftreten. Bei Bewegungseinschränkungen auch den passiven Umfang bestimmen.

- Das Handgelenk des Patienten untersuchen (vgl. Tab. 11.2.1):
  - Flexion und Extension, ulnare und radiale Abduktion prüfen.
  - Den Patienten bitten, die Hand zu pro- und supinieren.

- Den Bewegungsumfang des Daumens ermitteln (vgl. Tab. 11.2.1):
  - Extension, Flexion, Abduktion, Adduktion und Opposition beurteilen.
- Die Finger strecken und beugen lassen.
- Den Patienten bitten, die Hand des Untersuchers zu drücken, um die Kraft einschätzen zu können.

Bewegung	**Normaler Bewegungsumfang (Neutral-Null-Methode)**
Hand: Flexion/Extension Radialabduktion/Ulnarabduktion	 60°/0°/40° 30°/0°/40°
MP-Gelenke: Flexion/Extension	 90°/0°/0-30°
PIP-Gelenke: Flexion/Extension	 100°/0°/0°
DIP-Gelenke: Flexion/Extension	 90°/0°/0°
Daumen: Radialabduktion/Radialadduktion Palmare Abduktion/Adduktion Flexion/Extension im MP-Gelenk Flexion/Extension im MP-Gelenk	 70°/0°/0° 70°/0°/0° 50°/0°/0-10° 80°/0°/0-20°

Tab. 11.2.1 Normaler Bewegungsumfang an Hand und Fingern nach der Neutral-Null-Methode

Spezielle Untersuchungen

11

- Prüfen, ob ein Karpaltunnelsyndrom vorliegt:

> Tipp: Sensibiltätsverlust und Schmerzen im Versorgungsgebiet des N. medianus, sowie Kraftverlust der mittleren Finger und später auch Atrophie des Daumenballens, deuten bereits auf ein Karpaltunnelsyndrom hin!

  - Zum Auslösen des Hoffmann-Tinel-Zeichens, Ellenbogen und Handgelenk des Patienten strecken und die Volarseite des Handgelenks mit einem Reflexhammer beklopfen. Gibt der Patient einen Schmerz und Prickeln im Versorgungsgebiet an, ist das Zeichen positiv.
  - Das Phalen-Zeichen wird durch maximale Dorsalextension des Handgelenks für etwa 1 min ausgelöst. Es ist positiv, wenn Taubheitsgefühl und Parästhesien im Versorgungsgebiet auftreten.
- Den M. flexor profundus überprüfen, indem das proximale Interphalangealgelenk eines Fingers festgehalten wird und der Patient versucht, das Endgelenk zu beugen.

- Den M. flexor superficialis überprüfen, indem alle Finger bis auf einen fixiert werden und der Patient versucht den freien Finger gegen Widerstand zu beugen.
- Den Patienten bitten, einen Gegenstand des täglichen Bedarfs, wie z. B. einen Stift oder eine Tasse zu benutzen, um die Funktionalität der Gelenke besser einschätzen zu können.

Nachbereitung

- Dem Patienten für die Mitarbeit danken, die erhobenen Befunde zusammenfassen und erläutern.
- Dem Patienten Gelegenheit geben, Fragen zu stellen.
- Anmerken, dass sich der Untersuchung ggf. eine weiterführende apparative Diagnostik anschließen muss.

Beispiele	
• Arthrose • Rheumatische Arthritis • Morbus Dupuytren	• Karpaltunnelsyndrom • Kahnbeinfraktur

Tab. 11.2.2 Auswahl möglicher Differenzialdiagnosen und Befunde

3. Untersuchung des Ellenbogens

Vorbereitung

- Sich dem Patienten vorstellen.
- Die anstehende Untersuchung erklären und um das Einverständnis des Patienten bitten, diese durchzuführen.
- Den Patienten bitten, die Arme freizumachen.

Ausrüstung

- Gelenkmesser

Ablauf

Inspektion und Palpation

- Einen ersten Eindruck gewinnen:
  - Den Patienten den Arm strecken lassen, dabei auf Varus- oder Valgusdeformitäten achten.

> **i** Info: Eine Valgusstellung von 10 Grad bei Männern und 20 Grad bei Frauen ist physiologisch!

  - Bei gebeugten Armen medialen und lateralen Epikondylus und das Olekranon identifizieren, beide Seiten miteinander vergleichen. Auf Ergüsse oder Schwellungen achten.

- Nach Rheumaknoten (subkutane, asymptomatische knotige Veränderungen), Gichttophi (derbe, gelbliche nicht verschiebliche Knoten) und Narben suchen.
- Prüfen, ob Muskelatrophien am Ober- oder Unterarm sichtbar sind.

- Zur Palpation das Gelenk um 90 Grad beugen lassen:
  - Besonderes Augenmerk auf Druckschmerzhaftigkeit, Ergüsse und Schwellungen legen.
  - Die Hauttemperatur einschätzen.

Bewegungsumfang bestimmen

- Flexion und Extension sowie Supination und Pronation prüfen (vgl. Tab 11.3.1).

Bewegung	Normaler Bewegungsumfang (Neutral-Null-Methode)
Flexion/Extension	150°/0°/0°
Supination/Pronation	90°/0°/90°

Tab. 11.3.1 Normaler Bewegungsumfang des Ellenbogengelenks nach der Neutral-Null-Methode

Nachbereitung

- Dem Patienten für die Mitarbeit danken, die erhobenen Befunde zusammenfassen und erläutern.
- Dem Patienten Gelegenheit geben, Fragen zu stellen
- Anmerken, dass sich der Untersuchung ggf. eine weiterführende apparative Diagnostik anschließen muss.

Beispiele	
• Arthrose • Rheumatische Arthritis	• Olekranonbursitis

Tab. 11.3.2 Auswahl möglicher Differenzialdiagnosen und Befunde

4. Untersuchung der Schulter

Vorbereitung

- Sich dem Patienten vorstellen.
- Die anstehende Untersuchung erklären und um das Einverständnis des Patienten bitten, diese durchzuführen.
- Den Patienten bitten, Arme und Oberkörper freizumachen.

Ausrüstung

- Gelenkmesser

Ablauf

Inspektion und Palpation

- Um einen ersten Eindruck zu gewinnen, den Patienten von vorne und hinten betrachten:
  - Die Haltung des Patienten, Symmetrie und Konturen der Schultern, der Akromioklavikulargelenke, des Schlüsselbeins und der Sternoklavikulargelenke beurteilen.
  - Auf Hautfarbe, Narben und Deformitäten achten.
  - Beurteilen, ob Atrophien der Schultermuskeln vorliegen.
- Die knöchernen Strukturen palpieren:
  - Druckschmerzhaftigkeit, Ergüsse etc. untersuchen.
- Die Bizepssehne tasten (vgl. Abb. 11.4.1).
- Die Hauttemperatur einschätzen.

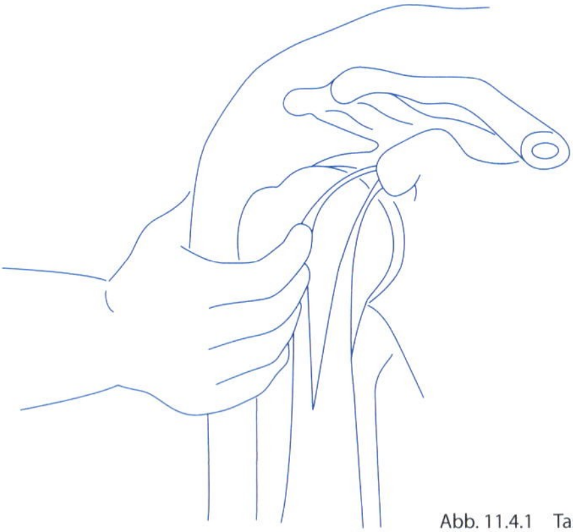

Abb. 11.4.1 Tasten der Bizepssehne

Bewegungsumfang bestimmen

- Zur orientierenden Untersuchung der aktiven Beweglichkeit:
  - Den Patienten bitten, die Hände über den Kopf zu heben und die Handflächen einander berühren zu lassen.
  - Den Patienten bitten, die Hände hinter den Nacken zu führen.
  - Die Hände in Höhe des Bauchnabels auf den Rücken legen lassen.

> Tipp: Kann der Patient diese Bewegungen ohne Schwierigkeiten und Schmerzen durchführen, liegt keine Bewegungseinschränkung vor! Bei Problemen sollte die aktive und passive Beweglichkeit genauer überprüft werden.

- Die aktive Beweglichkeit überprüfen. Den Patienten auffordern, folgende Bewegungen (jeweils mit beiden Armen gleichzeitig) durchzuführen (vgl. Tab.11.4.2):
  - Flexion/Extension
  - Abduktion/Adduktion
  - Außenrotation/Innenrotation (wird bei 90 Grad-gebeugtem Ellenbogengelenk durchgeführt!)
  - Gibt der Patient Schmerzen bei einer Armstellung zwischen 60 und 120 Grad an (painful arc), liegt dem wahrscheinlich eine Läsion im subakromialen Raum zugrunde (vgl. Impingementtests).

Bewegung	**Normaler Bewegungsumfang (Neutral-Null-Methode)**
Anteversion/Retroversion	170°/0°/40°
Abduktion/Adduktion mit Skapula	180°/0°/40°
Außenrotation/Innenrotation	40-60°/0°/95°

Tab. 11.4.1 Normaler Bewegungsumfang am Schultergelenk nach der Neutral-Null-Methode

- Die passive Beweglichkeit isoliert am Glenohumeralgelenk beurteilen:
  - Eine Hand von hinten so auf die Schulter legen, dass der Daumen auf der Spina scapulae und der Mittelfinger auf dem Processus coracoideus liegt, so dass die Skapula fixiert und an der Mitbewegung gehindert wird (Codman-Griff).
  - Mit der anderen Hand den Arm am Ellenbogen fassen und passiv das normale Bewegungsausmaß überprüfen.

Spezielle Untersuchungen

> **i** Info: Als Impingement bezeichnet man die schmerzhafte Weichteileinklemmung zwischen Humeruskopf und Akromion bei Abduktion.

- **Impingementtest nach Neer** (vgl. Abb.11.4.2):
  - Mit einer Hand das Schulterblatt des Patienten mit dem Codman-Griff von hinten fixieren (vgl. oben).
  - Mit der anderen Hand den im Ellenbogengelenk gestreckten Arm des Patienten nehmen und ruckartig abduzieren.
  - Bei Schmerzen im Bereich zwischen 60 und 120 Grad gilt das Zeichen als positiv, es liegt ein subakromiales Impingement vor.
- **Impingementtest nach Hawkins und Kennedy** (vgl. Abb. 11.4.3):
  - Den leicht angehobenen Arm des Patienten mit einer Hand oberhalb des Ellenbogengelenks, mit der anderen Hand am Unterarm fassen.
  - Das Ellenbogengelenk um 90 Grad beugen und den Arm nach innen rotieren.
  - Kommt es nun bei passiver Abduktion zu Schmerzen, gilt der Test als positiv.

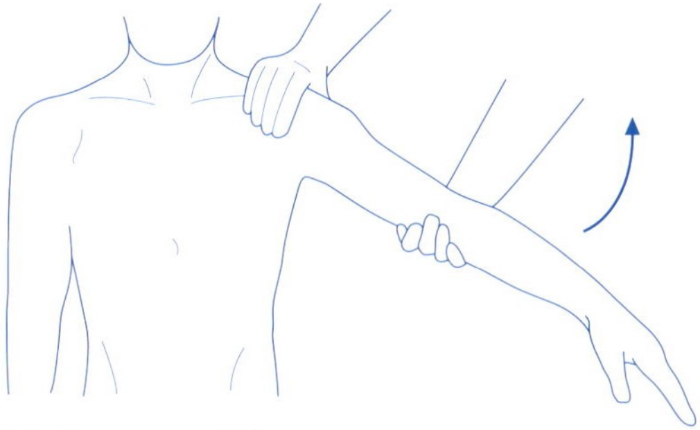

Abb. 11.4.2 Impingementtest nach Neer

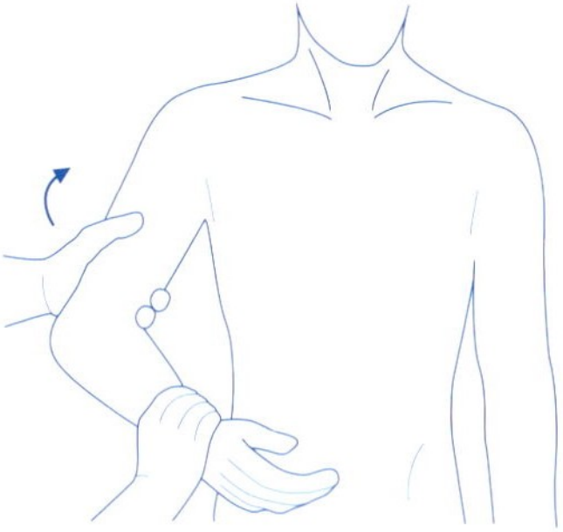

Abb. 11.4.3 Impingementtest nach Hawkins und Kennedy

- **Impingementtest nach Jobe:**
  - Den Patienten bitten, beide Arme um 90 Grad zu abduzieren und um 30 Grad nach vorn zu bewegen. Die Arme gestreckt und nach innen rotiert halten lassen (Daumen nach unten).
  - Den Patienten auffordern, gegen Widerstand die Arme weiter anzuheben.
  - Bei Schmerzangabe gilt der Test als positiv.
- **Prüfung der Gelenkstabilität mit dem anterioren Apprehensiontest:**
  - Den Arm des Patienten in 90 Grad-Abduktionsstellung und maximaler Außenrotation (bei gebeugtem Ellenbogengelenk) halten.
  - Dem Patienten mit der freien Hand von hinten auf die Schulter fassen und mit dem Daumen den Humeruskopf nach vorne drücken.

  - Der Test gilt als positiv, wenn der Patient Schmerzen und ein Luxationsgefühl angibt oder auch nur reflektorisch die Schultermuskulatur anspannt, um einer erwarteten Luxation entgegenzuwirken.
- **Prüfung der Gelenkstabilität mit dem posterioren Apprehensiontest:**
  - Den Patienten bitten, den Arm nach vorn auszustrecken und im Ellenbogengelenk zu beugen.
  - Den Arm des Patienten in leichte Adduktionsstellung bringen.
  - Über den Ellenbogen Druck am Schultergelenk nach hinten ausüben.
  - Der Test gilt als positiv, wenn der Patient Schmerzen und ein Luxationsgefühl angibt oder es zu einer reflektorischen Muskelanspannung kommt, um einer erwarteten Luxation entgegenzuwirken.
- **Prüfung der Gelenkstabilität mit dem Schubladentest:**
  - Die Skapula mit dem Codman-Griff fixieren (vgl. oben).
  - Mit der freien Hand den Humeruskopf nach vorne und hinten verschieben.
  - Den Test im Seitenvergleich durchführen.
  - Auf subjektive Angaben des Patienten achten.
- **Prüfung der Gelenkstabilität mit dem Sulkustest:**
  - Den innenrotierten, herabhängenden Arm des Patienten nach unten ziehen.
  - Bei verstärkter Laxizität (Schlaffheit) wird unter dem Akromion eine Weichteileinziehung sichtbar.
- **Prüfung der Gelenkstabilität nach O'Brien:**
  - Den Patienten auffordern, den im Ellenbogengelenk gestreckten Arm um 90 Grad zu antevertieren und um 10 Grad zu adduzieren. Den Arm nach innen rotieren lassen (Daumen nach unten!).
  - Den Patienten bitten, gegen Widerstand den Arm in dieser Position zu halten.
  - Der Test gilt als positiv, wenn der Patient Schmerzen angibt, die nach Supination des Armes nachlassen und deutet auf ein Ablösen des Labrum glenoidale hin (SLAP-Läsion).
- **Prüfung der Stabilität des Akromioklavikulargelenks:**
  - Bei sichtbar hoch stehendem lateralen Ende der Klavikula versuchen, diese durch Druck von oben wieder in Position zu bringen.
  - Lässt sich die Klavikula auf diese Weise reponieren (Klaviertastenphänomen), liegt eine Instabilität des Akromioklavikulargelenks vor.

Nachbereitung

- Dem Patienten für die Mitarbeit danken, die erhobenen Befunde zusammenfassen und erläutern.
- Dem Patienten Gelegenheit geben, Fragen zu stellen
- Anmerken, dass sich der Untersuchung ggf. eine weiterführende apparative Diagnostik anschließen muss.

Beispiele	
• Ruptur der Rotatorenmanschette • Scapula alata • Tendinitis calcarea • Bizepssehnenentzündung • Bizepssehnenruptur	• Schultersteife (Frozen Shoulder) • Arthrose • Schmerzausstrahlung in die Schulter (z. B. aus HWS oder Herz)

Tab. 11.4.2 Auswahl möglicher Differenzialdiagnosen und Befunde

5. Untersuchung der Wirbelsäule

Vorbereitung

- Sich dem Patienten vorstellen.
- Die anstehende Untersuchung erklären und den Patienten um sein Einverständnis bitten, diese durchzuführen.
- Den Patienten bitten, sich bis auf die Unterwäsche zu entkleiden.

Ausrüstung

- Maßband

Ablauf

Inspektion

> Tipp: Um einen Überblick zu gewinnen, den Patienten bitten, sich hinzustellen, dabei die Haltung grob beurteilen und ggf. auf Fehlbildung achten.

- Die Haut inspizieren, dabei auf Narben, abnormale Behaarung und Hautfalten achten und die Pigmentierung beurteilen.
- Form und Haltung der Wirbelsäule genauer begutachten:
  - Laterale Abweichungen von der Mittellinie bezeichnet man als Skoliose.
  - Eine zu ausgeprägte Krümmung der Wirbelsäule im LWS-Bereich nach vorne konvex wird als Hyperlordose bezeichnet.
  - Eine zu ausgeprägte Krümmung der Wirbelsäule im BWS-Bereich nach hinten konvex wird als Hyperkyphose bezeichnet.
  - Auf eine evtl. Abflachung der Lendenlordose achten.
- Asymmetrien und Fehlbildungen des Brustkorbs und der Hüfte erfassen.

Palpation und Perkussion

- Die Spinalfortsätze der gesamten Wirbelsäule mit dem Daumen palpieren.
- Die Wirbelsäule mit der ulnaren Seite der Faust vorsichtig perkutieren.

> Tipp: Lokale Druckschmerzhaftigkeit spricht für Frakturen, Entzündungen oder Knochenmetastasen, diffuse Schmerzen für Osteoporose.

Bewegungsumfang bestimmen

Tipp: Die Halswirbelsäule wird getrennt von der übrigen Wirbelsäule untersucht!

- Die Beweglichkeit der Halswirbelsäule prüfen:
  - Flexion: Den Patienten mit dem Kinn die Brust berühren lassen.
  - Extension: Den Patienten nach oben schauen lassen.
  - Seitneigung: Den Patienten mit dem Ohr die Schulter berühren lassen.
  - Rotation: Den Patienten den Kopf drehen lassen.
- Die übrige Wirbelsäule beurteilen:
  - Um die Rotationsfähigkeit zu prüfen, den Patienten seinen Oberkörper zu beiden Seiten drehen lassen, dabei das Becken fixieren.
  - Den Finger-Boden-Abstand messen, um die Flexion zu prüfen (vgl. Schober- und Ott-Zeichen).
  - Zur Prüfung der Extension, den Patienten bitten, sich so stark er kann, ruckwarts zu neigen, dabei das Becken des Patienten stabilisieren.
  - Die Seitwärtsneigung prüfen, dazu die Hüfte stabilisieren und den Patienten bitten, mit seiner Hand seitlich am Bein herunterzufahren.

Spezielle Untersuchungen

- Schober-Zeichen:
  - Den Dornfortsatz des ersten Sakralwirbels aufsuchen.

Tipp: Der Dornfortsatz des vierten Lumbalwirbels liegt auf einer gedachten Linie zwischen den beiden Darmbeinkämmen. Von hier lässt sich der erste Sakralwirbel einfach abzählen!

  - Am stehenden Patienten nach kranial eine Strecke von 10 cm abmessen.
  - Durch Beugung sollte sich die Strecke um mindestens 4 cm verlängern.
- Ott-Zeichen:
  - Vom Dornfortsatz des siebten Halswirbels 30 cm nach kaudal abmessen.
  - Durch Beugung sollte sich die Strecke um mindestens 4 cm verlängern.
- Lasègue-Zeichen:
  - Den Patienten bitten, sich auf den Rücken zu legen.
  - Das gestreckte Bein anheben.
  - Schmerzen beim Anheben des Beines deuten auf eine Irritation der lumbalen Nervenwurzeln hin.
  - Wird bei zusätzlicher Dorsalextension des Fußes (Bragard-Zeichen) der Schmerz verstärkt, deutet dies auf eine Ischialgie hin.

Info: Das umgekehrte Lasègue-Zeichen wird in Bauchlage durch Überstreckung im Hüftgelenk ausgelöst. Es deutet auf Irritationen der kranialen Lumbalwurzeln hin.

- Mennell-Handgriff:
  - Den Patienten bitten, sich auf der Untersuchungsliege auf den Bauch zu legen.
  - Mit einer Hand das Becken fixieren und mit der anderen das gestreckte Bein des Patienten heben.
  - Schmerzen deuten auf einen Entzündungsprozess im Iliosakralgelenk hin.

Nachbereitung

- Dem Patienten für die Mitarbeit danken, die erhobenen Befunde zusammenfassen und erläutern.
- Dem Patienten Gelegenheit geben, Fragen zu stellen
- Anmerken, dass sich der Untersuchung ggf. eine weiterführende apparative Diagnostik anschließen muss.

Beispiele	
• Spondylarthritiden: Spondylitis ankylosans • Muskelverspannungen	• Arthrose • Skoliose • Bandscheibenvorfall

Tab. 11.5.1 Auswahl möglicher Differenzialdiagnosen und Befunde

6. Untersuchung der Hüfte

Vorbereitung

- Sich dem Patienten vorstellen.
- Die anstehende Untersuchung erklären und den Patienten um sein Einverständnis bitten, diese durchzuführen.
- Den Patienten bitten, sich bis auf die Unterwäsche zu entkleiden.

Ausrüstung

- Gelenkmesser
- Maßband

Ablauf

Inspektion des stehenden Patienten

- Auf Haltung und Symmetrie der Beine und des Beckens achten.
- Den Gang des Patienten beobachten.
- Den Trendelenburg-Versuch durchführen:
  - Den Patienten bitten, auf einem Bein zu stehen und das andere Bein anzuziehen.
  - Bei Insuffizienz der Hüftabduktoren (M. glutaeus med. und M. glutaeus min.) auf der Standbeinseite, sinkt das Becken zur anderen Seite (Spielbeinseite). Der Versuch gilt als positiv.

Tipp: Bei positivem Trendelenburg-Versuch, kippt das Becken zur gesunden Seite!

Inspektion und Palpation des liegenden Patienten

- Den Patienten bitten, sich auf den Rücken zu legen.
- Einen ersten Eindruck gewinnen:
  - Die Haut untersuchen, auf Farbe, Narben und Temperatur achten.
  - Auf Beinverkürzungen, Fehlstellungen und Kontrakturen achten.
- Die Beinlänge genau vermessen:
  - Am gerade liegenden Patienten von der Spina iliaca anterior superior bis zum Innenknöchel messen.

> **i** Info: Beinverkürzungen gehen oft mit Hüftproblemen einher!

- An beiden Beinen den Umfang der Oberschenkelmuskulatur messen und vergleichen.
- Die knöchernen Strukturen und das Leistenband palpieren.
  - Druckschmerz im Bereich des Trochanter majors kann durch Schenkelhalsfraktur, Coxarthrose oder eine Bursitis trochanterica entstehen.

Bewegungsumfang bestimmen

- Flexion, Innen- und Außenrotation prüfen (vgl. Tab. 11.6.1):
  - Am auf dem Rücken liegenden Patienten, Unterschenkel und Knie eines Beins greifen.
  - Das Hüftgelenk maximal flektieren (bei gebeugtem Knie!).
  - Hüfte und Knie um 90 Grad beugen und in dieser Stellung Innen- und Außenrotation prüfen.
  - Prüfung am anderen Hüftgelenk wiederholen.
- Den Thomas-Handgriff durchführen:
  - Den Patienten bitten, mit Hilfe der Hände ein Hüftgelenk maximal gebeugt zu halten, das andere gestreckt. Hierdurch wird die Lendenlordose ausgeglichen.
  - Beim Vorliegen einer Beugekontraktur, kann das Bein nicht mehr flach auf der Liege gehalten werden.
  - Die Untersuchung am anderen Bein wiederholen.
- Abduktion und Adduktion messen (vgl. Tab. 11.6.1):
  - Den Patienten auf dem Rücken liegen lassen und ihn bitten, seine Beine gestreckt zu halten.
  - Mit einer Hand die Hüfte an der Spina iliaca anterior superior fixieren.
  - Das andere Bein ab- und adduzieren.
  - Untersuchung am anderen Hüftgelenk wiederholen.
- Extensionsfähigkeit bestimmen (vgl. Tab. 11.6.1):
  - Den Patienten auf dem Bauch liegen lassen.
  - Das gestreckte Bein des Patienten anheben.

Bewegung	Normaler Bewegungsumfang (Neutral-Null-Methode)
Flexion/Extension	130°/0°/10°
Abduktion/Adduktion	30-45°/0°/30-40°
Außenrotation/Innenrotation	40-50°/0°/30-40°

Tab. 11.6.1 Normaler Bewegungsumfang des Hüftgelenks nach der Neutral-Null-Methode

Nachbereitung

- Dem Patienten für die Mitarbeit danken, die erhobenen Befunde zusammenfassen und erläutern.
- Dem Patienten Gelegenheit geben, Fragen zu stellen.
- Anmerken, dass sich der Untersuchung ggf. eine weiterführende apparative Diagnostik anschließen muss.

Beispiele	
• Koxarthrose • Entzündliche Hüfterkrankungen: Periarthritis coxae	• Hüftkopfnekrose • Epiphysiolysis capitis femoris

Tab. 11.6.2 Auswahl möglicher Differenzialdiagnosen und Befunde

7. Untersuchung des Knies

Vorbereitung

- Sich dem Patienten vorstellen.
- Die Untersuchung erklären und den Patienten um sein Einverständnis bitten, diese durchzuführen.
- Den Patient bitten, sich die Hose auszuziehen.

Ausrüstung

- Gelenkmesser

Ablauf

Inspektion des stehenden Patienten

11

- Um einen ersten Eindruck zu gewinnen, den Gang des Patienten beurteilen.
- Auf Ganginstabilität, Hinken und Bewegungseinschränkungen achten.
- Die Gelenkstellung beurteilen: Eventuell vorhandene Vagus- oder Valgusstellung, Beugekontrakturen oder Hyperextension (Genu recurvatum) des Knies beachten.

Inspektion und Palpation des liegenden Patienten

- Der Patient befindet sich in Rückenlage.
- Die Hautfarbe und Temperatur der Haut im Seitenvergleich beurteilen, auf Narben achten.
- Achsenausrichtung des Kniegelenks erfassen.
- Die knöchernen Strukturen und Bänder tasten.
- Bei gebeugtem Knie den medialen und lateralen Gelenkspalt beurteilen. Schmerzen deuten auf Schädigungen der Menisken hin.
- Auf die Position der Patella achten. Die Patella palpieren:
  - Am liegenden Patienten mit einer Hand die Patella nacheinander medial und lateral aufkippen, mit der anderen Hand die Unterflächen (mediale und laterale Facette) der Patella palpieren.
  - Auf Druckschmerzhaftigkeit achten (Facettenzeichen).

- Um große Ergüsse zu diagnostizieren, darauf achten, ob die normalen Umrisse und Vertiefungen um die Patella sichtbar sind, auch Schwellungen im Knie oder in der Kniekehle (Baker-Zyste) nicht übersehen.
- Kleinere Gelenkergüsse feststellen:
  - Mit einer Hand den Rezessus oberhalb der Patella komprimieren und Richtung Gelenk ausstreichen.
  - Die Patella kurz gegen den Femur drücken.
  - Bei Vorliegen eines Ergusses, federt die Patella beim Ausüben des Druckes („tanzende" Patella).
  - Wird bei komprimiertem Rezessus die Patella gedrückt gehalten und am medialen Rand des Kniegelenks von proximal nach distal fest gestrichen, wölbt sich angesammelte Flüssigkeit lateral hervor („bulge"-Zeichen).

Bewegungsumfang bestimmen

- Passiv Flexion und Extension testen.
- Zur Prüfung der aktiven Beweglichkeit den Patienten bitten, das Knie soweit es möglich ist zu beugen und zu strecken.

Tipp: Ein Überstrecken von bis zu 10 Grad gilt noch als physiologisch!

Bewegung	Normaler Bewegungsumfang (Neutral-Null-Methode)
Flexion/Extension	120-150°/0°/5-10°

Tab. 11.7.1 Normaler Bewegungsumfang am Kniegelenk nach der Neutral-Null-Methode

Spezielle Untersuchungen

- **Untersuchung der Seitenbänder** (vgl. Abb. 11.7.1).
  - Den liegenden Patienten bitten, das Bein zu entspannen.
  - Um das mediale Seitenband zu prüfen, eine Hand auf der Außenseite des Knies halten, mit der anderen Hand versuchen, den Unterschenkel nach außen zu lenken.

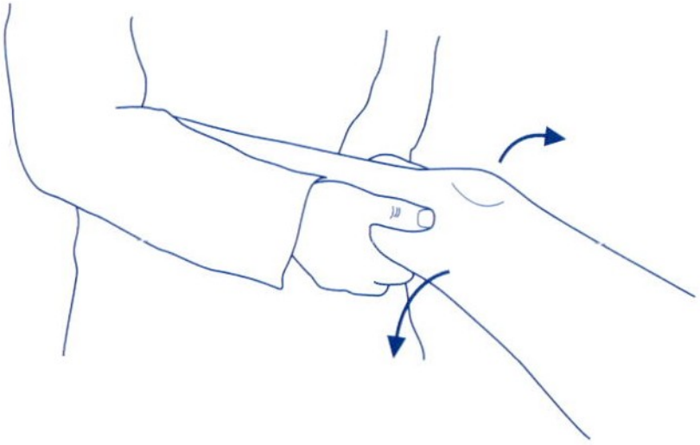

Abb. 11.7.1 Untersuchung der Seitenbänder

- Zur Prüfung des lateralen Gelenks, eine Hand auf der Innenseite des Knies halten, mit der anderen Hand versuchen, den Unterschenkel nach innen zu lenken.
- Schmerzen und Aufklappbarkeit deuten auf Schädigung eines Kollateralbandes oder des kontralateralen Meniskus.

- **Untersuchung der Kreuzbänder: Schubladenphänomen** (vgl. Abb. 11.7.2).
  - Den liegenden Patienten bitten, das Knie in 90 Grad Beugung zu halten und den Fuß flach auf die Liege aufzusetzen.
  - Die Hände unterhalb des Knies positionieren und versuchen, den Unterschenkel nach vorne und hinten zu bewegen.
  - Lässt sich der Unterschenkel nach vorne bewegen (vorderes Schubladenphänomen), deutet dies auf eine Verletzung des vorderen Kreuzbandes hin.
  - Lässt sich der Unterschenkel nach hinten bewegen (hinteres Schubladenphänomen), deutet dies auf eine Verletzung des hinteren Kreuzbandes hin.

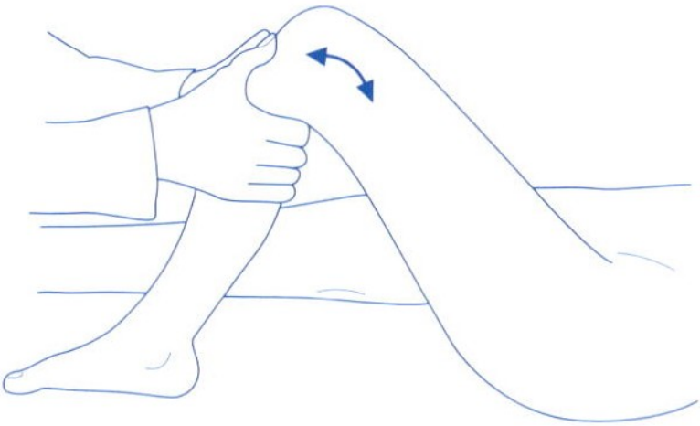

Abb. 11.7.2 Untersuchung der Kreuzbänder auf ein Schubladenphänomen

11

- **Untersuchung der Kreuzbänder: Lachmann-Test** (vgl. Abb. 11.7.3).
  - Mit den Händen distalen Ober- und proximalen Unterschenkel fassen.
  - Das Knie des Patienten etwa 30 Grad beugen.
  - Versuchen, Tibia und Femur gegeneinander zu verschieben.
  - Bei einer isolierterten Ruptur des vorderen Kreuzbandes lässt sich die Tibia nach vorne subluxieren.
- **Untersuchung der Menisken: Böhler-Zeichen**
  - Das Kniegelenk des Patienten strecken, Ab- und Adduktionsbewegungen des Unterschenkels im Knie provozieren.
  - Schmerzen bei Abduktion deuten auf eine Schädigung des Außenmeniskus hin.
  - Schmerzen bei Adduktion deuten auf eine Schädigung des Innenmeniskus hin.
- **Untersuchung der Menisken: erstes Steinmann-Zeichen** (vgl. Abb. 11.7.4).
  - Das Knie des Patienten um 30 Grad beugen und ruckartig Innen- und Außenrotation durchführen.
  - Schmerzen bei der Innenrotation deuten auf eine Schädigung des Außenmeniskus hin.
  - Schmerzen bei der Außenrotation deuten auf eine Schädigung des Innenmeniskus hin.

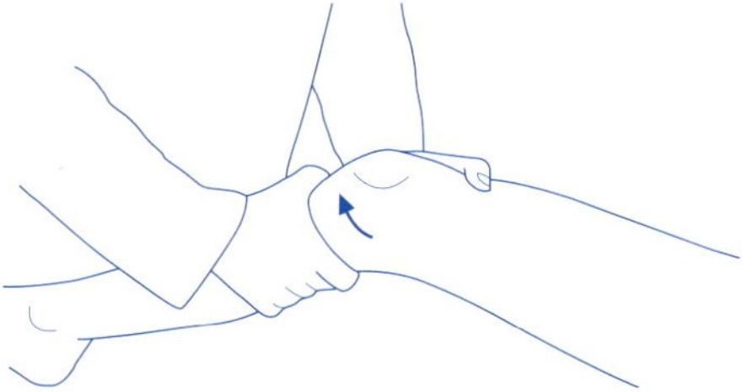

Abb. 11.7.3 Untersuchung der Kreuzbänder mit dem Lachmann-Test

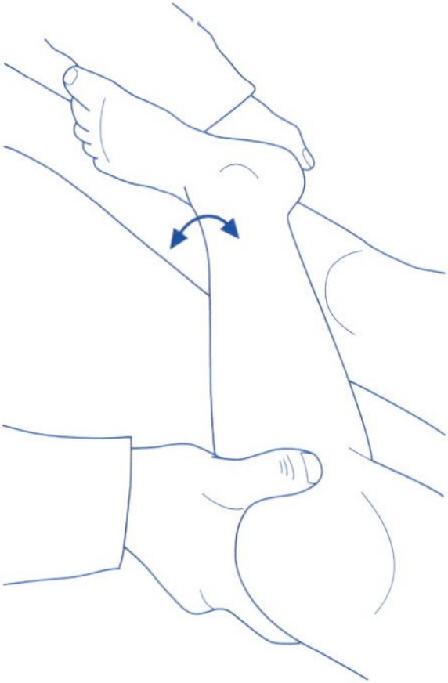

Abb. 11.7.4 erstes Steinmann-Zeichen – Untersuchung der Menisken

- **Untersuchungen der Menisken: zweites Steinmann-Zeichen** (vgl. Abb. 11.7.5).
  - Das Knie des Patienten langsam beugen.
  - Den Patienten fragen, ob sich der Schmerz bewegt. Gibt der Patient an, der Schmerz wandert nach hinten, deutet dies auf eine Schädigung der Menisken hin.
- **Untersuchungen der Menisken: Payr-Zeichen** (vgl. Abb. 11.7.6).
  - Den Patienten bitten, sich in den Schneidersitz zu setzen oder den gebeugten Oberschenkel nach außen zu rotieren.
  - Die Knie des Patienten herunterdrücken.
  - Schmerzen sprechen für einen Innenmeniskusschaden.

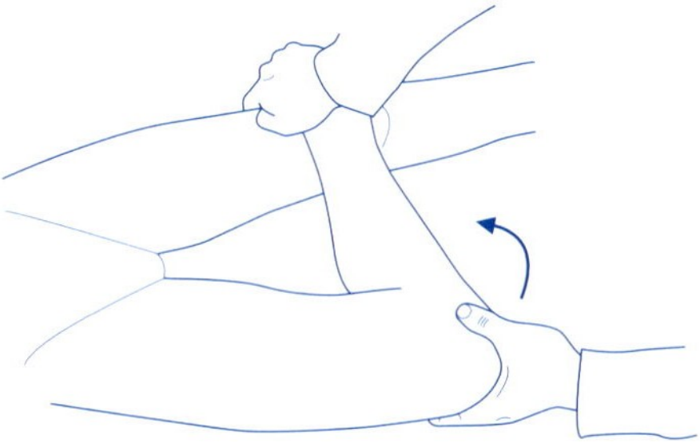

Abb. 11.7.5 zweites Steinmann-Zeichen – Untersuchung der Menisken

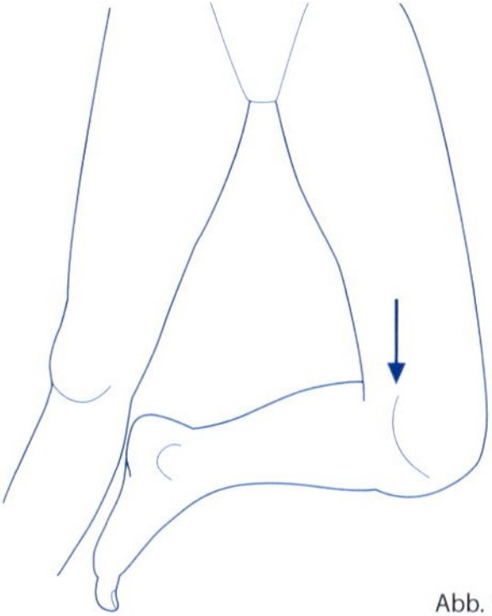

Abb. 11.7.6 Payr-Zeichen – Untersuchung der Menisken

- **Untersuchungen der Menisken: McMurray-Zeichen** (vgl. Abb. 11.7.7).
  - Eine Hand an die Ferse des Patienten legen, die andere am Knie platzieren, so dass medialer und lateraler Gelenkspalt durch Daumen und Finger palpiert werden.
  - Zur Prüfung des Innenmeniskus, das Knie nach außen rotieren und langsam strecken.
  - Zur Prüfung des Außenmeniskus, das Knie nach innen rotieren und langsam strecken.
- **Untersuchungen der Menisken: Apley-Kompressionstest** (vgl. Abb. 11.7.8).
  - Den Patienten bitten, sich auf den Bauch zu legen.
  - Das Knie des Patienten um 90 Grad beugen.
  - Druck auf die Ferse ausüben und gleichzeitig das Knie innen- und außenrotieren.
  - Schmerzen deuten auf eine Meniskusläsion hin.

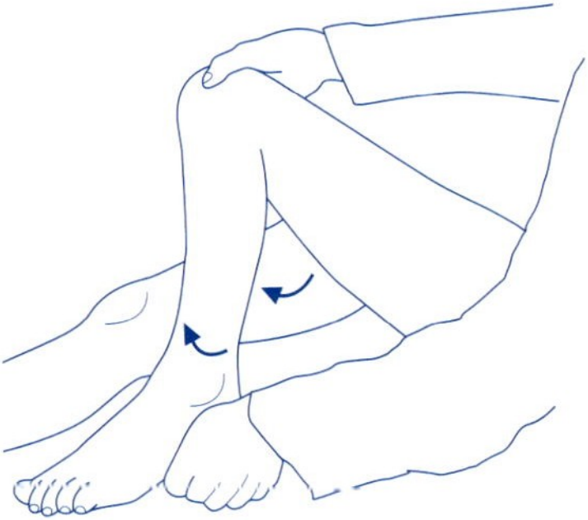

Abb. 11.7.7 McMurray-Zeichen – Untersuchung der Menisken

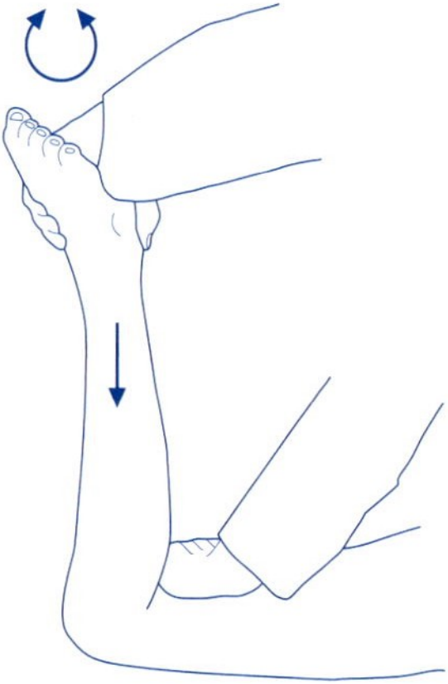

Abb. 11.7.8 Apley-Kompressionstest – Untersuchung der Menisken

Nachbereitung

- Dem Patienten für die Mitarbeit danken, die erhobenen Befunde zusammenfassen und erläutern.
- Dem Patienten Gelegenheit geben, Fragen zu stellen.
- Anmerken, dass sich der Untersuchung ggf. eine weiterführende apparative Diagnostik anschließen muss.

Beispiele	
• Arthrose • Bakerzyste • Bursitis • Subluxation der Patella	• Verletzung der Seitenbänder • Verletzung de Kreuzbänder • Meniskusriss

Tab. 11.7.2 Auswahl möglicher Differenzialdiagnosen und Befunde

8. Untersuchung von Knöchel und Fuß

Vorbereitung

- Sich dem Patienten vorstellen.
- Dem Patienten die anstehende Untersuchung erklären und um das Einverständnis bitten, diese durchzuführen.
- Den Patienten bitten, das Bein freizumachen und Schuhe und Strümpfe auszuziehen.

Ausrüstung

- Reflexhammer
- Gelenkmesser

Ablauf

Inspektion des stehenden Patienten

- Um einen ersten Eindruck zu gewinnen, auf Haltung, Symmetrie und offensichtliche Deformitäten achten.
- Den Gang des Patienten beurteilen und ihn bitten, nacheinander auf Zehenspitzen und Hacken zu stehen.

Inspektion und Palpation des liegenden Patienten

- Die Haut des Patienten inspizieren:
  - Auf Narben, Hornhaut und Schwielen, sowie die Temperatur achten.
- Untersuchen, ob Veränderungen des Fußgewölbes, wie Platt- oder Klumpfuß vorliegen (vgl. Abb. 11.8.1).
- Varus- und Valgusstellungen der Füße notieren.

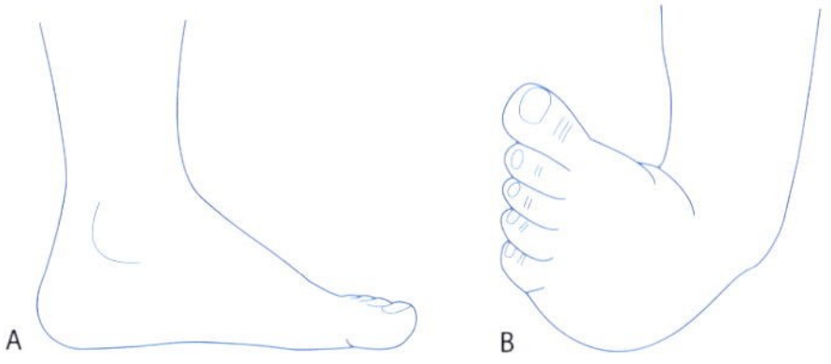

Abb. 11.8.1 Veränderungen des Fußgewölbes: **A** Plattfuß **B** Klumpfuß

- Die Stabilität der Kollateralbänder prüfen:
  - Den Unterschenkel des Patienten nahe dem Sprunggelenk fest umfassen.
  - Mit der anderen Hand den Mittelfuß fassen und auf vermehrte Aufklappbarkeit des Sprunggelenks achten.
- Den Schubladentest durchführen:
  - Den Unterschenkel des Patienten nahe dem Sprunggelenk fest umfassen.
  - Mit der anderen Hand den Mittelfuß fassen und die Verschieblichkeit in sagitaler Ebene prüfen.
  - Lässt sich der Rückfuß abnormal vorschieben, spricht dies für eine Insuffizienz des Lig. talofibulare anterius, lässt sich die Tibia nach vorn subluxieren, ist das Lig. talofibulare posterius insuffizient.
- Prüfung der Syndesmose mit dem Squeeze-Test:
  - Tibia und Fibula am mittleren Unterschenkel komprimieren.
  - Schmerzen am anterioren oberen Sprunggelenk deuten auf eine Syndesmosenläsion hin.
- Die Stellung der Zehen, besonders des großen Zehs beurteilen, auf Hallux valgus und Hammerzehen achten.
- Die Innenseite der Sprunggelenke mit den Daumen palpieren.
- Die Achillessehne tasten und auf etwaige Veränderungen achten.
- Ferse und Plantaraponeurose tasten und auf Druckschmerzhaftigkeit prüfen.
- Das Gaenslen-Zeichen des Vorfußes auslösen:
  - Die Zehengrundgelenke zwischen Daumen und Zeigefinger einer Hand komprimieren.
  - Schmerzen deuten auf eine Arthritis hin.
- Die fünf Metatarsalköpfchen zwischen Daumen und Zeigefinger einzeln palpieren.
- Die knöchernen Strukturen auf Druckschmerzhaftigkeit abtasten.
- Die Fußpulse tasten!

Bewegungsumfang bestimmen

- Um das obere Sprunggelenk (OSG) beurteilen zu können, Plantar- und Dorsalflexion an beiden Füßen im Seitenvergleich durchführen.
- Zur Beurteilung des unteren Sprunggelenks (USG), die Füße des Patienten im Seitenvergleich maximal in Inversions- und Eversionsstellung bringen.
- Zur Beurteilung des queren Fußwurzelgelenks (Chopart-Gelenk), die Ferse festhalten und den Vorderfuß pronieren und supinieren.
- Die Zehen einzeln beugen und strecken, ggf. Schmerzen genau lokalisieren.
- Den Patienten bitten, aktiv die Sprunggelenke zu bewegen, dabei auf evtl. Bewegungseinschränkungen achten.

11

Bewegung	Normaler Umfang nach Neutral-Null-Methode
OSG: Plantarflexion/Dorsalextension	40-50°/0°/20-30°
USG: Eversion/Inversion	10°/0°/30°

Tab. 11.8.1 Normaler Bewegungsumfang der Sprunggelenke

Spezielle Untersuchungen

- Prüfen, ob ein Tarsaltunnelsyndrom vorliegt:

> **Tipp: Das Tarsaltunnelsyndrom äußert sich klinisch zunächst durch Parästhesien und Schmerzen im Versorgungsgebiet des N. tibialis, im weiteren Verlauf kann es zur Atrophie der plantaren Fußmuskeln kommen.**

  - Den Patienten bitten, sich auf den Bauch zu legen und sein Bein im Kniegelenk um 90 Grad zu beugen.
  - Mit einem Reflexhammer den Tarsaltunnel hinter dem medialen Knöchel beklopfen.
  - Der Test gilt als positiv, wenn der Patient Schmerzen oder Parästhesien der Fußsohle angibt.

Nachbereitung

- Dem Patienten für die Mitarbeit danken, die erhobenen Befunde zusammenfassen und erläutern.
- Dem Patienten Gelegenheit geben, Fragen zu stellen.
- Anmerken, dass sich der Untersuchung ggf. eine weiterführende apparative Diagnostik anschließen muss.

Beispiele	
• Arthrose • Rheumatische Arthritis • Fußdeformitäten • plantare Fasziitis	• Verletzungen des Sprunggelenks: Bandruptur Distorsion

Tab. 11.8.2 Auswahl möglicher Differenzialdiagnosen und Befunde

12 Dermatologie

1. Anamnese in der Dermatologie

Vorbereitung

- Sich dem Patienten vorstellen.
- Dem Patienten erklären, dass die Erhebung der folgenden Anamnese dazu dient, die Ursache seiner Beschwerden zu ermitteln.

Ablauf

Aufnahme der Basisdaten

- Name und Alter des Patienten erfragen.

Aktuelle Anamnese

- Den Patienten bitten, seine Beschwerden zu erklären.
- Fragen, unter welchen Umständen, wo und wann die Beschwerden erstmals aufgetreten sind.
- Um eine Beschreibung bitten, wie die Hautveränderung anfangs aussah und wie sie sich entwickelt hat.
- Nach Symptomen, wie Schmerzen, Pruritus (Juckreiz) und Hautblutungen fragen.
- Verstärkende Faktoren, wie Sonnenlicht, Hitze, Körperpflegeprodukte etc., abklären.
- Um einschätzen zu können, ob die Hautprobleme mit dem Beruf des Patienten zusammenhängen, den Patienten auf seine gegenwärtigen und bisherigen Arbeitverhältnisse ansprechen und fragen, ob sich die Beschwerden während des Urlaubs bessern. Genauer auf die Tätigkeit des Patienten eingehen und z. B. nach Folgendem fragen:
  - Chemikalienexposition
  - Tragen von Latexhandschuhen
  - ähnliche Probleme bei Kollegen

Krankheitsgeschichte

- Nach bisherigen Hauterkrankungen erkundigen.
- Fragen, ob der Patient unter atopischen Symptomen, wie allergische Rhinitis, Asthma oder kindlichem Ekzem, in der Vergangenheit gelitten hat oder leidet.
- Bisherige und aktuelle Erkrankungen abfragen. Insbesondere eingehen auf:
  - Gefäßerkrankungen
  - Diabetes
  - rheumatische Erkrankungen
- Den Patienten bitten, bisherige Operationen anzugeben.

Medikamentenanamnese

- Verschreibungspflichtige und selbstverordnete Medikamente erfassen, einschließlich Cremes (insbesondere kortisonhaltige Zubereitungen).

- Nach bekannten Medikamentenallergien fragen.
- Den Patienten fragen, welche Kosmetika und Feuchtigkeitscremes er nutzt oder benutzt hat.
- Rauchgewohnheiten und Alkoholkonsum abklären.

Familienanamnese

- Den Patienten nach Krankheiten der Eltern, Geschwister und Kinder fragen, dabei besonderes Augenmerk auf Hauterkrankungen legen.
- Den Patienten nach seinen Sexualkontakten fragen.

Sozialanamnese

- Die Familiensituation des Patienten erfragen.
- Den Patienten auf seine Wohnsituation und Hobbys (z. B. Tierhaltung) ansprechen.
- Den Patienten nach Auslandsaufenthalten, insbesondere in den Tropen, fragen.

Systematische Organanamnese

- Die Organsysteme systematisch abfragen, insbesondere wenn die Hautveränderung im Zusammenhang mit Erkrankungen des rheumatischen Formenkreises bzw. Autoimmunerkrankungen steht.

> Tipp: Immer im Hinterkopf behalten, dass dermale Veränderungen auch Metastasen darstellen (z. B. Mamma-, Uterus- oder Bronchialkarzinom) oder Hautzeichen auch Ausdruck von Lebererkrankungen sein können!

Nachbereitung

- Den Patienten bitten, bisher noch nicht Angesprochenes zu ergänzen.
- Dem Patienten für die Mitarbeit danken.
- Anmerken, dass sich der Anamnese eine körperliche Untersuchung und ggf. eine apparative Diagnostik anschließen muss.

2. Untersuchung der Haut

Vorbereitung

- Sich dem Patienten vorstellen.
- Die anstehende Untersuchung erklären und den Patienten um sein Einverständnis bitten.
- Je nach zu untersuchender Körperregion, den Patienten ggf. auffordern, seine Unterwäsche auszuziehen.
- Darum bitten, Schmerzen oder Unbehagen während der Untersuchung sofort mitzuteilen.
- Sicherstellen, dass während der Untersuchung adäquate Lichtverhältnisse vorliegen.

Ausrüstung

- unsterile Handschuhe
- Glasspatel
- Lupe
- ggf. Abstrich

Ablauf

- Den ganzen Körper inspizieren, Verteilung und Farbe der Hautveränderungen beschreiben.
- Die Hautveränderungen im Einzelnen untersuchen, dabei auf Größe, Form, Begrenzung, Höhe und topografische Beziehungen achten.
- Neben Primäreffloreszenzen (direkte Ausprägungen einer Hautkrankheit) auch auf Sekundäreffloreszenzen (erneute krankhafte oder von außen zugefügte Veränderung der Primäreffloreszenz) achten.
- ggf. Handschuhe anziehen
- Die Effloreszenzen palpieren und die Konsistenz einschätzen.
- Um die Farbe der Effloreszenz zu beurteilen, mit einem Glasspatel auf die Hautveränderung drücken.
- Haare, Nägel und Schleimhäute begutachten.

Primäreffloreszenzen	
Macula (Fleck), Abb. 12.2.1 Eine Makula ist eine umschriebene Farbveränderung der Haut in unterschiedlicher Größe: keine Veränderung der Konsistenz, bleibt im Hautniveau, d. h. zeigt weder Erhöhung noch Schuppung; Rand scharf oder unscharf, je nach Farbe unterschiedliche Ätiologie: • braun: Pigmentansammlung (Melanin, Hämosiderin) in der Basalzellschicht (z. B. Sommersprossen: Zunahme von Melanin) • rot: Zeichen einer Gefäßerweiterung, reversibel (z. B. Erythem), auch oberflächliche Einblutungen (z. B. Petechien). Einblutungen sind im Gegensatz zu Erythemen mit dem Glasspatel nicht wegdrückbar • blau: Zeichen tiefer liegender Einblutungen (z. B. Hämatome), persistierende blaue Veränderungen als Pigmentansammlung im Korium (z. B. blauer Naevus: Ansammlung von Melanin im Korium) • gelb: Einlagerung von körpereigenen Stoffen wie Karotin, Lipoiden und Gallenfarbstoffen • apfelgeleefarben (bei Glasspateldruck): lupoides Infiltrat (Ansammlung von Zellen im Korium) bei Lupus vulgaris, aber auch bei Sarkoidose und Pseudolymphomen • weiß: Verminderung oder Verlust der Pigmentierung, z. B. bei Pityriasis versicolor oder Vitiligo, auch vorübergehend bei Blutgefäßspasmen • verschiedene Farben durch Einlagerung körperfremder Pigmente: bei Schmuck- oder Schmutztätowierungen, durch Medikamente	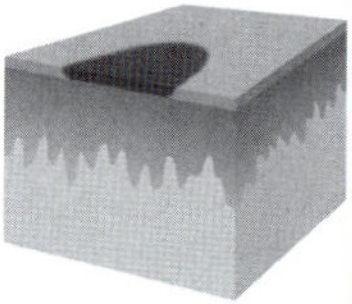

Tab. 12.2.1 Primäreffloreszenzen

Papula (Knötchen), Abb. 12.2.2 Eine Papula ist eine umschriebene Erhabenheit der Hautoberfläche, kleiner als 5 mm im Durchmesser (bis Erbsgröße): Knötchen (Nodulus), wenn umschrieben, solide und gut abgegrenzt; Größe über 5 mm = Knoten (Nodus); entsteht durch Vermehrung der Zellen in verschiedenen Hautschichten: • epidermale Papel: durch Vermehrung der Zellen der Epidermis, z. B. bei der Verruca vulgaris • kutane (dermale) Papel: durch Vermehrung der Zellen des Koriums • gemischte Papel: durch Vermehrung der Zellen von Epidermis und Korium, z. B. Lichen ruber planus	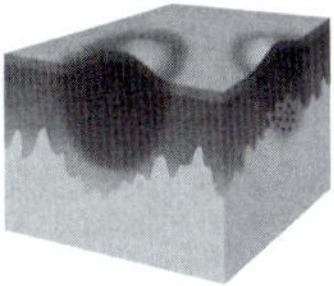
Bulla (Blase), Abb. 12.2.3 Eine Blase ist ein mit Flüssigkeit gefüllter Hohlraum. Blasen, die kleiner sind als 5 mm im Durchmesser (kleiner als erbsengroß), werden als Vesiculae (Bläschen) bezeichnet; sie können sowohl ein- als auch mehrkammerig sein. Alle größeren nennt man Bullae, sie sind immer einkammerig. Der Blaseninhalt ist je nach Pathogenese serös oder hämorrhagisch. Je nach ihrer Lokalisation unterscheidet man: • subkorneale Blasen (z. B. Impetigo contagiosa) • intraepidermale Blasen (z. B. Herpes labialis, Pemphigus vulgaris) • subepidermale Blasen (z. B. Morbus Duhring, bullöses Pemphigoid) • kutane Blasen (z. B. Epidermolysis bullosa hereditaria dystrophica)	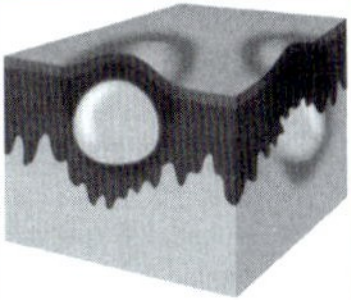
Urtica (Quaddel), Abb. 12.2.4 Eine Urtica ist eine vorübergehend plötzlich auftretende, stark juckende, scharf umschriebene, meist rosafarbene Erhabenheit, die durch Austritt von Serum mit nachfolgendem Ödem im oberen Korium entsteht. Pathophysiologisch bedeutsam ist eine vermehrte Freisetzung von Histamin aus Mastzellen, die allergisch, biologisch, physikalisch, thermisch oder pharmakologisch ausgelöst wurde.	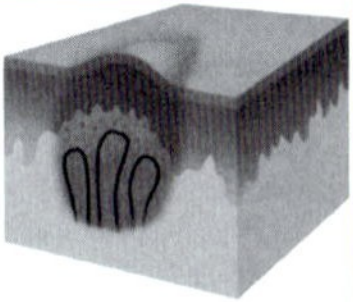
Pustula (Pustel), Abb. 12.2.5 Eine Pustel ist ein mit Eiter gefüllter Hohlraum. Sie entsteht nach einer Infektion der Haut mit Bakterien oder Pilzen und nachfolgender leukozytärer Abwehrreaktion. Auch eine sekundäre Entstehung von Pusteln ist möglich, wenn primär nicht infizierte, seröse Bläschen durch Eitererreger eintrüben (Impetiginisation).	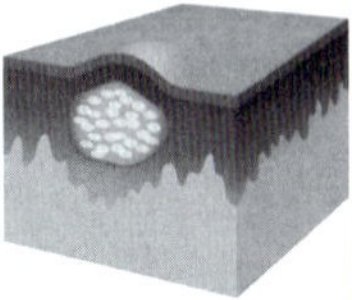

Tab. 12.2.1 Primäreffloreszenzen (Fortsetzung)

Sekundäreffloreszenzen	
Squama (Schuppe), Abb. 12.2.6 Schuppen bestehen aus einer vermehrten Ansammlung von flachen Hornzellen nach deren übermäßiger oder pathologischer Ablösung vom Stratum corneum. Pathogenese: • Proliferationshyperkeratose: verstärkte Hornbildung und gesteigerte Abschilferung (z. B. bei Ichthyosis congenita) • Retentionshyperkeratose: normale Proliferation, aber gesteigerte Abschilferung (z. B. bei Ichthyosis vulgaris) Art der Schuppung: • pityriasiform: kleieartig (Kopfschuppen) • psoriasiform: silbrig-weiß, spanartig (Psoriasis vulgaris) • kleinlamellös: kleine Hornlamellen (Ekzeme) • ichthyosiform: fischschuppenartig, groß (Ichthyosis) • exfoliativ: abschilfernd, groß, lamellenartig (nach Scharlach) • colleretteartig: halskrausenartig (Pityriasis rosea)	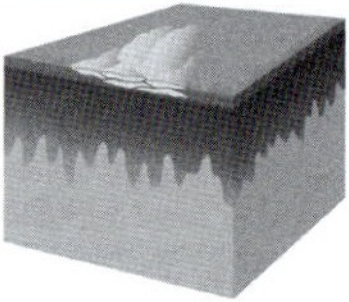
Crusta (Kruste), Abb. 12.2.7 Eine Kruste ist eine Auflagerung von eingetrocknetem serösem, hämorrhagischem oder eitrigem Sekret. Im Gegensatz zur Nekrose (Schorf) lassen sich Krusten durch feuchte Verbände oder Salben aufweichen und anschließend abtragen.	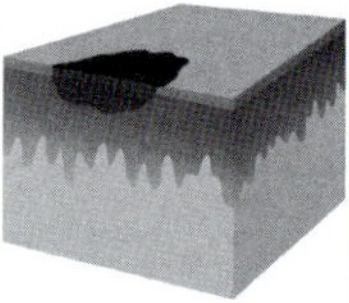
Erosio (Erosion), Abb. 12.2.8 a Eine Erosion ist ein Substanzverlust des Epithels bis zur Basalmembran (d. h. ohne Verletzung des Koriums) mit nachfolgender narbenloser Abheilung; Entstehung traumatisch (Abschürfung) oder durch Platzen von Blasen oder Bläschen. **Excoriatio (Abschürfung), Abb. 12.2.8 b** Bei einer Excoriatio reicht der Substanzverlust über die Basalmembran hinaus bis ins Stratum papillare, daher werden punktförmige Blutaustritte sichtbar. Die Abheilung ist meist narbenlos. Eine häufige Ursache für das Entstehen von Exkoriationen ist das Aufkratzen der Haut bei stark juckenden Dermatosen (z. B. atopische Dermatitis). **Rhagade (Schrunde, Fissur), Abb. 12.2.8 c** Eine Rhagade ist ein spaltförmiger Hauteinriss durch Dehnung trockener, spröder Hautfalten, z. B. an Mundwinkeln und Händen; Ausdehnung bis ins Korium, Abheilung meist narbenlos. Perianale Rhagaden werden auch Fissuren genannt.	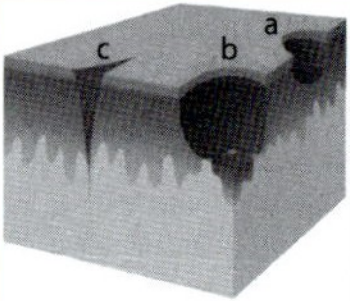

Tab. 12.2.2 Sekundäreffloreszenzen

Ulcus (Geschwür), Abb. 12.2.9 Ein Geschwulst ist ein Substanzdefekt auf vorgeschädigter Haut bis in die Subkutis mit schlechter Heilungstendenz; Abheilung stets mit Narbenbildung. Entstehung von Ulcera: • exogene Hautschädigung (Verbrennung, Verbrühung, Erfrierung, Verätzung oder Strahlenschädigung dritten Grades) • einschmelzende bakterielle Entzündungen • vaskuläre Minderversorgung (Arteriosklerose, Embolien, Dekubitus) • chronisch venöse Insuffizienz • zerfallende Tumoren	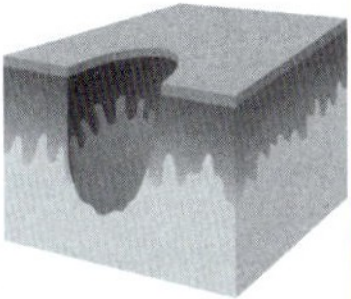
Cicatrix (Narbe), Abb. 12.2.10 Eine Narbe ist eine bleibende Hautveränderung und entsteht durch den bindegewebigen Ersatz eines tief reichenden Gewebedefektes. Typische Merkmale: • kollagene Fasern vermehrt • elastische Fasern vermindert • Hautfelderung fehlt • Hautanhangsgebilde fehlen (Haare, Talg- und Schweißdrüsen) • verminderte funktionelle Belastbarkeit • Farbe: bei frischen Narben rötlich bis blaurot, bei älteren Narben weißlich	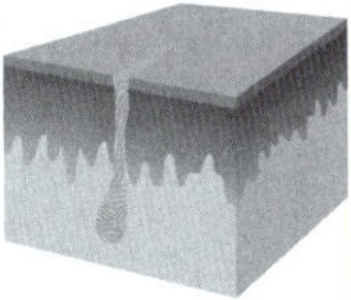

Tab. 12.2.2 Sekundäreffloreszenzen (Fortsetzung)

Nachbereitung

- Sich die Hände waschen.
- Dem Patienten für die Mitarbeit danken, die erhobenen Befunde zusammenfassen und erläutern.
- Dem Patienten Gelegenheit geben, Fragen zu stellen
- Anmerken, dass sich der Untersuchung ggf. eine weiterführende apparative Diagnostik anschließen muss.

Beispiele	
• Psoriasis • Ekzeme • Kontaktdermatitis	• Akne vulgaris • Erythema nodosum

Tab. 12.2.3 Auswahl möglicher Differenzialdiagnosen und Befunde

3. Beratungsgespräch zum Thema Sonnenschutz

Vorbereitung

- Sich dem Patienten vorstellen.
- Erklären, worum es im Gespräch gehen soll und herausfinden, inwieweit der Patient schon informiert ist.

Ausrüstung

- ggf. Merkblatt zum Thema Sonnenschutz

Ablauf

- Dem Patienten erklären, dass es drei Sorten von UV-Strahlung gibt:
  - UV-A und UV-B verursachen Hautkrebs.
  - UV-C erreicht nicht die Erdoberfläche und stellt daher keine Gefahr dar.
- Erklären, dass ultraviolettes Licht nicht nur Hautkrebs verursachen, sondern auch Sonnenbrand und frühzeitige Hautalterung bedingen kann.
- Die Menge der belastenden UV-Strahlung hängt von verschiedenen Faktoren, wie Tages- und Jahreszeit, Breitengrad und Höhenlage, Wolkendecken und der Ozonschicht ab.
- Dem Patienten Möglichkeiten des Sonnenschutzes darlegen:
  - Das Freie meiden: Die UV-A und UV-B Strahlung ist mittags zwischen 11 Uhr und 14 Uhr am stärksten, man sollte daher die Mittagssonne meiden.
  - Sich im Schatten aufhalten.
  - Den Körper mit Kleidung (inklusive Hut und Sonnenbrille mit UV-Schutz) vor der Sonne schützen.
  - Sonnencreme benutzen (vgl. Tab. 12.3.1).

! Vorsicht: Trotz Sonnencreme sollte man nicht länger in der Sonne verbleiben!

Was man wissen sollte...

- Für einen effektiven Schutz, mindestens Lichtschutzfaktor 15 benutzen!
- Das verwendete Präparat sollte gegen UV-A- und UV-B-Strahlung schützen!
- Lichtschutzpräparate 30 min vor der Sonnenexposition auftragen!
- Die Sonnencreme reichlich auftragen!
- Den Schutz regelmäßig erneuern!
- Keine abgelaufenen Cremes benutzen!
- Der Lichtschutzfaktor gibt die Schutzwirkung gegenüber UV-B-Strahlung an, für UV-A Strahlung gibt es bislang kein weltweit anerkanntes Prüfverfahren!
- Seit 2005 gibt es in Deutschland eine Industrienorm, die das Verhältnis zwischen UV-A- und UV-B-Schutz festlegt und daher mit steigendem UV-B- Schutz auch der UV-A-Schutz angehoben wird.

Tab. 12.3.1 Informationen zum Sonnenschutz

- Darauf hinweisen, dass Solariumbesuche ebenfalls schädlich sind.
- Den Patienten auffordern, Leberflecken die sich in der Farbe, Form, Größe oder sonstiger Beschaffenheit verändert haben, einem Arzt zu zeigen.
- Den Patienten ggf. auf die Wichtigkeit des UV-Schutzes für Kinder hinweisen.

Nachbereitung

- Nochmals die wichtigsten Punkte zusammenfassen und sich vergewissern, dass der Patient die Ratschläge verstanden hat.
- Den Patienten bitten, Fragen oder Sorgen zu äußern. Falls vorhanden, dem Patienten ein Merkblatt zum Thema Sonnenschutz mitgeben.

13 HNO und Augenheilkunde

1. Untersuchung des Halses

Vorbereitung

- Sich dem Patienten vorstellen.
- Die anstehende Untersuchung erklären und um das Einverständnis des Patienten bitten, diese durchzuführen.
- Den Patienten bitten, Hals und Oberkörper freizumachen und sich auf einen Stuhl zu setzen.

Ausrüstung

- Stethoskop

Ablauf

Eine Überblick verschaffen

- Den Allgemeinzustand des Patienten einschätzen. Auf Hinweise einer möglichen Schilddrüsenerkrankung achten, z. B.:
  - bei Hypothyreose: Antriebsarmut, kühle und trockene, blasse Haut, heisere Stimme
  - bei Hyperthyreose: psychomotorische Unruhe, warme und feuchte Haut, Gewichtsverlust
- Den Hals inspizieren, dabei auf eine eventuelle Struma, Asymmetrie, Narben und andere Auffälligkeiten achten.
- Bei einer Schilddrüsenvergrößerung den Patienten schlucken lassen, eine Struma ist schluckverschieblich, ein Karzinom in der Regel nicht.
- Den Patienten bitten, die Zunge herauszustrecken, dabei auf seitliche Abweichung, die durch eine Schädigung des N. hypoglossus entstehen kann, achten.

> i Info: Eine einseitige Lähmung des N. hypoglossus führt zu einem Tonusverlust und zu einer Atrophie der entsprechenden Zungenhälfte und damit zu einer Abweichung der Zungenspitze zur kranken Seite, was bei herausgestreckter Zunge besonders deutlich wird. Supranukleäre Läsionen führen zu Faszikulationen (Zuckungen von Muskelbündeln ohne Bewegungseffekt).

- Die Halsvenenfüllung beurteilen (vgl. Kap. „Untersuchung des kardiovaskulären Systems und der peripheren Pulse").

Palpation

- Sich hinter den Patienten stellen.
- Die Hände beidseits auf die Halsmuskulatur legen, diese palpieren und auf Verspannungen und Raumforderungen achten.

- Die Schilddrüse tasten:
  - Die Daumen am Nacken des Patienten platzieren.
  - Von hinten die Fingerflächen auf Höhe des Ringknorpels auflegen und dann nach außen palpieren.
  - Den Patienten bitten zu schlucken, im Normalfall bewegt sich die Schilddrüse mit dem Larynx.
- Die zervikalen Lymphknoten tasten.
- Abweichungen der Trachea palpieren, indem ein Finger neben die Luftröhre gelegt wird und der Abstand der Luftröhre zum M. sternocleidomastoideus abgeschätzt wird. Anschließend auf der anderen Seite den Abstand schätzen, dann vergleichen.
- A. carotis externa rechts und links einzeln palpieren.

Auskultation

- Eine vergrößerte Schilddrüse auskultieren:
  - Den Patienten bitten, die Luft anzuhalten.
  - Auf Strömungsgeräusche achten, die für eine vermehrte Durchblutung der Schilddrüse bei Hyperthyreose sprechen können.
  - Zur Auskultation der A. carotis externa, das Stethoskop nur leicht aufsetzen. Auf Strömungsgeräusche achten.

Nachbereitung

- Sich vergewissern, dass es dem Patienten gut geht und ihm Gelegenheit geben, Fragen zu stellen.
- Dem Patienten für die Mitarbeit danken, die erhobenen Befunde zusammenfassen und erläutern.
- Anmerken, dass sich der körperlichen Untersuchung ggf. eine apparative Diagnostik anschließen muss.

Hyper-/Hypothyreose	Befund und Leitsymptome
Hyperthyreose	• eventuell Strömungsgeräusch über der Schilddrüse • Gewichtsverlust, Tremor, Tachykardie und vermehrtes Schwitzen • bei Morbus Basedow häufig Exophthalmus und prätibiales Myxödem
Hypothyreose	• Gewichtszunahme trotz mangelndem Appetit, Bradykardie, Hypotonie und Kälteintoleranz • kühle, trockene Haut und Myxödem

Tab. 13.1.1 Befunde und Leitsymptome bei Hyper- und Hypothyreose

Erkrankung	Ursache
Morbus Basedow	immunogene Schilddrüsenüberfunktion
autonome Areale	Areale der Schilddrüse, die sich der hypophysären Kontrolle entzogen haben
Hashimoto-Thyreoiditis	immunologisch bedingte Unterfunktion der Schilddrüse
Jodmangelstruma	euthyreote Struma, durch Jodmangel verursacht
Karzinom	genetische Faktoren, ionisierende Strahlung, idiopathisch

Tab. 13.1.2 Auswahl häufiger Erkrankungen und Befunde und deren Ursachen

2. Untersuchung der Nase

Vorbereitung

- Sich dem Patienten vorstellen.
- Dem Patienten erklären, welche Untersuchungen anstehen und warum sie notwendig sind.

Ausrüstung

- Otoskop
- Nasenspekulum
- Untersuchungsleuchte
- Geruchsproben

Ablauf

Anamnese

- Name und Alter des Patienten erfragen und notieren.
- Den Patienten bitten, seine Beschwerden genauer zu beschreiben.
- Bei Obstruktionen der Nase:
  - Nach der Schwere der Obstruktion, Beginn und Dauer sowie Jahreszeitenabhängigkeit der Symptomatik erkundigen.
  - Begleitsymptomatik wie Gesichtsschmerzen, Entzündungen, Juckreiz, Schnupfen, Schnarchen und Geruchsverlust abklären.
  - Mögliche Ursachen, wie Asthma, Heuschnupfen, andere Allergien, Verletzungen und Operationen, abklären.
  - Den Patienten bitten zu beschreiben, inwieweit sein Alltagsleben von der Symptomatik beeinträchtigt wird.

Untersuchung

- Die Nase von außen beurteilen:
  - Auf Deformitäten, Entzündungen, nasalen Ausfluss, Hauterkrankungen und Narben achten.

- Um den Nasenvorhof besser zu beurteilen, auf die Nasenspitze des Patienten drücken (nicht wenn dies schmerzhaft ist):
  - Mit der Untersuchungsleuchte den Nasenvorhof begutachten.
  - Auf Deformationen des vorderen Anteils des Nasenseptums oder der unteren Nasenmuschel achten.
- Die Durchlässigkeit der Nase prüfen:
  - Den Patienten bitten einzuatmen. Währenddessen die Nasenlöcher alternierend zuhalten.
- Den Patienten bitten, den Kopf ein wenig nach hinten zu beugen und mit der Untersuchungsleuchte und einem Nasenspekulum das Naseninnere begutachten (Nasenspekulum mit der linken Hand geschlossen und senkrecht einführen):
  - Auf Deviationen des Nasenseptums und der Nasenmuscheln achten.
  - Nach Polypen und Fremdkörpern suchen.
  - Auf Entzündungen der Nasenschleimhaut achten.
- Den Patienten fragen, ob er gut riecht bzw. ob sich an seiner Geruchswahrnehmung etwas verändert hat.
- Zur genaueren Untersuchung die Geruchswahrnehmung des Patienten mit Hilfe verschiedener Geruchsproben prüfen:
  - Dem Patienten können Riechproben gegeben werden, die er bei geschlossenen Augen erkennen soll
  - Die Proben dem Patienten seitengetrennt anbieten.
- Bei Verdacht auf Simulation können Trigeminusreizstoffe (z. B. Ammoniak) eingesetzt werden, die auch bei verlorenem Geruchssinn wahrnehmbar sind.

Nachbereitung

- Dem Patienten für die Mitarbeit danken, die erhobenen Befunde zusammenfassen und erläutern.
- Dem Patienten Gelegenheit geben, Fragen zu stellen
- Anmerken, dass sich ggf. eine weitere apparative Diagnostik anschließen muss.

Beispiele	
• Nasenfurunkel • Rhinitis • Sinusitis	• Nasenseptumdeviation • Polyposis nasi • Adenoide

Tab. 13.2.1 Auswahl möglicher Differenzialdiagnosen und Befunde

3. Untersuchung des Ohres und Gehörtests

Vorbereitung

- Sich dem Patienten vorstellen.
- Dem Patienten erklären, welche Untersuchungen anstehen und warum sie notwendig sind.

Ausrüstung

- Stimmgabel mit einer Frequenz im Bereich der menschlichen Sprache (z. B. 440 Hz)
- Ohrtrichter
- Otoskop
- Tupfer

Ablauf

Anamnese

- Name und Alter des Patienten erfragen und notieren.
- Den Patienten fragen, ob sich sein Hörvermögen verschlechtert hat.
- Bei einer Verschlechterung des Hörvermögens:
  - Den Patienten bitten, die Veränderungen genauer zu beschreiben, dabei nach Seite, Beginn und Dauer der Symptomatik, Schwere und Beeinträchtigung im Alltagsleben fragen.
  - Nach Begleiterscheinungen erkundigen.
  - Fragen, ob der Patient eine Vermutung zur Ursache der Hörstörung hat.
- Außerdem erkundigen nach:
  - Druckgefühl
  - Schmerzen
  - Ohrgeräusche (z. B. Tinnitus)
  - Schwindel

Grobe Untersuchung des Hörvermögens

- Den Patienten bitten, den Blick abzuwenden, damit er nicht von den Lippen ablesen kann.
- Das nicht zu untersuchende Ohr vertäuben: einen Tupfer auf der Ohrmuschel über dem Gehörgang hin- und herbewegen.
- Aus verschiedenen Entfernung viersilbige Zahlenwörter in das offene Ohr des Patienten in normaler Lautstärke sprechen und flüstern.
- Den Patienten bitten, das Gesagte zu wiederholen.
- Einen Überblick gibt Tab. 13.3.1.

Umgangssprache	Befund
4 m	geringgradige Schwerhörigkeit
<4 m	mittelgradige Schwerhörigkeit
<1 m	hochgradige Schwerhörigkeit
<0,25 m	an Taubheit grenzend
keine Wahrnehmung	Taubheit

Tab. 13.3.1 Untersuchung des Hörvermögens

Stimmgabeltest nach Rinne

- Die angeschlagene Stimmgabel auf das Mastoid setzen.
- Den Patienten bitten, Bescheid zu sagen, sobald er den Ton nicht mehr hören kann.
- Die Stimmgabel, ohne sie durch Berührung der Zinken abzudämpfen, vor das Ohr des Patienten halten.
- Im Normalfall und bei Innenohrschädigung hört der Patient den Ton nun, der Test ist positiv.
- Hört der Patient den Ton schwächer oder gar nicht, kann eine Störung der Schallleitung vorliegen.

Stimmgabeltest nach Weber

- Die angeschlagene Stimmgabel dem Patienten mittig auf den Scheitel setzen.
- Den Patienten bitten anzugeben, auf welcher Seite ihm der Ton lauter erscheint oder ob er ihn auf beiden Seiten gleich laut empfindet.
- Eine Lateralisierung zu einer Seite kann eine Störung der Schallleitung derselben Seite oder eine Schallempfindungsstörung der anderen Seite bedeuten (vgl. Tab. 13.3.2).

> i Info: Eine Störung der Schallempfindung kann durch Innenohrschädigung oder Beeinträchtigung des Hörnervs entstehen, einer Schallleitungsstörung kann eine Schädigung des Mittelohrs oder eine Verlegung des Gehörganges zugrunde liegen.

Befund	Rinne rechts	Rinne links	Weber
Störung der Schallleitung rechts	negativ	positiv	Lateralisierung nach rechts
Störung der Schallleitung links	positiv	negativ	Lateralisierung nach links
Störung der Schallempfindung rechts	positiv	positiv	Lateralisierung nach links
Störung der Schallempfindung links	positiv	positiv	Lateralisierung nach rechts

Tab. 13.3.2 Befundbeispiele bei den Stimmgabeltests

Untersuchung des Ohres und Otoskopie

13

- Die Ohrmuscheln inspizieren, dabei auf angeborene Fehlbildungen, Narben und Auffälligkeiten, wie Deformitäten, Schwellungen und Rötung achten.
- Auf den Tragus drücken, um das Vorliegen eines Tragusdruckschmerzes zu prüfen.
- Das Mastoid palpieren.
- Prä- und retroaurikuläre Lymphknoten sowie die Lymphknoten des Kieferwinkels tasten.
- Das Ohr des Patienten leicht nach hinten oben ziehen, um das Otoskop mit passendem Spekulum besser einführen zu können.

> Tipp: Zur Untersuchung des linken Ohres, das Otoskop mit der linken Hand halten, zur Untersuchung des rechten Ohres, das Otoskop mit der Rechten halten.

- Den Gehörkanal auf Fremdkörper, Zerumen und Wucherungen (Exostosen) sowie Otitis externa untersuchen.
- Beim Betrachten des Trommelfells auf Besonderheiten, wie Retraktion oder Vorwölbung, Cholesteatome, Perforationen und eventuelle Paukenröhrchen achten.

Nachbereitung

- Dem Patienten für die Mitarbeit danken, die erhobenen Befunde zusammenfassen und erläutern.
- Dem Patienten Gelegenheit geben, Fragen zu stellen
- Anmerken, dass sich ggf. eine weitere apparative Diagnostik anschließen muss.

Beispiele	
• Schallleitungs-Schwerhörigkeit • Schallempfindungs-Schwerhörigkeit • Otitis media	• Hörsturz • Tinnitus • Altersschwerhörigkeit

Tab. 13.3.3 Auswahl möglicher Differenzialdiagnosen und Befunde

4. Bestimmung der Sehkraft und Untersuchung des Auges

Vorbereitung

- Sich dem Patienten vorstellen.
- Dem Patienten erklären, welche Untersuchungen anstehen und warum sie notwendig sind.
- Den Patienten um sein Einverständnis bitten.

Ausrüstung

- Spatel oder Wattestab
- ggf. 10 %-ige Fluoreszeinlösung
- Pupillenleuchte
- Lupe
- Wattetupfer
- Ophthalmoskop
- Sehprobentafel
- Ishihara-Farbtafeln
- Streichholz oder Stecknadel

13

Ablauf

Anamnese

- Name und Alter des Patienten erfragen.
- Den Patienten nach aktuellen Beschwerden fragen, dabei eingehen auf:
  - Sehstörungen
  - Schmerzen am Auge

- gerötete Augen
- Doppelbildwahrnehmungen
- Verletzungen des Auges
- Nach dem Zeitpunkt des Auftretens und der Dauer der Beschwerden erkundigen.
- Fragen, ob der Patient eine Vermutung zur Ursache der Beschwerden hat.
- Nach Begleitsymptomen erkundigen.
- Weitere Informationen bezüglich der Augen des Patienten einholen, dabei eingehen auf:
  - Kurz- oder Weitsichtigkeit
  - Schwachsichtigkeit
  - Schielen
  - Verletzungen
  - Operationen
  - Entzündungen
- Relevante Allgemeinerkrankungen des Patienten abklären:
  - Diabetes mellitus
  - Hypertonus
  - Infektionskrankheiten
  - rheumatische Erkrankungen
  - dermatologische Erkrankungen
- Die vom Patienten eingenommenen Medikamente (verschreibungspflichtige und freiverkäufliche) erfassen.
- Den Patienten nach bekannten Allergien fragen.
- Augenerkrankungen in der Familie des Patienten erfassen.

Untersuchung der Augenlider, der Bindehaut und der Tränenwege

- Die Augenlider untersuchen, dabei auf Lidstellung und Lidspaltenweite, sowie Wendung der Lidkante nach innen (Entropium) oder außen (Ektropium) achten.
- Die Bindehaut inspizieren, dabei auf Rötungen, Gelbverfärbungen (Ikterus), Sekret, Narben und Fremdkörper achten. Zur Untersuchung der Bindehaut der Ober- und Unterlider, diese umschlagen (ektropionieren):
  - Zum Ektropionieren des Unterlides den Patienten nach oben blicken lassen. Mit den Zeigefingern direkt unterhalb der Lidkante ansetzen und nach unten ziehen.
  - Um das Oberlid zu ektropionieren, den Patienten nach unten blicken lassen. Das Lid an den Wimpern nach unten ziehen und dann um einen Stieltupfer o.ä. nach oben umklappen.

- Den nasalen Tränenwinkel begutachten und auf Zeichen einer Tränenwegstenose, wie Tränensee und Tränenträufeln, achten. Ggf. Befund genauer abklären:
  - 10 %-ige Fluoreszeinlösung in den Bindehautsack tropfen.
  - Den Patienten nach 2 min in ein Taschentuch schnäuzen lassen. Bei freien Tränenwegen findet sich der Farbstoff im Taschentuch.
- Falls indiziert (z. B. bei trockenem Auge), den Schirmer-Test zur Beurteilung der Tränensekretion durchführen:
  - Einen 3,5 cm langen und 0,5 cm breiten Lackmusstreifen abknicken und etwa mittig in das Unterlid einhängen.

- Das Filterpapier saugt die Tränenflüssigkeit auf und verfärbt sich blauviolett.
- Nach 5 min die befeuchtete Strecke ab der Lidkante abmessen. Normal ist eine Strecke von mindestens 1,5 cm befeuchtet.

Untersuchung der Vorderkammer, Hornhaut und Linse

- Die Vorderkammer mit Lupe und Pupillenleuchte untersuchen:
  - Lupe im Abstand von wenigen Zentimetern zum Auge des Patienten halten und gleichzeitig das Auge von temporal anleuchten.
  - Auf gute Ausleuchtung der Vorderkammer achten. Nasale Schatten deuten auf eine Abflachung der Kammer hin.

> **!** Vorsicht: Bei Abflachung der Vorderkammer, wegen der Gefahr eines akuten Glaukomanfalls, nie medikamentös die Pupille weitstellen!

  - Auf Leukozyten- oder Blutspiegel (Hypopyon, Hyphäma) in der Vorderkammer achten!
- Die Hornhaut und Linse mit Lupe und Pupillenleuchte inspizieren:
  - Auf Hornhautverfärbungen und Verzerrungen von Spiegelbildern, die auf Hornhauterkrankungen hindeuten, achten.
  - Auf Trübungen der Linse achten.
- Die Hornhautsensibilität mit einem Wattetupfer prüfen:
  - Den Wattetupfer fein ausziehen.
  - Den Patienten auffordern, nach oben zu blicken.
  - Von der Seite die Hornhaut an mehreren Stellen leicht berühren.
  - Auf beidseitigen Lidschluss achten.
  - Den Test am anderen Auge wiederholen.

Untersuchung der Pupillen

- Die Pupillengröße und -form beurteilen.
- Direkten und konsensuellen Lichtreflex prüfen:
  - Den Raum leicht abdunkeln und den Patienten bitten, in die Ferne zu blicken.
  - Mit einer Pupillenleuchte die Augen einzeln beleuchten, die freie Hand schirmt dabei die beiden Augen voneinander ab, indem sie senkrecht auf dem Nasenrücken des Patienten gehalten wird.
  - Auf gleichartige Reaktion der Pupillen achten.
- Den Akkommodationsreflex (Konvergenzreaktion) prüfen.
  - Einen Stift oder einen ähnlichen Gegenstand etwa 10–15 cm vor die Nasenspitze des Patienten halten.
  - Den Patienten bitten, aus der Fernakkommodation plötzlich den Stift zu fixieren.
  - Dabei auf die gleichsinnige Pupillenverengung und gleichartige Bewegung der Augen achten.

Untersuchung des Augapfels

- Den Bulbus palpieren:
  - Den Patienten bitten, nach unten zu blicken und die Augen zu schließen.
  - Mit dem Zeigefinger den Bulbus durch das Lid palpieren, während die anderen Finger auf die Stirn gelegt werden.

- Palpation im Seitenvergleich durchführen, auf erhöhten oder verminderten Druck achten.

Tipp: Zum Vergleich können die eigenen Augen palpiert werden!

- Die Stellung des Augapfels in der Orbita beurteilen:
  - Sich hinter den sitzenden Patienten stellen.
  - Den Patienten bitten, den Kopf etwas zurückzulehnen.
  - Mit den Zeigefingern die Lider des Patienten etwas zurückziehen und von hinten oben Richtung Kinn blicken.
  - Auf einen Exophthalmus achten.

Ophthalmoskopische Untersuchung

- Den Raum verdunkeln und den Patienten auffordern, in die Ferne zu schauen.
- Das Licht des Ophthalmoskops anstellen und die Recoss-Scheibe (schaltet Sammel- oder Streulinsen verschiedener Stärken in den Strahlengang) auf null Dioptrien einstellen.
- Das Ophthalmoskop mit einer Hand halten und fest auf die Augenbraue setzen. Den Griff etwas nach lateral drehen.
- Den Fundusreflex prüfen:
  - Aus 15 Grad seitlich der Blickrichtung des Patienten und etwa 40 Zentimetern Entfernung auf den roten Fundusreflex achten. Fehlt dieser, liegt vermutlich ein Katarakt vor.
- Den Augenhintergrund spiegeln:
  - Mit dem Opthalmoskop 15 Grad seitlich der Blickrichtung des Patienten dicht an das Auge gehen.
  - Die eigene Fehlsichtigkeit und die des Patienten durch Drehen an der Recoss-Scheibe ausgleichen, bis ein scharfes Bild entsteht.
  - Sehnervenpapille, Gefäße und Makula beurteilen.

Tipp: Um dem Patienten nicht zu dicht Nase an Nase gegenüberzusitzen, rechts mit dem rechten, links mit dem linken Auge untersuchen.

Bestimmung des Fernvisus

- Zur Bestimmung des Fernvisus werden z. B. Sehprobentafeln nach Snellen benutzt.
- Die Tafeln sind mit Zahlen, Symbolen oder sogenannten Landolt-Ringen erhältlich, so dass auch Analphabeten oder Kinder nach diesem Prinzip untersucht werden können.
- Eine für den Patienten geeignete Tafel auswählen.
- Den Abstand zwischen Patient und Tafel auf 5 m bemessen, wenn nicht anders angegeben.
- Den Patienten bitten, ein Auge mit einer Karte oder der Handfläche abzudecken und dann die letzte für ihn lesbare Zeile vorzulesen.
- Neben den Zeilen ist angegeben, aus welcher Entfernung ein Normalsichtiger diese Zeile lesen kann.
- Visus ermitteln, indem der Patienten-Tafel-Abstand durch den ermittelten Wert geteilt wird, z. B. 5/5 = 1,0 oder 5/50 = 0,1.

- Test mit dem anderen Auge wiederholen.
- Falls der Patient aus dem angegebenen Abstand keine der Zeilen auf den Tafeln lesen kann:
  - Den Patienten auffordern, näher an die Tafel zu gehen oder ihm Finger hinhalten und diese zählen lassen.
  - Kann der Patient keine Finger zählen, überprüfen ob er Bewegungen und Lichteinfall wahrnimmt.

Bestimmung des Nahvisus

- Der Nahvisus wird mit speziellen Sehprobentafeln, die der Patient in etwa 30 Zentimetern Abstand in der Hand hält, getestet.

Prüfung des Farbsehens

- Zur Überprüfung des Farbensinnes werden sogenannte Ishihara-Farbtafeln benutzt, auf denen Normalsichtige Zahlen erkennen können, Farbfehlsichtige aber nicht.

Gesichtsfeldprüfung

- Zur genaueren Überprüfung des Gesichtfeldes, beide Augen einzeln prüfen.
- Das zu prüfende Auge fixiert die Nasenwurzel des Untersuchers, das andere ist mit der flachen Hand des Patienten abgedeckt.
- Eine Hand von ganz außen (seitlich der Ohren des Patienten) langsam in dessen Gesichtsfeld bewegen. Dabei bei gestrecktem Arm gleichmäßige Bewegungen aus dem Handgelenk machen.
- Den Patienten bitten mitzuteilen, wann er die Hand sieht.
- Normalerweise reicht das temporale Gesichtsfeld über 90 Grad zur Seite.
- Anschließend werden die Außengrenzen nach oben (ca. 60 Grad), nasal (ca. 55 Grad, je nach anatomischen Bedingungen), unten (ca. 70 Grad) sowie für die schrägen Meridiane (temporal bzw. nasal oben und unten) festgelegt.
- Anschließend die Testung am anderen Auge wiederholen.
- Bei einigen Defekten des Parietallappens empfiehlt es sich, simultan das nasale und temporale Gesichtfeld zu überprüfen, da in manchen Fällen dann nur der ipsilaterale Finger wahrgenommen wird.
- Zur Aufdeckung eines vergrößerten blinden Flecks oder zentraler Gesichtsfelddefekte sollten feinere Gegenstände, wie ein roter Streichholzkopf oder ein Stecknadelkopf, benutzt werden.

Prüfung der Augenbeweglichkeit

- Auf ein offensichtliches Schielen des Patienten achten.
- Den Abdecktest mit beiden Augen durchführen:
  - Das fixierende Auge abdecken.
  - Das andere, schielende Auge vollführt eine rasche Einstellbewegung und nimmt die Fixation vor.
- Den Aufdecktest mit beiden Augen durchführen:
  - Der Patient wird aufgefordert einen entfernten Gegenstand zu fixieren.
  - Ein Auge wird abgedeckt und dann plötzlich wieder freigegeben.
  - Kommt es nach der Freigabe zu einer Einstellreaktion, liegt ein latentes Schielen vor.

- Mit einem Finger alle Blickrichtungen abgehen, während der Patient nur mit den Augen dem Finger folgen soll. Auf Auffälligkeiten achten und fragen, ob der Patient Doppelbilder sieht.
- Auf Nystagmen achten.

Nachbereitung

- Dem Patienten für die Mitarbeit danken, die erhobenen Befunde zusammenfassen und erläutern.
- Dem Patienten Gelegenheit geben, Fragen zu stellen
- Anmerken, dass sich ggf. eine weitere apparative Diagnostik anschließen muss.

Beispiele	
• Gerstenkorn • Konjunktivitis • Keratitis • Hornhauerosion	• Katarakt • Glaukom • Strabismus • Brechungsfehler

Tab. 13.4.1 Auswahl möglicher Differenzialdiagnosen und Befunde

14 Pädiatrie

1. Anamnese in der Pädiatrie

Vorbereitung

Tipp: Die Erhebung der Anamnese wird in der Pädiatrie durch Ängstlichkeit und mangelnde verbale Ausdrucksmöglichkeiten des Kindes erschwert. In der Fremdbeobachtung durch die Eltern fehlt naturgemäß die Objektivität; Ängste und Projektionen der Eltern fließen in die Schilderungen mit ein.

- Sich dem Kind und seinen Eltern vorstellen.
- Vitalzeichen des Kindes beurteilen, einen Notfall ausschließen.
- Erklären, wozu die Anamnese dient, ggf. kleinen Kindern Spielzeuge anbieten, um sie abzulenken.
- Um das Einverständnis der Eltern und – bei älteren Kindern – des Kindes bitten.

Tipp: Grundsätzlich an Eltern und Kind wenden. Je älter das Kind ist, desto mehr sollte es in die Anamneseerhebung eingebunden werden.

Ablauf

Aufnahme der Basisdaten

- (Ruf-)Namen, Alter und Geschlecht des Kindes erfragen.
- Sich vergewissern, dass es sich bei der begleitenden Person um die Eltern oder einen Sorgeberechtigten des Kindes handelt.

Aktuelle Anamnese

Tipp: Wie bei anderen Anamnesen auch, empfiehlt es sich, offene Fragen zu stellen.

- Nach Beginn und Art der Beschwerden fragen und sich erkundigen, inwieweit der normale Tagesablauf beeinträchtigt ist.
- Veränderungen im Verhalten oder Lebendigkeit erfassen, um einen Überblick über den Allgemeinzustand des Kindes zu bekommen.
- Systematisch die Organsysteme abklären:
  - Zur Einschätzung des respiratorischen und kardiovaskulären Systems nach Atemauffälligkeiten, Hautkolorit (Blässe, Zyanose), Husten, Trinkschwäche und Schlaf-Wach-Rhythmus fragen.
  - Veränderungen im gastrointestinalen System bezüglich Ernährungszustand und -gewohnheiten, Gewichtsverlust, Bauchschmerzen (bei Säuglingen Anziehen der Beine), Stuhlfrequenz und Erbrechen erfragen.

  - Zur Beurteilung des Urogenitalsystems nach Miktionsfrequenz, Dysurie, Einnässen und Ausfluss fragen.
  - Das neurologische System kann durch Fragen nach Bewusstseinslage und Muskeltonus, Verlust bereits erworbener Fähigkeiten (motorisch, taktil, sensorisch), Kopfschmerzen und Nackenbeweglichkeit sowie Sehstörungen grob umrissen werden.

Erweiterte Krankheitsgeschichte

- Informationen zur Schwangerschaft und Geburt des Kindes sammeln:
  - Erfragen, wie die Schwangerschaft verlaufen ist, ob es Komplikationen gab und wie das Kind entbunden wurde.
  - Gestationsalter, Geburtsgewicht und APGAR-Wert erfassen (in gelbem Untersuchungsheft dokumentiert).
- Nach dem Entwicklungsverlauf des Kindes fragen:
  - Sich nach durchgemachten Kinderkrankheiten und dem Impfstatus erkundigen.
  - Nach der Ernährung des Kindes fragen und herausfinden, ob und falls ja, wie lange es gestillt wurde, ggf. ab wann und welche Flaschennahrung gegeben wurde.
  - Die Eltern fragen, wie das Kind erzogen wird, ob es in Krippe, Kindergarten oder Schule geht oder ob sich die Eltern hauptsächlich allein um das Kind kümmern.

Medikamentenanamnese

- Verschreibungspflichtige Medikamente und Einnahme frei verkäuflicher Medikamente erfassen.
- Nach bekannten Arzneimittelallergien fragen.

Familienanamnese

- Nach Prävalenz bekannter Erbkrankheiten in der Familie fragen.
- Besonderheiten bei Stief- oder Adoptivkindern berücksichtigen.
- Aktuellen Gesundheitszustand der Eltern und Geschwister abschätzen.

Sozialanamnese

- Versuchen, die Familieninteraktionen, die Eltern-Kind- und die Geschwisterinteraktion einzuschätzen.
- Wohnsituation (u. a. Rauchen der Eltern) und ggf. weitere Lebensumstände erfragen.
- Bildungsniveau der Eltern abschätzen.
- Verhalten zu Hause und in der Schule sowie eine eventuelle Diskrepanz beschreiben lassen.

Nachbereitung

- Eltern und Kind bitten, bisher noch nicht Angesprochenes zu ergänzen oder weitere Fragen zu stellen.
- Eltern und Kind für die Mitarbeit danken, die erhobenen Befunde zusammenfassen und erläutern.
- Anmerken, dass sich der Anamnese eine körperliche Untersuchung und ggf. eine apparative Diagnostik anschließen muss.

Beispiele	
• Infektionskrankheiten des Respirationstrakts und Gastrointestinaltraktes • Asthma • Kopfschmerzen	• Krampfanfälle • Verhaltensauffälligkeiten, wie Autismus oder nächtliches Einnässen • Kinderkrankheiten

Tab. 14.1.1 Auswahl möglicher Differenzialdiagnosen und Befunde

Virale Erkrankungen	
Masern (Morbilli)	
Er	Masern- bzw. Morbillivirus (Familie der Paramyxoviren)
Iw	Tröpfcheninfektion
Ik	nach 9–12 Tagen erste Symptome, nach 12–15 Tagen Exanthem
Kl	**Prodromalstadium:** katarrhalische Symptome (Husten, Schnupfen, Konjunktivitis, Fieber, Photophobie), am 2.–3. Tag Koplik-Flecken an der Wangenschleimhaut **Exanthemstadium:** erneuter Fieberanstieg (zweigipfliges Fieber), hellrotes, makulopapulöses, konfluierendes Exanthem, Beginn hinter den Ohren, Ausbreitung nach kraniokaudal, Rückgang des Exanthems nach 3 Tagen
Ko	Bronchopneumonie, Otitis media, Masernkrupp, Masernenzephalitis, subakute sklerosierende Panenzephalitis (SSPE), Tuberkulinanergie (negativer Tuberkulintest aufgrund vorübergehender Immunschwäche)
In	3–5 Tage vor bis 4 Tage nach Exanthemausbruch
La	Masernvirus in der infektiösen Phase in Blut, Urin, Rachenabstrich und Konjunktivalsekret nachweisbar, IgM nach den ersten 3 Exanthemtagen, Leukopenie (bis auf 3.000–4.000 Leukozyten/µl), Albuminurie
Th	symptomatisch, antibiotische Therapie bei Sekundärinfektionen
Pr	Masern-Lebendimpfung ab dem 11. Lebensmonat, 2. Impfung im 2. Lj., mind. 4 Wochen Abstand
Im	lebenslang
Mumps (Parotitis epidemica, Ziegenpeter)	
Er	Mumpsvirus (Familie der Paramyxoviren)
Iw	Tröpfcheninfektion
Ik	2–4 Wochen
Kl	typische Klinik nur in 50 % der Fälle: entzündliche, schmerzhafte Parotisschwellung zuerst einseitig, nach 1–2 Tagen beidseitig, abstehende Ohrläppchen, Fieber um 38 °C, Lymphknotenschwellung, evtl. auch Schwellung der anderen Speicheldrüsen
Ko	Meningitis/Enzephalitis, Pankreatitis, Orchitis mit Epididymitis
In	7 Tage vor Speicheldrüsenschwellung bis zur Abschwellung
La	IgM-Antikörper, Amylase und Lipase hoch

Tab. 14.1.2 Infektiöse Erkrankungen im Kindesalter: Virale Erkrankungen

Virale Erkrankungen	
Th	symptomatisch (warme Ölverbände auf die Parotis, Mundpflege)
Pr	Mumps-Lebendimpfung ab dem 11. Lebensmonat, 2. Impfung im 2. Lj, mind. 4 Wochen Abstand
Im	lebenslang
Röteln (Rubeola, Rubella)	
Er	Röteln- bzw. Rubellavirus (Familie der Togaviren)
Iw	Tröpfcheninfektion, diaplazentar
Ik	2–3 Wochen
Kl	1–2 Tage leicht fieberhaftes Prodromalstadium, hellrotes, nicht konfluierendes makulo-papulöses Exanthem beginnt hinter den Ohren und weitet sich nach kraniokaudal aus, evtl. mittelfleckiges Enanthem am Gaumen, Lymphknotenschwellung, evtl. Splenomegalie
Ko	relativ häufig transiente Polyarthritis, selten thrombozytop. Purpura, Enzephalitiden, Rötelnembryopathie
In	7 Tage vor Beginn des Exanthems bis 7 Tage danach
La	IgM-Antikörper, Leukopenie mit Lymphozytose (Vermehrung der Plasmazellen)
Th	symptomatisch
Pr	Röteln-Lebendimpfung ab dem 12. Lebensmonat, 2. Impfung im 2. Lj, mind. 4 Wochen Abstand
Im	lang anhaltend
Poliomyelitis	
Er	Poliomyelitisvirus I-III (Familie der Picornaviridae)
Iw	Schmierinfektion (fäkal-oral), z. T. Tröpfcheninfektion
Ik	1–2 Wochen
Kl	99 % aller Infektionen verlaufen inapparent! Initialphase: katarrhalische Symptome, Durchfall, Fieber mit 38–39 °C (abortive Poliomyelitis) Latenzstadium: Fieberrückgang präparalytisches Stadium: Meningismus paralytisches Stadium: selten erreicht, Lähmungen
Ko	bleibende Lähmungen, meist asymmetrische Lähmung der unteren Extremität, z. T. Atemlähmungen
In	2 Tage nach Infektion bis ca. 6–8 Wochen danach, viele symptomlose Träger
La	Virus in Rachenspülwasser oder Stuhl, Antikörpernachweis, Pleozytose im Liquor, später steigt der Eiweißgehalt im Liquor
Th	symptomatisch (Bettruhe, Krankengymnastik, Beatmung)
Pr	Impfung mit inaktivierter Polio-Vakzine (IPV)
Im	typenspezifisch lebenslang

Tab. 14.1.2 Infektiöse Erkrankungen im Kindesalter: Virale Erkrankungen (Fortsetzung)

Virale Erkrankungen	
Varizellen (Windpocken, Schafblattern)	
Er	Varicella-Zoster-Virus (Familie der Herpesviridae)
Iw	Tröpfchen-, Kontaktinfektion, aerogen, diaplazentar
Ik	2–3 Wochen
Kl	manchmal Prodromi mit flüchtigem „Vorexanthem" für 1 Tag, evtl. Fieber, stark juckendes, bläschenartiges Exanthem an Stamm, Kopf u. seltener an Extremitäten; Bläschen unterschiedl. Alters treten nebeneinander auf (Heubner-Sternenkarte)
Ko	bakterielle Sekundärinfektionen, Impetigo, Otitis, Pneumonie, Nephritis, Zerebellitis, Meningitis, Varizellenenzephalitis, Purpura fulminans
In	ab 1–2 Tage vor Auftreten des Hautausschlags für 1 Woche
La	Diagnose anhand der Klinik, IgM-Antikörper
Th	symptomatisch, bei schweren Verläufen Aciclovir
Pr	Expositionsprophylaxe, bei gefährdeten Patienten Lebendimpfung
Im	lebenslange Immunität gegen Varizellen, Erreger persistiert in sensorischen Spinalganglien und kann bei geschwächtem Immunstatus als Herpes-Zoster auftreten
Erythema infectiosum (Ringelröteln)	
Er	humanes Parvovirus B19 (Familie der Parvoviridae)
Iw	Tröpfcheninfektion
Ik	6–14 Tage
Kl	meist klinisch stumm, schmetterlingsförmiger, juckender Ausschlag im Gesicht, der girlandenartig abblasst, Abklingen nach ca. 8 Tagen (Erythem)
Ko	Arthritis, aplastische Krisen bei hämolytischen Anämien, bei Infektion in der Schwangerschaft z.T. Hydrops fetalis bis hin zum Fruchttod
In	bis zum Auftreten des Exanthems
La	Antikörpernachweis, Thrombozytopenie, Granulozytopenie, direkter Nachweis mittels PCR
Th	symptomatisch (evtl. Bettruhe), i.v.-Immunglobuline, Austauschtransfusion bei Hydrops fetalis
Pr	Expositionsprophylaxe
Im	lebenslang
Infektiöse Mononukleose (Pfeiffer-Drüsenfieber)	
Er	Epstein-Barr-Virus (EBV, Familie der Herpesviridae)
Iw	Kontaktinfektion (Speichel, „kissing disease")
Ik	1–2 Wochen
Kl	Fieber, Tonsillitis, Lymphknotenschwellung, Splenomegalie, hämorrhagisches Enanthem am weichen Gaumen, langsame Erholung
Ko	Myokarditis, Meningoenzephalitis, Polyneuritis, Milzruptur

Tab. 14.1.2 Infektiöse Erkrankungen im Kindesalter: Virale Erkrankungen (Fortsetzung)

Virale Erkrankungen	
In	bis mindestens 3 Monate nach Erkrankung
La	Antikörpernachweis, Leukozytose, starker Anstieg der Lymphozyten, Monozyten und Plasmazellen
Th	symptomatisch (Bettruhe, Fiebersenkung)
Pr	Expositionsprophylaxe
Im	lebenslang, Persistenz v. a. in lymphatischen Zellen
Exanthema subitum (Drei-Tage-Fieber)	
Er	humanes Herpesvirus Typ 6 (HHV6)
Iw	Kontaktinfektion
Ik	5–15 Tage
Kl	plötzliches hohes Fieber über 3 Tage, Erbrechen, Durchfall, evtl. Krämpfe, bei Fieberabfall stammbetontes, klein- bis mittelfleckiges, blassrotes, nicht konfluierendes Exanthem, schnelles Abklingen
Ko	selten Enzephalitiden oder Guillain-Barré-Syndrom
In	3 Tage vor dem Fieber bis zum Abklingen des Ausschlags
La	IgM-Antikörper, Erregernachweis aus Blut, Speichel, Urin und Liquor, Leukopenie mit Lymphozytose (im Exanthemstadium)
Th	symptomatisch (Bettruhe, Fiebersenkung)
Pr	keine Impfung
Im	lebenslange Persistenz, Rezidive möglich
Legende: Er = Erreger; Iw = Infektionsweg; Ik = Inkubation; Kl = Klinik; Ko = Komplikationen; In = Infektiosität; La = Labor; Th = Therapie; Pr = Prophylaxe; Im = Immunität	

Tab. 14.1.2 Infektiöse Erkrankungen im Kindesalter: Virale Erkrankungen (Fortsetzung)

Bakterielle Erkrankungen	
Keuchhusten (Pertussis)	
Er	Bordetella pertussis
Iw	Tröpfcheninfektion
Ik	7–14 Tage
Kl	Stadium • catarrhale: Prodromalstadium, 1–2 Wochen • convulsivum: meist afebril, paroxysmale Hustenattacken (40–50 stakkatoartige Hustenstöße), Zyanose, bei Säuglingen lebensbedrohliche Apnoeanfälle, 2–6 Wochen • decrementi: Abnahme der Symptome, 1–6 Wochen
Ko	Otitiden, Atelektasen, Bronchiektasen, Emphysem, Pneumonie, hypoxische Enzephalopathie

Tab. 14.1.3 Infektiöse Erkrankungen im Kindesalter: Bakterielle Erkrankungen

14

Bakterielle Erkrankungen	
In	am höchsten im Stadium catarrhale, abnehmend im Stadium convulsivum
La	Erregernachweis aus Nasen-Rachenabstrich, Antikörpernachweis erst nach 2–4 Wochen, Leukozytose, Lymphozytose
Th	14 Tage Erythromycin (wirkt nur im Stadium catarrhale) alternativ Cotrimoxazol, symptomatisch z. T. Salbutamol oder Kortikosteroide (schwerer Verlauf!)
Pr	azellulärer Impfstoff ab dem 3. Monat
Im	10–20 Jahre
Diphtherie („echter Krupp")	
Er	Corynebacterium diphtheriae (bildet pathogenes Toxin)
Iw	Tröpfcheninfektion, Schmierinfektion
Ik	2–6 Tage
Kl	1–2 Tage Prodromi, schweres Krankheitsgefühl, Fieber, weiß gelblich belegte Tonsillen (Pseudomembran), Faetor ex ore, Schluckbeschwerden, Kehlkopfdiphterie (Krupp) mit Heiserkeit bis Aphonie, bellender Husten, inspiratorischer Stridor, Lymphknotenschwellung
Ko	Myokarditis, Polyneuritis, Atemwegsobstruktion
In	unbehandelt 4 Wochen, behandelt ca. 2 Tage
La	Erregernachweis im Rachenabstrich, Diphtherietoxinnachweis Nachweis: mikroskopisch
Th	Antitoxinserum, 2 Wochen Penicillin (nach Abstrich), Isolierung
Pr	Impfung mit Diphtherietoxoid ab dem vollendeten 2. Monat, regelmäßige Auffrischung auch im Erwachsenenalter!
Im	etwa 10 Jahre, wird aber nicht immer erworben
Scharlach	
Er	erythrogene Toxine produzierende Streptococcus pyogenes
Iw	Tröpfcheninfektion, Kontaktinfektion
Ik	2–5 Tage
Kl	Tonsillopharyngitis, plötzliches hohes Fieber, schwere Angina, Enanthem (düsterroter Rachen), regionäre Lymphknotenschwellung, nach 12–48 h feinfleckiges Exanthem, das in Achsel und Leiste beginnt und sich über den ganzen Körper ausbreitet, blasses Munddreieck, nach 3–4 Tagen „Himbeerzunge", nach dem 7. Tag Hautschuppung
Ko	Lymphadenitiden, Otitiden, Sinusitiden, Tonsillarabszesse, rheumatisches Fieber, Chorea minor, akute Poststreptokokkenglomerulonephritis, Endo-, Myo- und Perikarditis
In	bis 48 h nach Beginn der Antibiotikatherapie und fehlender Krankheitszeichen
La	Kultur, nach 8–14 Tagen Antistreptolysinantikörper, Neutrophilie mit Linksverschiebung, evtl. Eosinophilie, BSG erhöht
Th	10 Tage Penicillin
Pr	Expositionsprophylaxe
Im	nicht klar

Tab. 14.1.3 Infektiöse Erkrankungen im Kindesalter: Bakterielle Erkrankungen (Fortsetzung)

Bakterielle Erkrankungen	
Haemophilus-influenzae-Infektionen	
Er	Haemophilus influenzae Typ b (Hib)
Iw	Tröpfcheninfektion, Schmierinfektion
Ik	2–5 Tage
Kl	bakterielle Meningitis, Otitis, Sinusitis, Tracheitis, akute Epiglottitis, Pneumonie
Ko	Myokarditis, Polyneuritis
In	auch durch asymptomatische Träger
La	Erregernachweis aus Bronchialsekret, Blut oder Liquor, Antikörpernachweis
Th	Cephalosporine der 3. Generation
Pr	Impfung mit konjugierter HiB Vakzine ab dem vollendeten 2. Monat
Im	keine verlässliche
Legende: Er = Erreger; Iw = Infektionsweg; Ik = Inkubation; Kl = Klinik; Ko = Komplikationen; In = Infektiosität; La = Labor; Th = Therapie; Pr = Prophylaxe; Im = Immunität	

Tab. 14.1.3 Infektiöse Erkrankungen im Kindesalter: Bakterielle Erkrankungen (Fortsetzung)

2. Beurteilung der Entwicklung eines Kindes

Vorbereitung

- Sich dem Kind und seinen Eltern vorstellen.
- Erklären, welche Untersuchungen anstehen und warum sie notwendig sind.
- Ggf. kleinen Kindern Spielzeuge anbieten, um sie abzulenken.
- Um das Einverständnis der Eltern und – bei älteren Kindern – des Kindes bitten.

Ablauf

Allgemeine Vorbemerkungen

- Die Beteilung der Entwicklung wird meist im Rahmen einer allgemeinen Anamnese erhoben (vgl. hierzu Kap. „Anamnese in der Pädiatrie").
- Folgende Kriterien erfassen:
  - Grobmotorik
  - Feinmotorik und Sehen
  - Sprache
  - Sozialverhalten
- Zur genaueren Einschätzung der Entwicklung können Entwicklungstests, wie der Denver-Developmental-Screening-Test benutzt werden (vgl. hierzu Lehrbücher der Pädiatrie).

Beurteilung des Neugeborenen

- Grobmotorik:
  - Die Extremitäten können unwillkürlich bewegt werden.

- Feinmotorik und Sehen:
  - Gegenstände werden kurzfristig fixiert und das Kind reagiert auf Lichtquellen.
- Sprache und Geräuschwahrnehmung:
  - Das Neugeborene reagiert auf Geräusche (Moro-Reaktion, Augenblinzeln) und kann unwillkürlich Laute bilden.
- Sozialverhalten:
  - Das Kind kann durch elterlichen Kontakt beruhigt werden.
- Physiologische Neugeborenreflexe (Übersicht: Tabelle 14.2.1);

Beurteilung eines drei Monate alten Säuglings

- Grobmotorik:
  - Der Säugling kann den Kopf frei halten.
- Feinmotorik und Sehen:
  - Gegenstände können mit den Augen verfolgt werden.
- Sprache:
  - Das Kind ist in der Lage, gezielt Laute zu bilden und dreht den Kopf in Richtung einer Geräuschquelle.
- Sozialverhalten:
  - Das Kind lächelt spontan und freut sich über Zuwendung.

Beurteilung eines sechs Monate alten Säuglings

- Grobmotorik:
  - Das Kind kann mit Hilfe sitzen.
- Feinmotorik und Sehen:
  - Der Säugling greift gezielt nach Spielzeug und führt es zum Mund.
- Sprache:
  - Der Säugling gibt einfache, sich wiederholende Silbenketten von sich.
- Sozialverhalten:
  - Vertraute und nicht bekannte Personen werden unterschieden.

Beurteilung eines neun Monate alten Säuglings

- Grobmotorik:
  - Das Kind kann frei sitzen und mit Hilfe stehen.
- Feinmotorik und Sehen:
  - Gegenstände können zwischen Daumen und Zeigefinger gehalten werden.
  - Das Kind lässt Gegenstände bewusst los.
- Sprache:
  - Der Säugling kann „Mama" und „Papa" sagen.
- Sozialverhalten:
  - Das Kind beginnt zu fremdeln.

Beurteilung eines 18 Monate alten Kleinkindes

- Grobmotorik:
  - Das Kleinkind ist in der Lage allein zu gehen.
  - Mit Hilfe können Treppen bewältigt werden.

Reflex	**Abbildung**	**Reiz**
Suchreflex	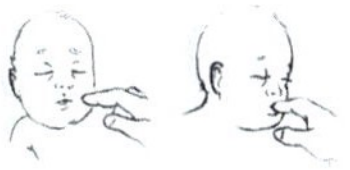	Das Bestreichen der Wange mit dem Finger führt zu einem Verziehen des Mundes und zur Kopfwendung Richtung Reizursprung.
Greifreflex	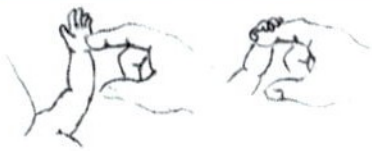	Das Bestreichen der Handinnenfläche von der Kleinfingerseite aus führt zu einer Beugung der Finger.
Fluchtreflex	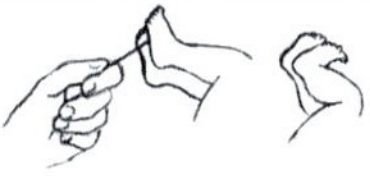	Das Bestreichen des lateralen Fußsohlenrandes führt zu einem Anziehen des Beines sowie zu einer Dorsalextension der Großzehe.
Moro-Reflex (Umklammerungsreflex)	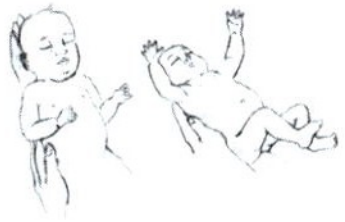	Das plötzliche Absenken in Richtung Unterlage eines in Rückenlage gehaltenen Kindes führt zur Streckung und Abduktion der Arme und zu einer Spreizung der Finger.
Galant-Reflex (Rückgratreflex)	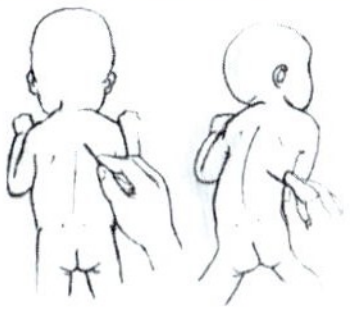	Das Bestreichen des Rückens seitlich der Wirbelsäule (Kind in Bauchlage) führt zu einer Verbiegung der Wirbelsäule mit der Konkavität zur gereizten Seite.
Schreitphänomen	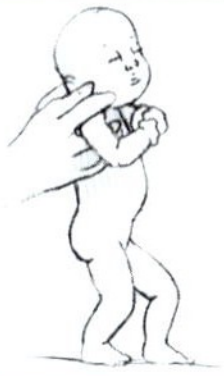	Die Berührung der Unterlage mit den Füßen führt bei senkrecht gehaltenem Kind zur Auslösung von Schreitbewegungen.

Tab. 14.2.1 Physiologische Neugeborenreflexe

- Feinmotorik und Sehen:
  - Gegenstände können aus Kisten ausgeräumt und wieder eingeräumt werden.
- Sprache:
  - Das Kind ist in der Lage, einfache Auforderungen zu verstehen und sie zu befolgen.
- Sozialverhalten:
  - Das Kleinkind spielt allein.

Beurteilung eines zweijährigen Kleinkindes

- Grobmotorik:
  - Das zweijährige Kind kann rennen und spielt mit einem Ball.
- Feinmotorik und Sehen:
  - Das Kind baut Türme.
- Sprache:
  - Es kann einfache Sätze mit wenigen Worten bilden.
- Sozialverhalten:
  - Das Kleinkind spielt mit anderen Kindern.

Nachbereitung

- Eltern und Kind Gelegenheit geben, Fragen zu stellen und Ergänzungen anzufügen.
- Die wichtigsten Informationen zusammenfassen und das weitere Vorgehen besprechen.
- Anmerken, dass sich ggf. eine weitere (apparative) Diagnostik anschließen muss.
- Sich bei Eltern und Kind bedanken.

3. Grundlagen der körperlichen Untersuchung im ersten Lebenshalbjahr

Vorbereitung

Allgemeine Anmerkungen

- Die Vorsorgeuntersuchungen U1–U10/J1 dienen der Früherkennung von Anomalien und Entwicklungsstörungen, zum zeitlichen Rahmen vgl. Tab. 14.3.1.
- Im Rahmen aller Untersuchungen werden Körpergewicht, Körperlänge und Kopfumfang bestimmt.
- Im Einzelnen werden zusätzlich weiterführende Untersuchungen durchgeführt.
- In diesem Kapitel wird exemplarisch die körperliche Untersuchung im ersten Lebenshalbjahr dargestellt.
- Sich den Eltern vorstellen.
- Den Eltern erklären, welche Untersuchung ansteht und warum sie notwendig ist.
- Um das Einverständnis der Eltern und – bei älteren Kindern – des Kindes bitten.

Ausrüstung

- Kinder-Stethoskop
- Ophthalmoskop
- Lampe
- Spatel

Zeitpunkt		Untersuchung
1.	Lebenstag	U1
3.–10.	Lebenstag	U2
4.–6.	Lebenswoche	U3
3.–4.	Lebensmonat	U4
6.–7.	Lebensmonat	U5
10.–12.	Lebensmonat	U6
21.–24.	Lebensmonat	U7
43.–48.	Lebensmonat	U8
60.–64.	Lebensmonat	U9
12.–13.	Lebensjahr	U10/J1

Tab. 14.3.1 Vorsorgeuntersuchungen

Ablauf

Anamnese

- Informationen zur Schwangerschaft und zur Geburt des Kindes sammeln:
  - Erfragen, wie die Schwangerschaft verlaufen ist, ob es Komplikationen gab und wie das Kind entbunden wurde.
  - Gestationsalter, Geburtsgewicht und APGAR-Werte erfassen (in gelbem Untersuchungsheft dokumentiert).
- Fütterungsmethode, Art der Nahrung, Miktion und Defäkation erfragen.
- Die Eltern nach Auffälligkeiten fragen und bitten, ihre Sorgen mitzuteilen.

Vitalzeichen

- Zu Beginn der Untersuchung die Vitalzeichen des Säuglings prüfen, Mikrozirkulation (Rekapillarisierungszeit), Hautturgor und Muskeltonus beurteilen.

Kopf

- Den Schädel inspizieren und nach eventuellen Deformitäten suchen.
- Die Fontanellen des Kindes palpieren, dabei auf Pulsationen, Vorwölbungen oder Einziehungen achten.
- Stethoskop auf Hinterkopf aufsetzen: Ein Shunt-Geräusch ist pathologisch.
- Den Kopfumfang des Kindes messen. Die Werte in die entsprechenden Perzentilenkurven des Untersuchungshefts eintragen und beurteilen.

Gesicht

- Auf Dysmorphiezeichen, wie z. B. Ohrmuscheldysplasie, Ohranhängsel, abnorme Lidachsenstellung, achten.
- Beurteilen, ob die Mimik symmetrisch ist oder ob z. B. eine Fazialisparese vorliegt.
- Durch laterales Anstrahlen der Pupillen lässt sich eine Linsentrübung erkennen.
- Pupillenreflex und die Augenbeweglichkeit untersuchen.

Info: Die Augenmuskelfunktion lässt sich erst ab dem zweiten Lebensmonat beurteilen, da erst ab diesem Zeitpunkt Gegenstände fixiert werden können. Vorher liegt oftmals ein physiologischer Strabismus vor.

- Mit Lampe und Spatel den Gaumen inspizieren. Den Gaumen mit dem kleinen Finger austasten, um eine gedeckte Gaumenspalte nicht zu übersehen.

Thorax

- Pulse der Aa. brachialis und femoralis erst einzeln, dann gleichzeitig palpieren, um z. B. eine Abschwächung des Femoralispulses bei Aortenisthmusstenose zu erkennen.
- Thoraxbewegungen beobachten und die Atemfrequenz feststellen.
- Die Stethoskopmembran vor dem Auflegen anwärmen.
- Lunge von ventral und dorsal auskultieren, zusätzlich von dorsal perkutieren.
- Das Herz auskultieren, Auskultationspunkte rechts und links parasternal, Apex sowie Rücken. Ein Herzgeräusch sollte echokardiografisch weiter abgeklärt werden.

Rücken

- Die Wirbelsäule untersuchen, besonders die Sakralgegend um eventuelle Fehlbildungen, wie z. B. Spina bifida occulta auszuschließen.
- Auf Fehlstellungen der Wirbelsäule achten.
- Normale Anusanlage prüfen.

Abdomen

- Abdomen, insbesondere den Nabelbereich, inspizieren.
- Abdomen palpieren, auf Abwehrspannung, lokalen Druckschmerz und Organvergrößerung achten.

Info: Im Neugeborenenalter gilt ein bis zu 3 cm unterhalb des Rippenbogens tastbarer Leberunterrand als physiologisch.

Info: Ein Wilms-Tumor (häufigster Nierentumor im Kindesalter) wird i. d. R. durch die palpable Raumforderung erstdiagnostiziert.

Genitale

- Das Genitale inspizieren, dazu bei Mädchen die großen Labien spreizen und den Scheideneingang darstellen.
- Bei männlichen Patienten besonders auf beidseitige Hodendeszension und orthotope Mündung der Harnröhre achten.

! Vorsicht: Da bei Jungen eine physiologische Phimose bis zum dritten Lebensjahr vorliegt, nicht die Vorhaut zurückziehen!

Hüfte

- Eine Differenz der Beinlängen ausschließen.
- Im Rahmen der U3 ist die Hüftsonographie obligat.

- Wegen Verletzungsgefahr und geringerer Aussagekraft im Vergleich zur Sonographie, wird der Ortolani-Versuch von der jüngeren Generation der Pädiater nicht mehr durchgeführt.

Arme und Hände

- Arme und Hände inspizieren, dabei besonders auf die Palmarseite der Hände achten.
- Typische Veränderungen, wie z. B. plumpe Finger und Vierfingerfurche sprechen für eine Trisomie 21.
- Geburtstraumata wie z. B. Nervenläsionen können sich durch einen einseitig schlaffen Arm bemerkbar machen.

Füße

- Füße auf Fehlhaltungen und Deformitäten hin untersuchen.
- Beweglichkeit der Füße prüfen.

Haltung und Reflexe

- Beim Traktionsversuch den Säugling an den Armen vorsichtig etwas hochziehen. Dabei kann das Neugeborene den Kopf noch nicht allein halten, die Kopfbeuger spannen sich jedoch schon.
- Einen Finger von ulnar nach radial in die Handflächen des Neugeborenen legen, um den Greifreflex auszulösen.
- Das Bestreichen des Mundwinkels wird durch die Suchreaktion beantwortet.
- Moro-Reflex auslösen:
  - Der Säugling liegt in Rückenlage in leicht aufrechter Position, eine Hand des Untersuchers stützt den Rücken, die andere den Kopf.
  - Die den Kopf stützende Hand rasch einige Zentimeter nach unten bewegen.
  - Das Kind sollte die Arme abduzieren und die Finger spreizen.
- Landau-Reflex prüfen (ab viertem Monat):
  - Den Thorax des Säuglings umfassen und aus der Bauchlage hochheben, Kopf und Extremitäten des Säuglings strecken sich.
  - Anschließende passive Beugung des Kopfes führt zu Flexion von Rumpf und Extremitäten.
- Babinski-Reflex auslösen:
  - Bestreichen des lateralen Fußrandes löst Spreizen der Zehen und Dorsalextension des Großzehs aus (bis zur Vollendung des zwölften Lebensmonats physiologisch).

Nachbereitung

- Den Eltern Gelegenheit geben, Fragen zu stellen und Ergänzungen anzufügen.
- Die wichtigsten Informationen zusammenfassen und das weitere Vorgehen besprechen.
- Anmerken, dass sich ggf. eine weitere (apparative) Diagnostik anschließen muss.
- Sich bei Eltern und Kind bedanken.

4. Untersuchung des kardiovaskulären Systems beim Kind

Vorbereitung

- Sich dem Kind und seinen Eltern vorstellen.
- Die Untersuchung kindgerecht erklären und um das Einverständnis bitten, sie durchführen zu dürfen.

> Tipp: Säuglinge und kleinere Kinder können auf dem Schoß eines Elternteils untersucht werden.

- Den Oberkörper des Kindes freimachen, dabei eine geeignete Raumtemperatur sicherstellen und ggf. einen Heizstrahler anstellen.
- Darauf achten, dass die eigenen Hände während der Untersuchung angenehm warm sind!

Ausrüstung

- Blutdruckmanschette
- Kinder-Stethoskop

Ablauf

Einen Überblick gewinnen

- Kind inspizieren, dabei auf Dysmorphien (z.B. Schädelasymmetrien, Lidachsenfehlstellung, Vierfingerfurche etc.) achten.
- Vitalfunktionen prüfen.
- Ernährungszustand und Gedeihen beurteilen.
- Hautkolorit bewerten (Blässe, Marmorierung, Akrozyanose, zentrale Zyanose).
- Atemfrequenz auszählen, dabei Dyspnoe-Zeichen (beim Säugling Nasenflügeln) registrieren.
- Narben in der Präkordialregion können auf eine operative Korrektur eines Vitium cordis, z.B. einer Fallot-Tetralogie, hinweisen.
- Nach Brustschmerzen und Palpitationen, Ausdauer bei Belastung, früheren Synkopen fragen.

Inspektion und Untersuchung der Extremitäten

- Temperatur und Farbe in der Körperperipherie beurteilen, auf Zeichen der Kreislaufzentralisierung und Ödeme achten.
- Mikrozirkulation bzw. Rekapillarisierungszeit (Druck auf Nagelbett) messen. Eine Zeit von über 3 s gilt als pathologisch.
- Auf Trommelschlägelfinger, Splitterblutungen unter den Fingernägeln oder andere Nagelzeichen achten.
- Frequenz, Rhythmus und Charakter des Radialispulses bestimmen, bei kleineren Kindern den Brachialispuls beurteilen (vgl. Tab. 14.4.1).
- Um eine Aortenisthmusstenose auszuschließen, bei gleichzeitigem Palpieren der Aa. brachialis und femoralis auf Pulsabschwächung in der Leiste achten.
- Mit einer passenden Manschette den Blutdruck messen.

Alter	Herzfrequenz
<1 Jahr	100–160
2–4 Jahre	90–140
4–10 Jahre	80–140
>10 Jahre	65–100

Tab. 14.4.1 Normale Pulse beim Kind

Inspektion und Untersuchung von Kopf und Hals

- Die Konjunktiven auf fehlende Gefäßfüllung als Zeichen der Anämie hin untersuchen.
- Den Mund inspizieren, um eine zentrale Zyanose ausschließen zu können.
- Den Jugularvenenpuls abschätzen (vgl. hierzu auch das Kapitel „Untersuchung des kardiovaskulären Systems und der peripheren Pulse“).
- Den Karotispuls tasten.

Palpation des Herzens

- Den Herzspitzenstoß lokalisieren und seinen Charakter einschätzen:
  - Bei Kindern bis zum Alter von acht Jahren findet sich der Herzspitzenstoß meist im 4. ICR links medioklavikulär.
- Die Präkordialregion palpieren, auf Schwirren (tastbare Vibration, durch laute Herzgeräusche verursacht) achten.

Auskultation des Herzens

- Die Stethoskopmembran vor dem Auflegen anwärmen.
- Auf physiologische Herztöne, zusätzliche Töne und Geräusche achten, dazu über allen Klappen und dem Erb-Punkt sowie dorsal abhören.
- Herzgeräusche zeitlich einordnen, Lokalisation, Lautstärke und Ausstrahlung angeben (vgl. Tab. 14.4.2).

Beispiele	Auskultation
Ventrikelseptumdefekt	• lautes holosystolisches Geräusch im 3.–4. ICR links parasternal
persistierender Ductus arteriosus	• lautes kontinuierliches Geräusch im 2. ICR links parasternal mit Ausstrahlung in den Rüchen
Vorhofseptumdefekt	• leises bis mittellautes Systolikum im 2. ICR links
Pulmonalstenose	• lautes, raues systolisches Geräusch im 2.–3. ICR links parasternal
Aortenstenose	• lautes Systolikum im 2. ICR rechts parasternal mit Fortleitung in die Karotiden
Aortenisthmusstenose	• leises bis mittellautes Systolikum im 3.–4. ICR links parasternal

Tab. 14.4.2 Auskultationsbefunde bei ausgewählten Herzvitien

- Harmlose Geräuschbefunde sind bei Kindern nicht selten, sie zeichnen sich meist durch Folgendes aus:
  - Sie sind systolisch, leise und lageabhängig.
  - Sie sind über einem schmalen Gebiet auskultierbar und werden kaum fortgeleitet.
  - Sie sind asymptomatisch.

Untersuchung des Thorax

- Die Lunge auskultieren, besonders die Lungenbasis.

Untersuchung des Abdomens

- Aszites-Zeichen prüfen (vgl. Kap. „Untersuchung des Abdomens").
- Leber und Milz tasten, um Organvergrößerungen auszuschließen.
- Der untere Leberrand lässt sich bei kleineren Kindern normalerweise gut tasten.

Nachbereitung

- Eltern und Kind Gelegenheit geben, Fragen zu stellen und Ergänzungen anzufügen.
- Die wichtigsten Informationen zusammenfassen und das weitere Vorgehen besprechen.
- Anmerken, dass sich ggf. eine weitere (apparative) Diagnostik anschließen muss.
- Sich bei Eltern und Kind bedanken.

5. Untersuchung des respiratorischen Systems beim Kind

Vorbereitung

- Sich dem Kind und seinen Eltern vorstellen.
- Die Untersuchung kindgerecht erklären und um das Einverständnis bitten, sie durchführen zu dürfen.

> Tipp: Säuglinge und kleinere Kinder können auf dem Schoß eines Elternteils untersucht werden.

- Den Oberkörper des Kindes freimachen, dabei eine geeignete Raumtemperatur sicherstellen und ggf. einen Heizstrahler anstellen.

Ausrüstung

- Kinder-Stethoskop
- ggf. Peak-Flow-Meter

Ablauf

Einen Überblick gewinnen

- Atmung des Kindes aus der Distanz beobachten, auf Geräusche wie Distanz-Giemen bei Asthma bronchiale oder inspiratorischen Stridor (z. B. Krupp und Laryngospasmus) achten.
- Auf Frequenz, Tiefe und Regelmäßigkeit der Atemzüge achten (vgl. Tab. 14.5.1).
- Dyspnoe-Zeichen und Hautkolorit-Veränderungen registrieren.

- Periorale und Lippenzyanose von zentraler Zyanose (Gesicht, Mundschleimhaut und Zunge sind blau-livide) differenzieren.
- Außerdem achten auf:
  - Deformitäten des Thorax, wie Fassthorax, Trichterbrust, Kiel- bzw. Hühnerbrust, Harrison-Furche (seitliche Einziehung am Zwerchfellansatz bei Rachitis)
  - asymmetrische Thoraxexpansion
  - verstärkter Einsatz der Atemhilfsmuskulatur, Nasenflügeln bei Säuglingen
  - Operationsnarben

Info: Häufige Ursache der perioralen Zyanose des Neugeborenen und jungen Säuglings ist Unterkühlung (Temperatur unter 36,5°C).

Alter	Frequenz
Neugeborenes	50–60
älterer Säugling	58–75
6 Jahre	19–24
12 Jahre	16–21

Tab. 14.5.1 Atemfrequenzen in Abhängigkeit vom Lebensalter

Palpation des Thorax

- Das Kind fragen, ob es Schmerzen im Brustkorb hat.
- Abweichungen der Trachea palpieren, indem ein Finger neben die Luftröhre gelegt wird und der Abstand der Luftröhre zum M. sternocleidomastoideus abgeschätzt wird. Anschließend auf der anderen Seite den Abstand schätzen und vergleichen.
- Den Herzspitzenstoß palpieren.
- Die Thoraxexkursion während der Inspiration auf Symmetrie prüfen, indem die Hände auf beiden Seiten auf Höhe der 10. Rippe lateral aufgelegt werden.
- Stimmfremitus des älteren Kindes überprüfen, indem die Handflächen auf den Brustkorb des Kindes aufgesetzt werden und das Kind mit tiefer Stimme „neunundneunzig" sagt.

Tipp: Bei Säuglingen kann der Stimmfremitus am schreienden Kind eingeschätzt werden!

- Die letzten beiden Schritte sowohl auf der Thoraxvorderseite als auch auf der Rückseite durchführen!

Perkussion des Thorax

- Thorax im Seitenvergleich von der Lungenspitze bis zur Basis perkutieren
- Auch über der Klavikula und der Seite des Brustkorbs perkutieren.
- Einschätzung der Zwerchfellbeweglichkeit durch Vergleichen von tiefer Inspiration und Exspiration.

Tipp: Beim Neugeborenen äußerst vorsichtig perkutieren.

Auskultation des Thorax

- Die Stethoskopmembran vor dem Auflegen anwärmen.
- Das Kind – falls es alt genug ist – bitten durch den offenen Mund ein- und auszuatmen.
- Im Seitenvergleich vorgehen, Ober-, Mittel- und Unterfeld mit der Stethoskopmembran abhören.
- Lunge von ventral und dorsal auskultieren.
- Die Atmung als bronchial oder vesikulär einordnen und auf Nebengeräusche, wie Rasselgeräusche, Brummen, Giemen etc., achten.

> Tipp: Darmgeräusche über dem Thorax können Hinweis auf einen Enterothorax (Verlagerung von Darmabschnitten in die Brusthöhle z. B. bei Zwerchfellhernie oder -ruptur) sein!

Nachbereitung

- Sputum des Kindes beurteilen.
- Bei Asthmatikern Peak-Flow messen bzw. Protokoll der häuslichen Peak-Flow-Messungen und den β-Sympathomimetika-Gebrauch analysieren.
- Eltern und Kind Gelegenheit geben, Fragen zu stellen und Ergänzungen anzufügen.
- Die wichtigsten Informationen zusammenfassen und das weitere Vorgehen besprechen.
- Anmerken, dass sich ggf. eine weitere apparative Diagnostik anschließen muss.
- Sich bei Eltern und Kind bedanken.

6. Untersuchung des Abdomens beim Kind

Vorbereitung

- Sich dem Kind und seinen Eltern vorstellen.
- Die Untersuchung kindgerecht erklären und um das Einverständnis bitten, sie durchführen zu dürfen.

> Tipp: Säuglinge und kleinere Kinder können auf dem Schoß eines Elternteils untersucht werden.

- Den Oberkörper des Kindes freimachen, dabei eine geeignete Raumtemperatur sicherstellen und ggf. einen Heizstrahler anstellen.
- Den Körper des Kindes flach lagern.
- Darauf achten, dass die eigenen Hände während der Untersuchung nicht unangenehm kalt sind!

Ausrüstung

- Stethoskop

Ablauf

Einen Überblick gewinnen

- Aus der Distanz einen Ersteindruck gewinnen:
  - Schonhaltungen und Hinweise auf akute abdominelle Beschwerden beachten.
  - Den Ernährungszustand beurteilen.
  - Beurteilen, ob Proportionen und physischer Habitus altersgemäß sind.
- Das Abdomen genauer inspizieren:
  - Bauchdeckenstand mit Thoraxniveau vergleichen.
  - Auf den Hydratationszustand (stehende Hautfalten) achten.
  - Auf Auftreibungen und lokal begrenzte Raumforderungen achten.
  - Hämatome nach vorangegangen Traumata suchen, bei einem Hämatom im linken Oberbauch an Milzruptur denken!
  - Auf Narben am Abdomen achten, ggf. an möglichen Bridenileus nach vorangegangener Laparotomie denken.

> **i** Info: Das Abdomen ist bei Säuglingen oftmals vorgewölbt.

Inspektion und Untersuchung des Kopfs, Nackens und Oberkörpers

- Die Konjunktiven bzw. Skleren auf Anämie und Gelbsucht untersuchen.
- Untersuchung des Munds:
  - Ulzerationen, z. B. bei Morbus Crohn
  - Mundwinkelrhagaden bei Mangel- oder Fehlernährung
  - Atrophische Glossitis bei Eisen-, Vitamin B12- oder Folsäuremangel, z. B. bei Morbus Crohn oder nach Dünndarmresektion
  - Zungenbelag
  - Zahnstatus
- Die zervikalen, supra- und infraklavikulären sowie axillären Lymphknotenstationen abtasten.

Palpation des Abdomens

> **i** Info: Die Palpation von Kindern wird ähnlich ausgeführt wie bei Erwachsenen. Es sollte allerdings den Proportionen angepasst behutsamer vorgegangen werden, bei Säuglingen und Kleinkindern ggf. nur einige Finger benutzen.
>
> Info: Periumbilikale Bauchschmerzen sind häufig harmloser Natur, bei asymmetrischer Lokalisation in einem der Quadranten liegt mit deutlich höherer Wahrscheinlichkeit ein organpathologischer Befund vor!

- Zu Beginn nach Bauchschmerzen und deren Lokalisation fragen.
- Während der Palpation die Mimik des Kindes beobachten.
- Viele Kinder spannen die Bauchmuskulatur an, sobald der Untersucher die Hand auflegt. Um eine Beurteilung dennoch zu ermöglichen, kann Folgendes versucht werden:
  - Das Kind mit Spielzeug oder dem Stethoskop ablenken.

  - Die Hand zunächst einfach nur liegen zu lassen, so dass sich das Kind an die Hand gewöhnt und Vertrauen gewinnt.
  - Die Hände des Kindes nehmen und beim Palpieren mit den eigenen Händen mitführen.
- Leichte Palpation: Mit der Palpation abseits der Schmerzregion beginnen, dann nacheinander alle Quadranten und die Bauchnabelgegend untersuchen. Druckschmerz, Abwehrspannung und Resistenzen registrieren.
- Tiefe Palpation: Dient der Bestätigung und genaueren Eingrenzung der zuvor erhobenen Befunde.
- Die Leber tasten:
  - Kaudal in Höhe des Beckenkamms beginnen, dann langsam aufwärts bewegen.
  - Den Leberunterrand unter dem Rippenbogen mit einem Finger der flachen Hand tasten.
  - Der untere Leberrand ist beim Säugling normalerweise etwa 2 cm unterhalb des Rippenbogens tastbar.
  - Bei tiefer Inspiration gleitet der Leberrand unter den Fingern hinweg.
- Zum Tasten der Milz wird eine Hand dorsal auf den Rippenbogen gelegt, die zweite Hand gleitet ventral von kaudal aufwärts.
  - Insbesondere bei Inspiration kann der untere Milzpol auf Rippenbogenniveau „anstoßend" getastet werden.
- Die Nieren tasten:
  - Die Nieren sind außer bei Neugeborenen meist nicht zu tasten.
  - Mit einer Hand die Lendengegend nach ventral drücken, während die andere Hand unterhalb des Rippenbogens liegt. Bei der Inspiration, die Hände aufeinander zu führen und den Nierenpol tasten.

Perkussion

- Die Leberregion perkutieren, dabei auch den Leberoberrand ermitteln.
- Falls ein aufgetriebenes Abdomen vorliegt, dieses auf Aszites prüfen (vgl. Kap. „Untersuchung des Abdomens").
- Suprapubisch gedämpfter Klopfschall kann Ausdruck eines Harnverhalts sein.

Auskultation

- Die Stethoskopmembran vor dem Auflegen anwärmen.
- Das Abdomen wie beim Erwachsenen auskultieren und die Darmgeräusche bewerten.
- Vor der Beurteilung als „hyperaktiv", „hypoaktiv" oder „keine Darmperistaltik" sollte das Stethoskop mindestens 30 s auf der betreffenden Stelle liegen.

Untersuchung der Leistengegend und des Genitals

- Die Leisten auf Hernien untersuchen.
- Beim Jungen die Hoden tasten, ggf. die Hoden im Leistenkanal aufsuchen und unter sanfter Palpation versuchen, sie in das Skrotalfach vorzuschieben.

Rektaluntersuchung

- Anus und Glutealregion inspizieren. Auf Windelsoor oder -dermatitis, Kotschmieren oder Fisteln achten.

Info: Eine Rektaluntersuchung wird nur bei bestimmten Indikationen durchgeführt.

Nachbereitung

- Urintest durchführen.
- Eltern und Kind Gelegenheit geben, Fragen zu stellen und Ergänzungen anzufügen.
- Die wichtigsten Informationen zusammenfassen und das weitere Vorgehen besprechen.
- Anmerken, dass sich ggf. eine weitere (apparative) Diagnostik anschließen muss.
- Sich bei Eltern und Kind bedanken.

7. Beurteilung des Gangs und neurologische Untersuchung in der Pädiatrie

Vorbereitung

- Sich Eltern und Kind vorstellen.
- Die Untersuchung kindgerecht erklären und um das Einverständnis bitten, sie durchführen zu dürfen.

Tipp: Gerade bei der Beurteilung des Verhaltens und des neurologischen Entwicklungsstands des Klein- und Schulkindes ist Einsicht und Kooperationswilligkeit des Kindes wichtig!

Ausrüstung

- Reflexhammer

Ablauf

Tipp: Die neurologische Untersuchung in der Pädiatrie beinhaltet vor allem die Beobachtung des Kindes. Je älter das Kind ist, desto eher versteht es die Anweisungen und desto differenzierter kann auch die Untersuchung erfolgen (s. auch Kap. „Neurologie“)!

Einen Überblick gewinnen

- Das Alter des Kindes erfragen.
- Eine kurze Entwicklungsbeurteilung durchführen (vgl. Kap. „Beurteilung der Entwicklung eines Kindes“).

Inspektion

- Alle Extremitäten inspizieren und auf Muskelatrophie oder -hypertrophie achten.
- Eine Hypertrophie der Waden kann auf eine Muskeldystrophie Typ Duchenne hinweisen.

Gang und Bewegung

- Den Gang oder ggf. das Krabbeln des Kindes beurteilen, dabei darauf achten, ob das Kind alle vier Extremitäten gleichmäßig benutzt.
- Falls möglich, das laufende oder rennende Kind beurteilen:
  - Scherengang oder Spitzfußstellung können ein Hinweis auf Zerebralparese oder Duchenne-Muskeldystrophie sein.
  - Ein breitbeiniger und schwankender Gang spricht für eine Erkrankung des Kleinhirns.
  - Humpeln kann viele Ursachen haben, z. B. eine dislozierte Hüfte, Traumen, Sepsis oder Arthritis.
  - Das Kind bitten, aus dem Liegen aufzustehen. Ein typischer Befund bei der Muskeldystrophie Duchenne ist das Gower-Zeichen: Das Kind dreht sich zunächst in Bauchlage, geht in den Vierfüßlerstand und stützt sich zum Aufrichten mit den Armen zunächst am Unterschenkel, dann am Oberschenkel ab.

Tonus

- Muskeltonus und Bewegungsfreiheit der Extremitäten überprüfen.
- Um den Tonus der Stammmuskulatur zu überprüfen, das Kind frei sitzen lassen.
- Bei Säuglingen den Traktionsversuch durchführen (vgl. Kap. „Grundlagen der körperlichen Untersuchung im ersten Lebenshalbjahr").

Kraft

- Die Prüfung der Muskelkraft erfolgt am besten beobachtend. Darauf achten, ob das Kind beim Spielen adäquat der Schwerkraft trotzt.

Reflexe

- Reflexe wie beim Erwachsenen überprüfen (s. Abschnitt Neurologie, Kap. 6 und 7).

Koordination

- Bei älteren Kindern, die bereits einfache Anweisungen verstehen, den Finger-Nase-Test durchführen oder das Kind springen lassen.
- Kleineren Kindern Spielzeug reichen und sie beim Spielen beobachten.

Sensibles Nervensystem

- Bei Säuglingen den Finger gegen die Handinnenseite und den Fuß schnippen lassen, um die Schmerzempfindung zu testen.
- Bei älteren Kindern wie bei Erwachsenen vorgehen.

Hirnnerven

- Die Hirnnerven, wenn möglich, wie beim Erwachsenen überprüfen (s. Abschnitt Neurologie, Kap. 3).

Nachbereitung

- Eltern und Kind Gelegenheit geben, Fragen zu stellen und Ergänzungen anzufügen.
- Die wichtigsten Informationen zusammenfassen und das weitere Vorgehen besprechen.
- Anmerken, dass sich ggf. eine weitere (apparative) Diagnostik anschließen muss.
- Sich bei Eltern und Kind bedanken.

8. Impfungen

- In Tab. 14.8.1 wird ein Überblick über wichtige Impfungen im Kindesalter gegeben, genauere Informationen finden sich unter den aktuellen Empfehlungen der Ständigen Impfkommission (STIKO) auf den Internetseiten des Robert-Koch-Instituts (www.rki.de).

Alter	Impfung gegen...	Besonderheiten
Geburt	Hepatitis B	nur als Postexpositionsprophylaxe
2 Monate	Diphtherie Tetanus Keuchhusten Hepatitis B Polio Haemophilus influenzae Pneumokokken	Diphtherie, Tetanus, Keuchhusten, Hepatitis B, Polio und Haemophilus influenzae sind als Kombinationsimpfung erhältlich.
3 Monate	dieselben Impfungen wie im Alter von 2 Monaten	
4 Monate	dieselben Impfungen wie im Alter von 2 Monaten	
11–14 Monate	dieselben Impfungen wie im Alter von 2 Monaten Mumps Masern Röteln Windpocken Meningokokken	Mumps, Masern, Röteln sind allein oder zusammen mit Windpocken als Kombinationsimpfung erhältlich. Den Meningokokkenimpfstoff nicht gleichzeitig mit Pneumokokken-Konjugatimpfstoff oder MMR(V)-Impfstoff verabreichen!
15–23 Monate	Mumps Masern Röteln Windpocken	
5–6 Jahre	Diphtherie Tetanus Keuchhusten	Auffrischimpfung
9–17 Jahre	Diphtherie Tetanus Keuchhusten Polio	Auffrischimpfung
12–17 Jahre	Humanes Papilloma Virus	Grundimmunisierung mit drei Dosen für Mädchen bis zur Vollendung des 17. Lebensjahres

Tab. 14.8.1 Impfkalender

- Da es immer wieder Kontroversen über Nebenwirkungen und Risiken von Impfstoffen gibt, sollte man stets über die neuesten Entwicklungen informiert sein.

Info: Im Folgenden einige Informationen zu Masern, Mumps und Röteln und dem Impfstoff (MMR):

- Masern können Krupp, Bronchitis, Pneumonie, Enzephalitis, sklerosierende Panenzephalitis und Tod zur Folge haben.
- Mumps kann Meningitis, Enzephalitis, Taubheit und Sterilität verursachen.
- Röteln können Feten schwer schädigen.
- Die MMR-Impfung ist sicher und gut wirksam und wurde seit 1972 etwa 500 Millionen Mal eingesetzt.
- Rötung, Schwellung und Schmerzen an der Injektionsstelle sind normale Nebenwirkungen und nicht gefährlich.
- Es gibt keine Hinweise dafür, dass die MMR Impfung Autismus oder entzündliche Darmerkrankungen hervorruft.
- Separate Impfungen gegen Masern, Mumps und Röteln bieten keine Vorteile gegenüber der Kombinationsimpfung.

15 Notfallmedizin und Anästhesie

1. Lebensrettende Basismaßnahmen für Erwachsene (Basic Life Support, BLS)

Vorbereitung

- Falls nötig, den Notfallort absichern, um für die Eigensicherheit und die Sicherheit des Patienten zu sorgen.
- Den Patienten ansprechen. Bei fehlener Reaktion leicht an den Schultern schütteln und prüfen ob der Patient bei Bewusstsein ist. Dazu den Patienten laut fragen, ob es ihm gut geht.

! Vorsicht: Bei Verdacht auf eine Wirbelsäulenfraktur, den Patienten nicht schütteln!

- Wenn der Patient reagiert:
  - Den Patienten in der vorgefundenen Position belassen.
  - Den Zustand des Patienten genauer überprüfen und ggf. Hilfe holen.
  - Den Zustand des Patienten regelmäßig überprüfen.
- Wenn der Patient **nicht** reagiert:
  - Sofort um Hilfe rufen!
  - Weiteres Vorgehen s. u.

Ablauf

Die Atemwege sichern

- Den Patienten auf den Rücken drehen.
- Die Atemwege freimachen:
  - Eine Hand auf die Stirn und die andere Hand unters Kinn legen.
  - Den Kopf überstrecken und das Kinn anheben.

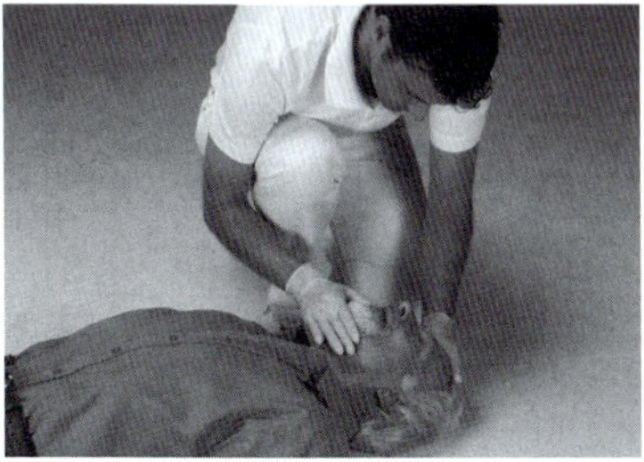

Abb. 15.1.1 Atemwege sichern

Atmung prüfen

> **!** Vorsicht: Für die Überprüfung der Atmung sollten insgesamt nicht mehr als 10 s verstreichen!

- Während die Atemwege freigehalten werden, die Atmung prüfen:
  - Das eigene Ohr an den Mund des Patienten halten und auf die Atmung hören. Dabei in Richtung des Körpers des Patienten schauen und auf Thoraxbewegungen achten.
  - Atemstrom mit der Wange fühlen.

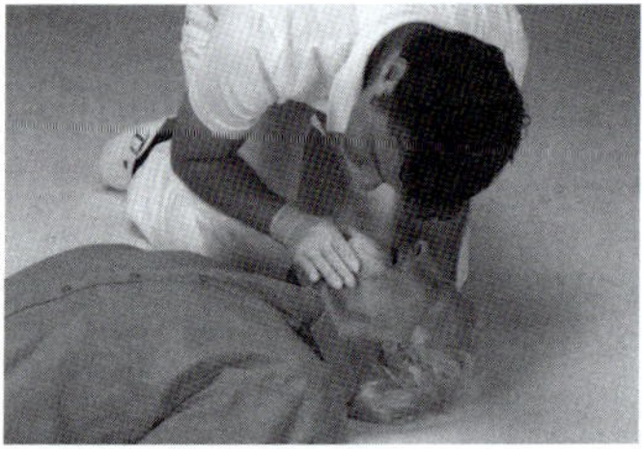

Abb. 15.1.2 Atmung prüfen

> Tipp: hören, sehen, fühlen!

- Atmet der Patient normal, wird er in die stabile Seitenlage gebracht und die Atmung kontinuierlich überwacht.
- Falls der Patient **nicht** suffizient atmet oder keine normale Atmung sicher festgestellt werden kann:
  - Jemanden bitten, den Rettungsdienst zu alarmieren oder dies selbst tun.
  - Mit der kardiopulmonalen Reanimation (CPR) beginnen!

Herzdruckmassage und künstliche Beatmung

- Mit der Herzdruckmassage beginnen:
  - Seitlich neben den Patienten knien und eigenen Oberkörper über den des Patienten bringen.
  - Beide Hände übereinander mittig auf das Sternum des Patienten legen, den Druck mit dem Handballen ausüben.
  - Während der Herzdruckmassage die Arme gestreckt lassen!
  - Versuchen, eine Frequenz von etwa 100/min aufrecht zu erhalten.
- Nach 30 Kompressionen, Atemwege erneut freimachen und mit der Beatmung beginnen:
  - Mit Daumen und Zeigefinger die Nase des Patienten verschließen.
  - Kinn so angehoben halten, dass sich der Mund öffnen kann.

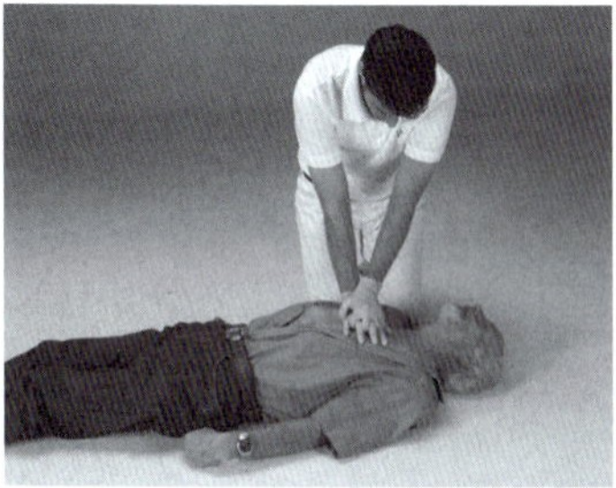

Abb. 15.1.3 Herzdruckmassage

- Einatmen, Lippen um den Mund des Patienten legen und ihn beatmen. Jeden Atemzug in etwa einer Sekunde verabreichen, nicht zu schnell und zu kräftig beatmen!
- Darauf achten, ob sich der Thorax des Patienten hebt und nach der Beatmung wieder senkt.
- Den Patienten erneut beatmen.
- Nach zwei Atemzügen die Herzmassage fortsetzen.

> Tipp: Als Alternative zur beschriebenen Mund-zu-Mund-Beatmung kann auch die Mund-zu-Nase-Beatmung eingesetzt werden. Dies gilt insbesondere bei ernsthaften Verletzungen des Mundes oder schlechter Abdichtung während der Mund-zu-Mund-Beatmung.

- Falls die Beatmung nicht suffizient war:
  - Vor dem nächsten Beatmungsversuch Atemwege erneut freimachen und prüfen, ob Fremdkörper im Mundraum die Atmung behindern, diese ggf. entfernen.
  - Nicht mehr als fünf Beatmungsversuche vor der nächsten Herzdruckmassage durchführen.
- Ein Kompressions-Ventilations-Verhältnis von 30:2 aufrecht halten!
- Mit der Reanimation fortfahren, bis der Patient selbständig zu atmen beginnt, Hilfe eintrifft oder Erschöpfung ein Fortfahren unmöglich macht.

Vorgehen bei Atemwegsverlegung

- Patienten mit einer leichten Atemwegsverlegung zum Husten animieren.
- Bei schwerer Atemwegsverlegung dem Patienten fünf Rückenschläge verabreichen:
  - Sich seitlich hinter den Patienten stellen und seinen Oberkörper vorbeugen.
  - Mit dem Handballen der flachen Hand bis zu fünf kräftige Schläge zwischen die Schulterblätter verabreichen.
- Ist die Verlegung auch nach fünf Schlägen noch vorhanden, bis zu fünf abdominelle Kompressionen durchführen (Heimlich-Handgriff):
  - Hinter den Patienten stellen und ihn mit den Armen umfassen.
  - Den Oberkörper des Patienten vorbeugen.
  - Mit einer Hand eine Faust ballen und diese zwischen Nabel und Brustbein platzieren.

  - Mit der anderen Hand die Faust greifen.
  - Beide Hände kräftig nach innen und oben ziehen.
- Falls die Atemwege immer noch verlegt sind, abwechselnd mit je fünf Rückenschlägen und fünf abdominellen Kompressionen fortfahren.
- Lässt sich die Verlegung nicht beseitigen und der Patient wird bewusstlos, ihn vorsichtig auf den Boden legen, den Rettungsdienst alarmieren und mit der Reanimation beginnen:
  - Auch bei fühlbarem Puls mit der Herzdruckmassage beginnen, da hierdurch der intrathorakale Druck gesteigert und der Fremdkörper beseitigt werden kann.
  - Beim Freimachen der Atemwege immer den Mundraum inspizieren und den Fremdkörper ggf. entfernen!

2. Lebensrettende Maßnahmen beim Säugling und Kind

Vorbereitung

> i Info: Nach den Leitlinien des European Resuscitation Councils (ERC) gelten alle Patienten unter einem Jahr als Säuglinge und zwischen einem Jahr und der Pubertät als Kinder.

- Falls nötig, den Notfallort absichern, um für die Eigensicherheit und die Sicherheit des Kindes sorgen.
- Die Ansprechbarkeit des Kindes überprüfen, dazu dass Kind laut fragen, ob es ihm gut geht.
- Das Kind nicht schütteln, falls ein Verdacht auf eine Wirbelsäulenfraktur vorliegt.
- Wenn das Kind reagiert:
  - Das Kind in der vorgefundenen Position belassen.
  - Den Zustand des Kindes genauer überprüfen und ggf. Hilfe holen.
  - Den Zustand des Kindes regelmäßig überprüfen.
- Wenn das Kind **nicht** reagiert:
  - Sofort Hilfe rufen!
  - Weiteres Vorgehen s. u.

Ablauf

Atemwege sichern

- Den Kopf des Kindes leicht überstrecken.
- Den Unterkiefer mit den unter der Kinnspitze liegenden Fingern anheben.
- Falls die Atemwege nach Überstrecken des Kopfes und Anheben des Unterkiefers nicht frei sind, mit dem Esmarch-Handgriff den Unterkiefer vorziehen.
- Bei Verdacht auf eine Fraktur der Halswirbelsäule versuchen, den Kopf nicht zu überstrecken!
- Überprüfen, ob die Atemwege verlegt sind und ggf. Fremdkörper entfernen.

15

> Tipp: Die Atemwege lassen sich am Besten bei einem auf dem Rücken liegenden Kind sichern.

Atmung

> **!** Vorsicht: Für die Überprüfung der Atmung sollten insgesamt nicht mehr als 10 s verstreichen!

- Während die Atemwege freigehalten werden, die Atmung prüfen:
  - Das eigene Ohr an den Mund des Kindes halten und auf die Atmung hören. Dabei in Richtung des Körpers des Kindes schauen und auf Thoraxbewegungen achten.
  - Atemstrom mit der Wange fühlen.

> Tipp: Hören, Sehen, Fühlen!

- Atmet das Kind, wird es in die stabile Seitenlage gebracht und die kontinuierliche Atmung überprüft.
- Falls das Kind **nicht** suffizient atmet, fünfmal initial beatmen:
  - Beim Säugling den Kopf in Neutralposition halten, das Kinn anheben und zur Beatmung Mund und Nase mit den Lippen umschließen!
  - Beim Kind (älter als ein Jahr) wie beim Erwachsenen den Kopf überstrecken, den Unterkiefer anheben und Mund-zu-Mund- oder Mund-zu-Nase-Beatmung durchführen.
  - Während der Beatmung auf die Thoraxexkursion achten.
- Lässt sich das Kind nicht beatmen:
  - Position des Kopfs und des Kinns prüfen und korrigieren.
  - Verlegungen der Atemwege ausschließen und ggf. Fremdkörper entfernen.
  - Bis zu fünf Beatmungsversuche durchführen, dann zur Herzdruckmassage übergehen.

Zirkulation

> **!** Vorsicht: Für die Überprüfung des Kreislaufs sollten insgesamt nicht mehr als 10 s verstreichen!

- Kreislaufzeichen, wie Bewegungen, Husten oder suffizientes Atmen, beurteilen.
- Bei Säuglingen den Brachialis-, bei Kindern den Karotispuls tasten (nicht auf beiden Seiten gleichzeitig).
- Bei Vorliegen von Kreislaufzeichen, falls nötig, die Beatmung fortsetzen.
- Falls keine Kreislaufzeichen vorliegen, der Puls bei unter 60/min liegt oder die Situation schwer einzuschätzen ist, mit der Herzdruckmassage beginnen und diese mit der Beatmung kombinieren:
  - Den Druck sowohl bei Säuglingen als auch bei Kindern im unteren Drittel des Brustbeins, ein Fingerbreit oberhalb des Xiphoids, ausüben.
  - Als alleiniger Helfer zur Thoraxkompression bei Säuglingen zwei Finger nutzen. Bei zwei Helfern, umgreift ein Helfer den Thorax des Säuglings mit beiden Händen und führt die Kompressionen mit den Daumen durch. Bei Kindern den Thorax mit einem Handballen komprimieren.
  - Zur Kompression den Thorax etwa um ein Drittel seines Durchmessers komprimieren.

- Eine Frequenz von etwa 100/min aufrechterhalten!
- Nach 15 Kompressionen, den Kopf überstrecken und das Kind zweimal beatmen.

Tipp: Bei einem Helfer alleine, besonders bei Schwierigkeiten mit dem Wechsel zwischen Kompression und Beatmung, kann auch ein Kompressions-Ventilations-Verhältnis von 30 : 2 angewendet werden!

- Bei nur einem Helfer, erst 1 min reanimieren, dann Hilfe holen!
- Mit der Reanimation fortfahren, bis das Kind Lebenszeichen aufweist, Hilfe eintrifft oder Erschöpfung ein Fortfahren unmöglich macht.

3. Erweiterte lebensrettende Maßnahmen für Erwachsene: Advanced Life Support (ALS)

Vorbereitung

- Grundsätzlich werden beim ALS zwischen schockbaren und nicht schockbaren Rhythmen unterschieden:
  - **Schockbar** sind Kammerflimmern und pulslose ventrikuläre Tachykardie.
  - **Nicht schockbar** sind Asystolie und pulslose elektrische Aktivität.

Ausrüstung

- Defibrillator
- Notfallausrüstung

Ablauf

Allgemeines Vorgehen

- Bei bewusstlosem Patienten sofort Hilfe rufen.
- Den Patienten auf den Rücken drehen und die Atemwege frei machen (vgl. Kapitel „Lebensrettende Basismaßnahmen für Erwachsene (BLS)“).
- Atmung und Lebenszeichen prüfen, dafür jeweils nur 10 s investieren.
- Herzdruckmassage und Beatmung im Kompressions-Ventilations-Verhältnis von 30 : 2 durchführen, während eine andere Person das Reanimationsteam verständigt und die erforderliche Ausrüstung einschließlich des Defibrillators holt.
- Sobald der Defibrillator eintrifft, die Elektroden des Defibrillators am Patienten anbringen:
  - Die Reanimation möglichst nicht unterbrechen.
  - Eine Elektrode wird unterhalb der rechten Klavikula parasternal, die andere in der mittleren Axillarlinie unterhalb der Herzspitze angebracht.
- Das EKG analysieren.

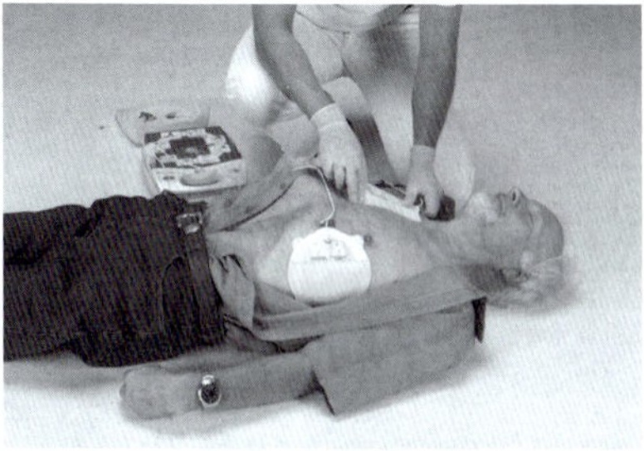

Abb. 15.3.1 Defibrillation: Position der Elektroden

Vorgehen bei schockbarem Rhythmus

- Den Defibrillator auf 150–200 J (biphasisch) bzw. 360 J (monophasisch) laden (maximal mögliche Energie).
- Vor Applikation des Schocks:
  - Falls vorhanden, Sauerstoffmaske oder Nasenbrille entfernen und in mindestens einem Meter Entfernung halten.
  - Darauf achten, dass **alle** Retter den Sicherheitsabstand während der Defibrillation einhalten.
  - Darauf achten, dass der Patient nicht auf leitenden Gegenständen, in Pfützen etc. liegt.
- Schock auslösen.
- Sofort nach dem ersten Schock mit der CPR fortfahren, ohne zuvor EKG oder Puls des Patienten zu prüfen.
- Nach 2 min die CPR kurz unterbrechen, um den Rhythmus erneut zu analysieren.
- Bei Fortbestehen des Kammerflimmerns oder der pulslosen ventrikulären Tachykardie, erneute Defibrillation mit maximaler Energie.
- CPR unmittelbar nach dem zweiten Defibrillationsversuch fortsetzen.
- Nach weiteren 2 min den Rhythmus erneut kontrollieren.
- Bei Fortbestehen des Kammerflimmerns oder der pulslosen ventrikulären Tachykardie, 1 mg Adrenalin intravenös injizieren und ein drittes Mal defibrillieren.
- CPR fortführen, nach 2 min Rhythmus analysieren. Bei Fortbestehen des Kammerflimmerns oder der pulslosen ventrikulären Tachykardie vor dem vierten Schock 300 mg Amiodaron verabreichen.
- Alle 3–5 min 1 mg intravenös Adrenalin injizieren.
- Puls nur tasten, wenn das EKG nach zweiminütiger CPR organisierte rhythmische Aktivitäten anzeigt. Tritt während der CPR ein organisierter Rhythmus auf, die CPR nicht unterbrechen, es sei denn, der Patient zeigt Lebenszeichen, wie Husten, Bewegungen, Spontanatmung etc.
- Verändert sich der Rhythmus zu einem nicht schockbaren Rhythmus, das entsprechende Schema anwenden!

Vorgehen bei nicht schockbarem Rhythmus

- CPR beginnen.
- Sobald ein Venenzugang geschaffen ist, 1 mg Adrenalin intravenös verabreichen.
- Bei Asystolie oder einer pulslosen elektrischen Aktivität mit einer Herzfrequenz von unter 60/min 3 mg Atropin intravenös verabreichen.
- Nach 2 min erneut EKG prüfen.
- Im Algorithmus fortfahren, alle 3–5 min 1 mg Adrenalin intravenös verabreichen.
- Atemwege so schnell wie möglich sichern, um Thoraxkompression kontinuierlich fortsetzen zu können.

Während der CPR

- Reversible Ursachen beseitigen, s. u.!
- Elektroden überprüfen.
- Einen intravenösen Zugang legen.
- Die Atemwege sichern, s. u.!
- Alle 3–5 min 1 mg Adrenalin intravenös verabreichen.
- Ggf. Amiodaron, Atropin oder Magnesium verabreichen.

Atemwegssicherung und Beatmung

- Immer die höchstmögliche Sauerstoffkonzentration verabreichen.
- Die beste Beatmung ist durch einen Endotrachealtubus zu erreichen, die Intubation sollte aber nur von darin erfahrenen Helfern durchgeführt werden.
  - Während der Thoraxkompression laryngoskopieren.
  - Zum Einführen des Tubus Kompressionen kurz unterbrechen.
  - Nicht mehr als 30 s in einen Intubationsversuch investieren, sonst mit Maske weiter beatmen.
- In der Intubation Ungeübte sollten eine alternative Atemwegssicherung, z. B. durch eine Larynxmaske, durchführen.
- Sobald die Atemwege auf diese Weise gesichert sind, kontinuierlicher Herzdruckmassage durchführen und eine Atemfrequenz von 10/min aufrechterhalten.

Reversible Ursachen

Merke

- Die reversiblen Ursachen umfassen vier „H" und einmal „HITS"!
  - **H**ypoxie
  - **H**ypovolämie
  - **H**ypo- oder Hyperkaliämie
  - **H**ypothermie
  - **H**erzbeuteltamponade
  - **I**ntoxikationen
  - **T**hromboembolische Ursachen
  - **S**pannungspneumothorax

4. Beurteilung und Behandlung von Traumapatienten: Primary Survey und Secondary Survey

Vorbereitung

- Der Primary Survey dient der ersten Beurteilung und Stabilisierung des Patienten. Er wird nach dem ABCDE-Schema durchgeführt:
  - A: Airway
  - B: Breathing
  - C: Circulation
  - D: Disability
  - E: Exposure
- An den Primary Survey schließt sich der Secondary Survey an, die gründlichere Untersuchung an dem bereits stabilisierten Patienten.

Ausrüstung

Tipp: Die benötigten Materialien sind abhängig von Art und Schwere der Verletzung!

- Katheter zur Gefäßpunktion, Desinfektionsmittel, Tupfer etc.
- Infusionslösungen
- Stiff-Neck
- Absaugeeinrichtung
- Ausrüstung zur Intubation
- Thoraxdrainage
- Blasenkatheter
- Magensonde

Ablauf

Primary Survey

- Einen Überblick gewinnen:
  - Den Patienten kurz inspizieren.
  - Sich dem Patienten vorstellen und seine Bewusstseinslage prüfen.
  - Bewusstlose laut mit ihrem Namen ansprechen, um eine Reaktion zu provozieren. Den Patienten anfassen und ggf. einen Schmerzreiz setzen.
- Atemwege sichern unter Berücksichtigung eventueller Halswirbelsäulenverletzungen:

! Vorsicht: Bei polytraumatisierten Patienten, insbesondere mit Bewusstseinsstörungen oder Verletzungen oberhalb des Schlüsselbeins, ist immer von einer Verletzung der Halswirbelsäule auszugehen! Halswirbelsäule mit einem „Stiff-Neck" immobilisieren.

  - Atemwege, wenn nötig, freimachen, dazu Fremdkörper mit Magill-Zange oder dem Finger entfernen.
  - Blut und Erbrochenes absaugen.

  - Zurückfallen der Zunge mittels Esmarch-Handgriff verhindern.
  - Falls nötig, Atemwege durch Intubation sichern.
- Störungen der Atmung behandeln:
  - Atmung beurteilen: hören, sehen, fühlen (vgl. Kapitel „Lebensrettende Basismaßnahmen für Erwachsene").
  - Atemfrequenz und -tiefe einschätzen.
  - Auf Verletzungen des Brustkorbs achten.
  - Thorax auskultieren, palpieren und perkutieren, um Lungenquetschungen, Hämatothorax und Pneumothorax zu erkennen, ggf. Anlage einer Thoraxdrainage.
  - Falls nötig, den Patienten beatmen.
- Den Kreislauf stabilisieren und Blutungen kontrollieren.
  - Sichtbare Blutungen mittels direktem Druck stillen.
  - Karotispuls und Femoralispuls fühlen. Pulsfrequenz, Rhythmus und Qualität erfassen.
  - Hautfarbe, kapilläre Füllungszeit, Jugularvenenfüllung, Herztöne und Blutdruck ermitteln.
  - EKG anschließen.
  - Mindestens zwei großkalibrige intravenöse Zugänge legen, Blut zur Bestimmung der Blutgruppe, Kreuzprobe und sonstigen hämatologischen Untersuchungen entnehmen.
  - Flüssigkeitssubstitution mit Infusionslösung (Vollelektrolytlösung) beginnen.
- Neurologische Funktionen mittels **AVPU**-Methode beurteilen:
  - **A** (Alert): Der Patient ist wach.
  - **V** (Voice elicits a response): Der Patient reagiert nur auf Ansprache.
  - **P** (Pain elicits a response): Der Patient reagiert nur auf Schmerzreize.
  - **U** (Unresponsive): Der Patient reagiert auf keinen Reiz.
  - Außerdem: Pupillengröße und -reaktion beurteilen.
  - Überprüfen, ob die Extremitäten bewegt werden können.
- Den Patienten zur gründlichen Untersuchung entkleiden:
  - Entkleidung geschieht meist durch Aufschneiden der Kleidung.
  - Den Patienten von vorn und hinten inspizieren. Unbedingt auf eine durchgängige Immobilisation der Wirbelsäule achten.
  - Den Patienten nach dem Entkleiden vor weiterem Wärmeverlust schützen, um eine Hypothermie zu verhindern.

Secondary Survey

> Tipp: Mit dem Secondary Survey wird erst begonnen, wenn der Primary Survey abgeschlossen und der Patient stabilisiert ist.

- Eine kurze Anamnese nach dem **AMPLE**-Schema erheben:
  - **A** (Allergies): Allergien
  - **M** (Medication): Medikamente und letzte Tetanusimpfung
  - **P** (Previous medical history): bisherige Krankheitsgeschichte
  - **L** (Last meal): letzte Mahlzeit
  - **E** (Events leading to injury): Unfallhergang

- Eine ausführliche körperliche Untersuchung durchführen.
- EKG, Blutdruck, Sättigung und Körpertemperatur aufzeichnen.
- Blasenkatheter und Magensonde einführen.
- Weitere Untersuchungen anordnen:
  - großes Blutbild
  - Harnstoff- und Elektrolytmessung
  - Leberwerte
  - Amylase
  - Blutzucker
  - Gerinnungsparameter
  - Blutgasanalyse
  - Drogentests
  - Röntgen der Halswirbelsäule, des Thorax und des Beckens

5. Die Maskenbeatmung

Vorbereitung

- Den Patienten leicht an den Schultern schütteln und prüfen ob der Patient ansprechbar ist (vgl. Kapitel „Lebensrettende Basismaßnahmen für Erwachsene (BLS)“ und „Erweiterte lebensrettende Maßnahmen für Erwachsene (ALS)“).
- Die Atemwege freimachen, Fremdkörper entfernen.
- Atmung und Lebenszeichen prüfen, dafür jeweils nur 10 s investieren
- Hilfe rufen.

Ausrüstung

- Beatmungsbeutel mit Sauerstoffanschluss
- ggf. Filter
- Maske in passender Größe
- evtl. Guedel- oder Wendl-Tubus

Ablauf

- Den Kopf des Patienten überstrecken und den Unterkiefer anheben.
- Bei Patienten, bei denen eine HWS-Fraktur nicht ausgeschlossen werden kann, den Kopf nicht überstrecken, sondern den Esmarch-Handgriff anwenden.
- Feststellen, ob zum Freihalten der Atemwege evtl. ein Guedel-Tubus oder Wendl-Tubus notwendig ist:
  - Zum Abschätzen der richtigen Größe des Guedel-Tubus, den Abstand zwischen Mundwinkel und Ohrläppchen als Referenz nehmen.
  - Wird beim Patienten ein Würgereiz ausgelöst, empfiehlt sich eher ein nasopharyngealer Wendl-Tubus.
- Die richtige Maskengröße aussuchen.
- Maske, ggf. Filter und Beutel konnektieren.

- Falls vorhanden, Sauerstoff anschließen und auf 15 l/min einstellen.
- Mit der nicht-dominanten Hand die Maske aufsetzen:
  - Daumen und Zeigefinger umfassen die Maske (C-Griff).
  - Die übrigen Finger umfassen den Kiefer und ziehen ihn hoch, um die Atemwege freizuhalten.
- Mit der freien Hand den Beutel vorsichtig komprimieren.
- Um die Effektivität der Beatmung zu prüfen, auf die Thoraxexkursion achten.

> Tipp: Falls genügend Helfer vorhanden sind, kann die Maske zur besseren Abdichtung auch mit beiden Händen gehalten werden, während eine andere Person den Beutel komprimiert.

6. Einführen einer Larynxmaske

Vorbereitung

- Larynxmasken stehen in verschiedenen Größen zur Verfügung (Tab. 15.6.1).
- Alle benötigten Materialien (s. u.) zusammenstellen.
- Cuff testen und die Maske mit dem Gleitmittel befeuchten.
- Vor dem Einführen vergewissern, dass der Patient die richtige Narkosetiefe hat. Es sollte kein Hustenreflex mehr vorliegen.
- Den Patienten mittels Maskenbeatmung präoxygenieren.
- Den Kopf überstrecken und den Mund so weit wie möglich öffnen.
- Den Zahnstatus prüfen. Zahnprothesen sollten entfernt sein!

Größe	Füllvolumen	Alter und Gewicht
1	5 ml	Neugeborene und Säuglinge bis 6 kg
1,5	7 ml	Säuglinge bis 10 kg
2	10 ml	Kleinkinder bis 20 kg
2,5	20 ml	Schulkinder bis 30 kg
3	25 ml	Schulkinder bis 50 kg
4	30 ml	Erwachsene bis 90 kg
5	40 ml	Erwachsene über 90 kg

Tab. 15.6.1 Larynxmasken

Ausrüstung

- Larynxmaske
- Gleitmittel
- Spritze zum Blocken des Cuffs
- Mullbinde oder Tape

Ablauf

- Die Larynxmaske so in den Mund einführen, dass ihre Öffnung in Richtung der Zunge zeigt.
- Die Larynxmaske flach entlang des harten Gaumens in den Pharynx einführen.
- Den Zeigefinger als Führung benutzten, um den Tubus am hinteren Pharynx entlangzuführen, bis ein Widerstand fühlbar wird.
- Sicherstellen, dass die schwarze Linie zur oberen Lippe zeigt.
- Falls das Einführen der Larynxmaske fehlschlägt, vor einem erneuten Versuch, den Patienten mit Maskenbeatmung präoxygenieren.

Nachbereitung

- Den Cuff mit dem richtigen Volumen blocken.
- Die Maske mit der Mullbinde oder mit Tape fixieren.
- Das Beatmungssystem anschließen und sich vergewissern, dass der Patient suffizient beatmet wird.

7. Die Prämedikationsvisite

Vorbereitung

- Sich dem Patienten vorstellen.
- Dem Patienten erklären, dass die folgende Untersuchung dazu dient, seinen Gesundheitszustand zu beurteilen, ein geeignetes Anästhesieverfahren zu planen und das Anästhesierisiko richtig einzuschätzen.

Ablauf

> Tipp: Sich vor der Untersuchung nochmals die Ziele der Prämedikationsvisite vor Augen halten (vgl. Tab. 15.7.1)!

Ziele
• Klären, ob der Gesundheitszustand des Patienten eine Operation zulässt.
• Bei Feststellen eines schlechten Allgemeinzustandes ggf. Absetzen oder Verschieben des vorgesehen Eingriffs und Anordnung weiterer Untersuchungen.
• Das Anästhesierisiko einschätzen.
• Ein geeignetes Anästhesieverfahren aussuchen.
• Den Patienten aufklären und sein Einverständnis einholen.
• Die Prämedikation verschreiben.

Tab. 15.7.1 Ziele der Prämedikationsvisite

Anamnese

- Die Krankengeschichte des Patienten erfassen:
  - Bisherige Operationen und Anästhesieverfahren erfragen und den Patienten bitten, etwaige aufgetretene Komplikationen zu schildern.
  - Gründe für bisherige Krankenhausaufenthalte erfassen.
  - Anästhesierelevante kardiovaskuläre Erkrankungen, wie Herzinsuffizienz, KHK, Infarkte, Rhythmusstörungen, Klappenfehler, Myokarditis oder Hypertonie bzw. Hypotonie, abklären.
  - Nach anästhesierelevanten respiratorischen Erkrankungen, wie obstruktiven Atemwegserkrankungen, Emphysem, Lungenfibrose, Infekten, Tuberkulose oder Tumoren, fragen.
  - Sich nach gastrointestinalen und renalen Beschwerden, wie Sodbrennen, Schluckbeschwerden, Lebererkrankungen und Niereninsuffizienz oder -versagen, erkundigen.
  - Den Patienten fragen, ob er an Diabetes oder anderen Erkrankungen des endokrinen Systems oder des Stoffwechsels leidet.
  - Sich erkundigen, ob der Patient schon einmal einen epileptischen Anfall hatte oder an neuromuskulären Erkrankungen leidet.
  - Das Gerinnungssystem erfassen, sich nach häufigen blauen Flecken (Blutungsneigung) oder Marcumartherapie erkundigen.
  - Um eine eventuelle Beeinträchtigung des Immunsystems auszuschließen, den Patienten fragen, ob er an einer onkologischen Erkrankung oder AIDS leidet.
  - Sich nach Erkrankungen des Bewegungsapparates erkundigen.
- Die Medikamentenanamnese erheben:
  - Verschreibungspflichtige und frei verkäufliche Medikamente erfassen.
  - Den Patienten auf den Gebrauch illegaler Drogen ansprechen.
  - Nach bekannten Medikamentenallergien fragen.
- Rauch- und Trinkgewohnheiten abfragen.
- Die Familienanamnese bezüglich Allergien und Anästhesiekomplikationen erheben.
- Im Rahmen der Sozialanamnese auch die postoperative Krankenversorgung ansprechen.

Körperliche Untersuchung

- Größe und Gewicht des Patienten erfassen und aus den Daten den BMI errechnen.
  - Der BMI ist definiert als das Körpergewicht (in Kilogramm) dividiert durch das Quadrat der Körpergröße (kg/m^2).
- Herzkreislauf-System, Respirations- und Gastrointestinaltrakt, sowie das Nervensystem untersuchen.
- Die Kopfbeweglichkeit prüfen, indem der Patient versucht nach oben zu schauen und den Kopf in den Nacken zu legen.
- Den Patienten bitten, den Mund zu öffnen und zu schließen.
- Den Zahnstatus erfassen.
- Um weitere mögliche Intubationsschwierigkeiten zu ermitteln, den Patienten mit Hilfe der Klassifikation von Mallampati beurteilen. Den Patienten bitten den Mund weit zu öffnen und die Zunge herauszustrecken und beurteilen:
  - Grad der Einsehbarkeit der Gaumen/Rachen-Verhältnisse
  - maximale Mundöffnung
  - Reklinationsfähigkeit

Risikoeinschätzung nach ASA (American Society of Anaesthesiologists)

- Den Patienten nach der ASA-Klassifikation einteilen (vgl. Tab. 15.7.2).

Klasse	Bedeutung
ASA I	normal gesunder Patient
ASA II	leichte Allgemeinerkrankung
ASA III	schwere Allgemeinerkrankung, Leistungseinschränkung
ASA IV	Allgemeinerkrankung, ständige Lebensbedrohung
ASA V	geringe Überlebenschancen, Tod innerhalb von 24 h wahrscheinlich

Tab. 15.7.2 Risikoeinschätzung gemäß ASA-Klassifikation

Präoperative apparative Diagnostik

Tipp: Die Anordnungen der Untersuchungen sind sowohl vom Zustand und Alter des Patienten, als auch von der Art des Eingriffs und der Narkoseart abhängig. Hier kann nur ein Überblick gegeben werden.

- Ein Labor sollte bei allen Patienten (Ausnahme ASA I, junger Patient und OP ohne erwartete Blutverluste) vorliegen und mindestens folgende Parameter beinhalten:
  - Hämatokrit und Hämoglobin
  - Serumelektrolyte
  - Gerinnungswerte
  - Blutzuckerspiegel
  - Serumkreatinin
- In Abhängigkeit von der ASA-Klassifikation, dem Alter des Patienten, der Anästhesie- und der Operationsart sind weitere diagnostische Maßnahmen anzuordnen:
  - EKG
  - Röntgen-Thorax
  - Lungenfunktionstest
  - Blutgasanalyse

Perioperative Maßnahmen

- Den Patienten über Nahrungs-, Flüssigkeits- und Nikotinkarenz aufklären:
  - Mindestens 6 h vor der Operation keine Nahrung aufnehmen und nicht mehr Rauchen.
  - Mindestens 2 h vor der Operation keine Flüssigkeit mehr aufnehmen.
- Als Prämedikation können dem Patienten Benzodiazepin-Präparate am Vorabend zum Einschlafen und am Tag der Operation zur Beruhigung verabreicht werden.
- Dem Patienten das beabsichtigte Narkoseverfahren erklären.
- Den Patienten über postoperative Schmerzen aufklären und ihn bitten, rechtzeitig Schmerzen zu melden, damit ihm medikamentös geholfen werden kann.
- Darauf hinweisen, dass bei dem Patienten nach der Operation Übelkeit auftreten kann und ihn auch hier bitten, dies rechtzeitig mitzuteilen.

Nachbereitung

- Dem Patienten für die Mitarbeit danken, die wichtigsten Punkte noch einmal zusammenfassen.
- Dem Patienten Gelegenheit geben, Fragen zu stellen
- Anmerken, dass ggf. weitere Untersuchungen erforderlich sein können.

16 Administrative Aufgaben

1. Ein Rezept ausstellen

Vorbereitung

- Im Rahmen der Medikamentenanamnese sollte erfragt werden, ob der Patient Allergien gegen bestimmte Medikamente hat. Außerdem auf Folgendes achten:
  - Den Patienten fragen, welche Medikamente er einnimmt, dabei sowohl verschreibungspflichtige, als auch frei verkäufliche Medikamente erfassen.
  - Sich nach dem Trink- und Rauchverhalten erkundigen.
  - Den Patienten auf den Konsum illegaler Drogen ansprechen.
- Den Patienten fragen, ob Leber- oder Nierenerkrankungen vorliegen.
- Wechselwirkungen mit anderen Medikamenten, Drogen und Alkohol abklären.
- Kontraindikationen abklären.
- Dem Patienten erklären, welches Medikament er verschrieben bekommt:
  - Die Wirkung des Medikaments beschreiben und darlegen, warum der Patient davon profitiert.
  - Dem Patienten die wichtigsten und häufigsten Nebenwirkungen beschreiben.

Ausrüstung

- Zum Verschreiben wird benötigt:
  - Kassenrezept: rotes Krankenkassenformular (Abb. 16.1.1)
  - Privatrezept: Vordruck oder ein leeres Blatt Papier (Abb. 16.1.2)
  - Betäubungsmittelrezept (BTM- Rezept): amtlich dreiteiliges Formblatt der Bundesopiumstelle (Abb. 16.1.3)

Ablauf

Grundregeln für das Ausstellen eines Rezepts

- Sauber und leserlich schreiben.
- Keine Abkürzungen, außer den allgemein üblichen, benutzen.
- Das Arzneimittel kann sowohl durch einen Freinamen als auch durch einen Markennamen beschrieben werden:
  - Wird auf dem Rezept der Vermerk „aut idem“ gestrichen, bedeutet dies, dass der Apotheker das verschriebene Fertigarzneimittel nicht durch ein „gleiches“ ersetzen darf (vgl. Tab. 16.1.1).
- Zur Ausstellung eines Kassen- oder BTM-Rezepts das entsprechende Formular benutzen.

> **i** Info: Apotheker sind verpflichtet, bei Vorhandensein gleichwertiger Präparate in verschiedenen Preisklassen, ein Arzneimittel aus dem unteren Preisdrittel an den Patienten abzugeben.

Abkürzung	Bedeutung
Rp	„Recipe" bedeutet „nimm" und leitet gewöhnlich die Rezeptierung ein.
Aut idem	„Oder dasselbe" erlaubt dem Apotheker ein gleichwertiges Präparat auszuhändigen.
ad usum proprium	„zum eigenen Gebrauch"
S	„Signa" bedeutet „bezeichne" und leitet die Gebrauchsanweisung ein.

Tab. 16.1.1 Abkürzungen

Bestandteile eines Rezepts

- Name, Berufsbezeichnung und Anschrift des verschreibenden Arztes vermerken. Die Angabe der Telefonnummer empfiehlt sich, ist aber nur bei BTM-Rezepten vorgeschrieben.
- Datum notieren, Rezepte sind normalerweise einen Monat gültig, Privatrezepte sechs. Ausgenommen hiervon sind BTM-Rezepte, welche nur sieben Tage einlösbar sind.
- Die Arzneiverordnung mit „Rp" einleiten (vgl. Tab. 16.1.1):
  - Name des Arzneimittels, Form (Tabletten, Tropfen etc.), Dosismenge pro Einheit (z. B. 100 mg), Packungsgröße (vgl. Tab. 16.1.2) angeben.
  - Bei Unsicherheit bezüglich der Packungsgröße, Anzahl der Einheiten in arabischen Ziffern hinzufügen.
- Die Anweisung zum Gebrauch mit „S" auf dem Rezept kennzeichnen.
- Name, Anschrift und Geburtsdatum des Patienten hinzufügen. Falls das Rezept für den Praxis- oder Eigenbedarf bestimmt ist, dies mit „Praxisbedarf" oder „ad usum proprium" kenntlich machen (vgl. Tab. 16.1.1).
- Bei Kassenrezepten zusätzliche Felder ausfüllen:
  - Bei minderjährigen Patienten und Patienten mit einem Gebührenbefreiungsnachweis das Feld „Gebühr frei", bei allen anderen „Geb.-pfl." ankreuzen.
  - „noctu" bei Verschreibung eines Medikaments nach 20 Uhr ankreuzen, bei dem die Einnahme noch in der Nacht erforderlich ist (spart dem Patienten die Nachttaxe).
  - Bei Arbeitsunfällen das entsprechende Feld ankreuzen und die jeweilige Berufsgenossenschaft als alleinigen Versicherungsträger eintragen. Krankenkassennummer streichen!
  - Mit dem normalen Kassenrezept können auch Hilfsmittel verschrieben werden (entsprechendes Feld ankreuzen). Auf dem Rezept dürfen dann allerdings keine Medikamente verschrieben werden. Aufwendige Hilfsmittel (z. B. Rollstuhl) müssen durch die Krankenkasse genehmigt werden!
- Das Rezept mit dokumentenechtem Stift unterschreiben. Nachträgliche Änderungen ebenfalls abzeichnen.

Abkürzung	Bedeutung	Dosiseinheiten
N1	kleinste verfügbare Packungsgröße	oft 10–20
N2	mittlere Packungsgröße	oft 20, 30 oder 50
N3	Großpackung	oft 50–200

Tab. 16.1.2 Normierung der Packungsgrößen

Das BTM-Rezept

> Tipp: BTM-Rezepte können im Notfall auch auf einem normalen Rezept oder formlos verschrieben werden, in diesem Fall muss aber unbedingt ein BTM-Rezept mit dem Zusatzvermerk „N" nachgereicht werden!

- Alle drei Formblätter übereinstimmend ausfüllen, wobei das dritte beim Arzt verbleibt. Es besteht eine dreijährige Aufbewahrungspflicht.
- Die Formulare mit dokumentenechtem Stift oder Nadeldrucker ausfüllen.
- Name und Anschrift des Patienten hinzufügen. Falls das Rezept für den Praxisbedarf ist, dies hier mit „Praxisbedarf" kenntlich machen.
- Datum notieren, BTM-Rezepte sind nur sieben Tage gültig.
- Name des Arzneimittels, Form (Tabletten, Tropfen etc.), Dosismenge pro Einheit (z. B. 100 mg), Packungsgröße angeben:
  - Die Stückzahl des Medikaments darf nicht in N1, N2, N3 beschrieben werden, sondern muss genau angegeben werden.
  - Gebrauchsanleitung mit Einzel- und Tagesangabe oder dem schriftlichem Vermerk „Gemäß schriftlicher Anweisung".
- Zusätzliche Vermerke:
  - A: Ausnahmeverschreibung
  - N: nachgereichtes Formular
  - S: zur Substitution
- Name, Berufsbezeichnung und Anschrift des verschreibenden Arztes vermerken. Die Angabe der Telefonnummer ist bei BTM-Rezepten vorgeschrieben.
- Eigenhändige Unterschrift, im Vertretungsfall „i. V." hinzufügen.

> Tipp: Zur den Höchstverschreibungsmengen vgl. Rote Liste®

Nachbereitung

- Dem Patienten die Anwendung des Medikaments erklären.
- Dem Patienten die Möglichkeit geben, Fragen zu stellen.

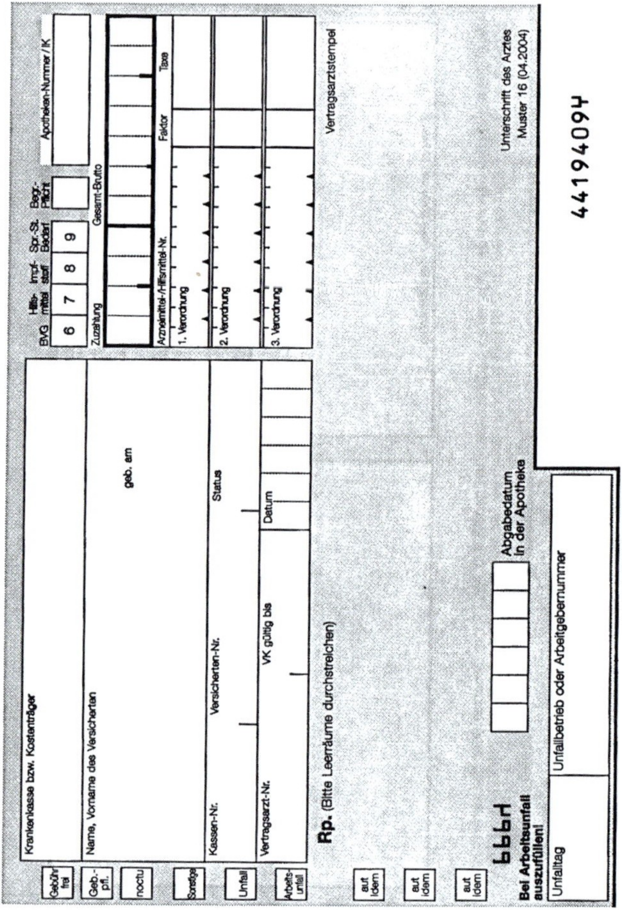

Abb. 16.1.1 Kassenrezept

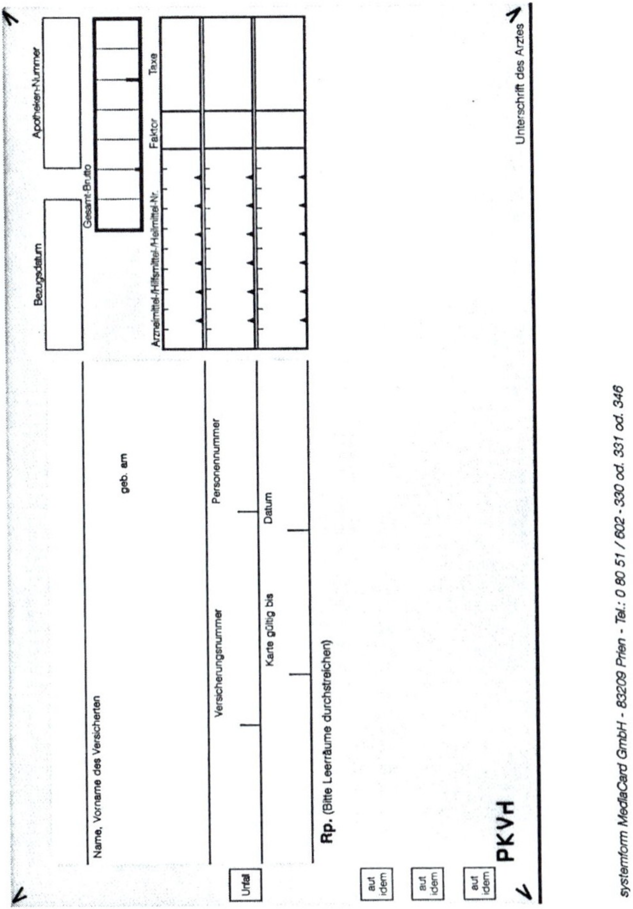
Unfall
Name, Vorname des Versicherten
geb. am
Versicherungsnummer
Personennummer
Karte gültig bis
Datum
Bezugsdatum
Apotheken-Nummer
Gesamt-Brutto
Arzneimittel-/Hilfsmittel-/Heilmittel-Nr.
Faktor
Taxe
Rp. (Bitte Leerräume durchstreichen)
aut idem
aut idem
aut idem
PKVH
Unterschrift des Arztes
systemform MediaCard GmbH - 83209 Prien - Tel.: 0 80 51 / 602 - 330 od. 331 od. 346

Abb. 16.1.2 Privatrezept

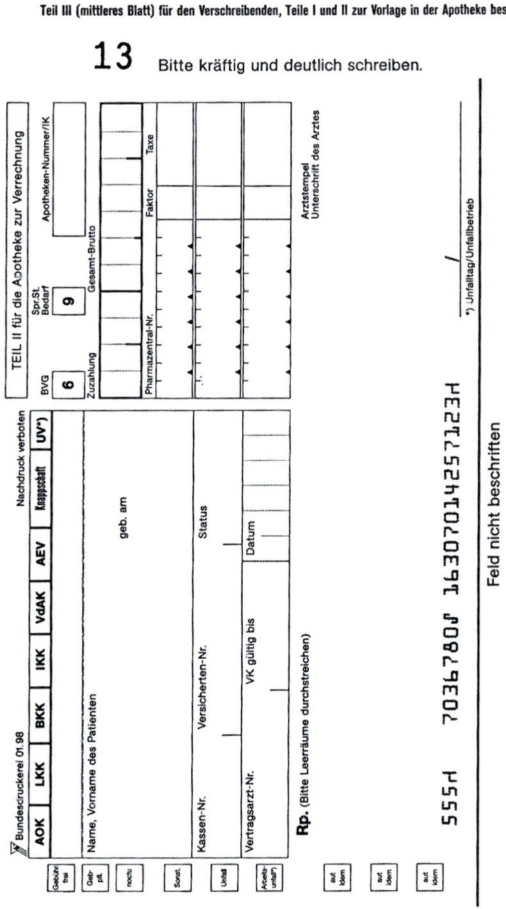
Teil III (mittleres Blatt) für den Verschreibenden, Teile I und II zur Vorlage in der Apotheke bestimmt.

13 Bitte kräftig und deutlich schreiben.

Bundesdruckerei 01.98

Nachdruck verboten

AOK | LKK | BKK | IKK | VdAK | AEV | Knappschaft | UV*)

Gebühr frei

Geb.-pfl.

noctu

Sonst.

Unfall

Arbeits-unfall*)

Name, Vorname des Patienten

geb. am

Kassen-Nr.

Versicherten-Nr.

Status

Vertragsarzt-Nr.

VK gültig bis

Datum

TEIL II für die Apotheke zur Verrechnung

BVG 6

Spr.St. Bedarf 9

Apotheken-Nummer/IK

Zuzahlung

Gesamt-Brutto

Pharmazentral-Nr.

Faktor

Taxe

Rp. (Bitte Leerräume durchstreichen)

aut idem

aut idem

aut idem

Arztstempel Unterschrift des Arztes

555-1 70367805 163070142571231

*) Unfalltag/Unfallbetrieb

Feld nicht beschriften

Abb. 16.1.3 BTM-Rezept

Literatur

Arbeitsgemeinschaft der Wissenschaftlichen Medizinischen Fachgesellschaft: Definition, Klassifikation und Diagnostik des Diabetes mellitus. www.awmf.org; 2005

Arbeitsgemeinschaft der Wissenschaftlichen Medizinischen Fachgesellschaft: Händedesinfektion und Händehygiene. www.awmf.org; 2003

Arbeitsgemeinschaft der Wissenschaftlichen Medizinischen Fachgesellschaft: Täglicher Lichtschutz in der Prävention chronischer UV-Schäden der Haut. www.awmf.org; 2005

Biarent D, Bingham R, Richmond S et al.: Lebensrettende Maßnahmen bei Kindern (Paediatric Life Support, PLS). In: Notfall + Rettungsmedizin. Heidelberg: Springer-Verlag; 2006: 90–122

Bickley LS (Hrsg.): Glauner F, Jahraus I, Gleißenberger B et al.: Bates' großes Untersuchungsbuch – Deutsche Übersetzung. Stuttgart: Georg Thieme-Verlag; 2000

Braun J, Dormann AJ: Klinikleitfaden Innere Medizin. 10. Auflage. München, Jena: Urban & Fischer; 2006

Bundesgesundheitsblatt – Gesundheitsforschung – Gesundheitsschutz 2007: Prävention postoperativer Infektionen im Operationsgebiet – Empfehlung der Kommission für Krankenhaushygiene und Infektionsprävention beim Robert Koch-Institut. Heidelberg: Springer-Verlag; 2007

Burton NL, de' Medici AH, Stacey NC: Clinical Skills for OSCEs. 1. Auflage. Milton Park, Abingdon, Oxon/UK: Taylor & Francis; 2005

Classen M, Illing S: Klinikleitfaden Pädiatrie. 6. Auflage. München, Jena: Urban & Fischer; 2003

Diedrich K, Holzgreve W, Jonat W et al.: Gynäkologie & Geburtshilfe, 2. Auflage. Heidelberg: Springer-Verlag; 2007

Folstein MF, Folstein SE, McHugh PR: Mini-Mental State: A practical method for grading the state of patients for the clinician. Journal of Psychiatric Research; 1975: 12, 189–198

Füeßle HS, Middeke M: Die Organsysteme im Detail, Untersuchung von Kindern und Bewusstlosen. In: Anamnese und Klinische Untersuchung. 3. Auflage. Stuttgart: Georg Thieme-Verlag; 2005

Goerke K, Steller J, Valet A (Hrsg.): Klinikleitfaden Gynäkologie und Geburtshilfe. 6. Auflage. München, Jena: Urban & Fischer; 2003

Handley AJ, Koster R, Monsieurs K et al.: Lebensrettende Maßnahmen für Erwachsene und Verwendung automatisierter externer Defibrillatoren. In: Notfall + Rettungsmedizin 2006. Springer-Verlag; 2006: 10–23

Institut für Notfallmedizin und Medizinmanagement, Klinikum der Universität München und Deutsche Gesellschaft für Unfallchirurgie ATLS® National Board: Trauma Evaluation And Management – Germany®. http://www.uni-due.de/unfallchirurgie/upload/Script_TEAM.doc; 2007

Jünger J, Nikendei C (Hrsg.): OSCE Prüfungsvorbereitung Innere Medizin. Stuttgart: Georg Thieme-Verlag; 2005

Karow T, Lang-Roth R: Allgemeine und spezielle Pharmakologie und Toxikologie. 15. Auflage. Eigenverlag; 2007

Kill C: Notfälle in der ärztlichen Praxis – Ein multimedialer Kurs. 1. Auflage. Marburg: KVM – Der Medizinverlag; 2007

Kirschbaum M, Münstedt K: Checkliste Gynäkologie und Geburtshilfe. 2. Auflage. Stuttgart: Georg Thieme-Verlag; 2005

Kretz FJ, Schäffer J: Anästhesie, Intensivmedizin, Notfallmedizin, Schmerztherapie. 4. Auflage. Heidelberg: Springer-Verlag; 2006

Lachmayer L.: Akuter Verwirrtheitszustand und Koma. In: Dietel M, Suttorp N, Zeitz M: Harrisons Innere Medizin – Deutsche Ausgabe. 16. Auflage. Berlin: ABW – Wissenschaftsverlag; 2005: 1741–1407

Nolan JP, Deakin J, Soar J et al.: Erweiterte Reanimationsmaßnahmen für Erwachsene (ALS). In: Notfall + Rettungsmedizin 2006. Heidelberg: Springer-Verlag; 2006: 38–77

Neurath M., Lohse A.: Organ(system)-orientierte Untersuchungen. In: Checkliste Anamnese und klinische Untersuchung. 2. Auflage. Stuttgart: Georg Thieme-Verlag; 2006: 155–191

Pflege Heute CD-Rom. 2. Auflage. München, Jena: Urban & Fischer; 2002

Pro familia – Deutsche Gesellschaft für Familienplanung, Sexualpädagogik und Sexualberatung e.V.: Verhütungsmethoden – Die Pille. 8. Auflage; 2006

Schäfer R, Eberhardt M (Hrsg.): Klinikleitfaden Anästhesie. 5. Auflage. München, Jena: Urban & Fischer; 2005

Schulte am Esch J, Kochs E, Bause H: Anästhesie und Intensivmedizin. 1. Auflage. Stuttgart: Georg Thieme-Verlag; 2000

Sitzmann FC: Pädiatrie. 3. Auflage. Stuttgart: Georg Thieme-Verlag; 2007

Stauber M, Weyerstahl T: Gynäkologie und Geburtshilfe. 2. Auflage. Stuttgart: Georg Thieme-Verlag; 2005

Stiefelhagen P: So kommen Sie der Ödemursache auf die Spur. MMW – Fortschritte der Medizin. München: Urban & Vogel; 2005: 33/34, 4

Vieten M, Heckrath C: Versorgung von Platz- & Schnittwunden. In: Vieten M, Heckrath C: Famulatur & PJ – Das Praxislexikon. 2. Auflage. Berlin: Antilla Medizin Verlag; 1996

Vollert O, Dietz R: Zugang zum Patienten mit Herzerkrankungen. In: Dietel M, Suttorp N, Zeitz M: Harrisons Innere Medizin – Deutsche Ausgabe. 16. Auflage. Berlin: ABW-Wissenschaftsverlag; 2005: 1400–1747

Sachverzeichnis